肺移植
临床护理实践

蔡英华　姚　勇　主编

东南大学出版社
SOUTHEAST UNIVERSITY PRESS
·南京·

图书在版编目(CIP)数据

肺移植临床护理实践 / 蔡英华,姚勇主编. — 南
京 : 东南大学出版社,2021.2
ISBN 978 - 7 - 5641 - 9450 - 5

Ⅰ.①肺⋯ Ⅱ.①蔡⋯ ②姚⋯ Ⅲ.①肺-移植
术(医学)-护理 Ⅳ.①R473.6

中国版本图书馆 CIP 数据核字(2021)第 027679 号

肺移植临床护理实践 Feiyizhi Linchuang Huli Shijian

主 编	蔡英华 姚 勇
出版发行	东南大学出版社
出 版 人	江建中
责任编辑	胡中正
社 址	南京市四牌楼 2 号
邮 编	210096

经 销	全国各地新华书店
印 刷	江苏扬中印刷有限公司
开 本	787 mm×1092 mm 1/16
印 张	15
字 数	375 千字
版 次	2021 年 2 月第 1 版
印 次	2021 年 2 月第 1 次印刷
书 号	ISBN 978 - 7 - 5641 - 9450 - 5
定 价	50.00 元

(本社图书若有印装质量问题,请直接与营销部联系。电话:025 - 83791830)

编委会名单

序

　　肺移植开展经历了近 60 年的历史。1963 年美国专家 James Hardy 开展了世界首例人类肺移植，患者存活 18 天。1983 年加拿大多伦多大学 Joel Cooper 教授成功为一例肺纤维化患者进行单肺移植，生存近 7 年，成为肺移植新的里程碑，肺移植患者可长期生存，并拥有良好的生活质量。我国肺移植开展于 1979 年，因术后存活期短，自 1998 年始，我国肺移植停滞了近 5 年。2002 年 9 月，以陈静瑜为首的南京医科大学附属无锡市人民医院肺移植团队成功完成华东地区首例同种异体单肺移植，使得停滞 5 年的临床肺移植工作在中国大陆再一次燃起生机。之后的 19 年里，陈静瑜肺移植团队引领中国肺移植事业逐步走向国际前沿。

　　随着肺移植技术的日趋成熟，我国肺移植的质量和数量均呈稳步上升，肺移植围手术期护理日显重要。肺移植护理成为专业内涵极强的护理学亚专业，根据肺移植学科发展，我们编辑了《肺移植临床护理实践》，此书是继 2007 年原江苏省无锡市第五人民医院（无锡市胸科医院）许萍主编《肺移植护理》后又一本肺移植护理方面的专著。

　　该书是一批具有扎实肺移植理论基础和丰富临床经验的中青年专家学者，对符合新形势下我国国情的肺移植护理领域工作经验的总结。此书适合肺移植领域的护理人员以及相关专业的工作人员阅读参考。

　　该书旨在更好地促进我国肺移植事业的发展，力求在结构和内容上体现思想性、科学性、先进性和实用性，以肺移植护理的新知识、新理论、新方法为切入点，重点阐述了构建肺移植护理团队、移植术后 ICU 监测与并发症护理、关键护理技术、预见性护理、康复护理、营养支持治疗、心理支持护理、肺移植患者术后长程管理、新冠病毒肺炎移植护理等内容，层次清晰，图文并茂。全书内容简要而不失详尽，浅显易懂却内容丰富，可以帮助读者建立直观的认识，以便更好地理解和掌握。

　　希望这本书能够满足肺移植护理人员学习的需求，更好地促进我国移植事业的发展，为人民群众健康做出更大贡献。

郭燕红

2020 年 9 月

前言

肺移植是国际公认的治疗终末期肺病及肺血管疾病的有效治疗手段。国际上首例人体肺移植开展于 1963 年(美国),中国首例肺移植开展于 1979 年,但因多方面因素,肺移植在中国一度处于近乎停滞状态。2002 年 9 月随着无锡市人民医院陈静瑜团队成功开展了华东地区首例同种异体单肺移植,有效推动了中国肺移植的开展,肺移植护理也成为临床护理的关注点。2007 年 11 月,无锡市人民医院肺移植护理团队出版了《肺移植护理》一书,为肺移植护理提供了临床指导。随着医学的进步和发展,至 2019 年,除港澳台地区外,全国共有 43 所医疗机构取得肺脏移植资质,覆盖全国 21 个省份,肺移植技术已基本全面推广。为适应医学模式的转变和护理学的发展趋势,编者在原《肺移植护理》的基础上,结合现今的技术、临床护理经验和国内外相关文献资料重新编写了《肺移植临床护理实践》,旨在护理常规、工作流程、专科护理技能和管理模式等方面来指导肺移植临床护理工作的开展。

参与本书编写的单位有无锡市人民医院、北京中日友好医院、上海肺科医院。其中主编单位无锡市人民医院肺移植中心是中国最大的肺移植中心,年肺移植手术量位居亚洲第一、世界前二,是全国肺移植数据注册管理单位、国家肺移植质控中心挂靠单位,年平均手术量在 150 例左右,且开展了多例 10 岁以下儿童肺移植。

全书共有四部分 18 章,分为基础篇、手术篇、康复篇及新型冠状病毒肺炎患者肺移植篇。内容涵盖肺移植的发展史及发展现状、肺移植团队建设及专科建设、肺移植感染管理、肺移植供受体的护理与管理、手术的配合、围手术期护理与管理、复苏护理、多学科协作下的康复治疗与长程管理、新型冠状病毒肺炎患者肺移植防控等内容。力求为国内医院开展肺移植临床护理工作提供实践参考,为患者提供更加人性化、科学化、个性化的护理,以期推动我国肺移植医疗护理工作整体发展。本书作为一本肺移植护理的专著,内容涵盖了国内外最新的肺移植理论及实践经验,反映了近年来中国肺移植的护理成就。理论阐述全面,观念新颖,技术创新,适用于从事肺移植及其他移植临床护理工作者、医院护理管理者、临床医护人员和医学院校师生学习使用。

借此书出版之际,感谢著名肺移植专家陈静瑜教授的指导和审核;感谢无锡市人民医院肺移植质控中心胡春晓主任对数据资料的核查;感谢东南大学出版社在此书出版过程中给予的大力支持;感谢所有为本书出版无私奉献的人们!

由于时间和能力所限,书中难免存在错误和不当之处,热忱欢迎广大读者批评指正。

编者
2020 年 12 月

目录 CONTENTS

第一部分 基础篇

▶ 第一章 肺移植概述

第一节 肺移植的发展史

一、国外肺移植发展史

从 1946 年前苏联进行肺移植的实验研究开始,肺移植的发展至今已经历了 170 多年。1963 年 6 月 11 日,美国密西西比大学医学中心 James Hardy 等[1]为一位 58 岁左侧肺门部鳞癌、对侧肺气肿的患者进行了首例人类肺移植,患者术后第 18 天死于肾功能衰竭。1971 年比利时 Derome[2]为 23 岁的终末期矽肺患者做了右肺移植,患者术后出现支气管吻合口狭窄、慢性感染和排斥,住院 8 个月,出院后只活了很短时间,但此患者是 1963—1983 年间 40 多例肺移植受者中存活时间最长的一个,其余病例都于术后短时间内死于支气管吻合口瘘、排斥、感染、肺水肿等并发症。

Veith 等[3]认识到支气管吻合口并发症是肺移植后死亡的主要原因,供肺支气管的长度与支气管吻合口并发症有直接关系,缩短供肺支气管长度可以减少并发症的发生。进而又证实套入式支气管吻合可以减少缺血性支气管并发症。同期斯坦福大学的 Reitz 等成功完成心肺移植术,大大促进了临床肺移植工作。此时新的抗排斥反应抑制剂环孢霉素 A(CsA)也开始应用于临床。同时应用带蒂大网膜包绕支气管吻合口改善支气管血运供应,促进吻合口愈合。

1983 年 11 月 7 日 Cooper 为一位 58 岁终末期肺纤维化男性患者行右单肺移植,6 周后患者出院恢复全日工作,参加旅游,并不知疲倦地进行肺移植的供、受体组织工作,6 年半后死于肾功能衰竭。1983—1985 年 Cooper 领导的多伦多肺移植组共报告了 7 例单肺移植病例,5 例存活,更进一步促进了肺移植工作的开展[4-5]。1988 年法国巴黎 Beallon 医院的 Mal

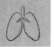

和 Andteassian 成功地为 2 例肺气肿患者做了单肺移植，术后患者恢复良好，V/Q 比例无明显失调，患者术后基本恢复了正常生活，打破了 COPD（慢性阻塞性肺疾病）不适合单肺移植的说法，他的文章报道后很短时间内 COPD 就成为单肺移植的适应证[6]。

随着单肺移植经验的积累，1990 年开始尝试双侧序贯式肺移植。通过横断胸骨的双侧开胸，相继切除和植入每一侧肺，将单肺移植技术分别用于每一侧肺移植，从而使双肺移植变得简单而安全。多数情况下此类手术不需要体外循环，需要体外循环时也只是短时间的部分转流，不需要心脏停搏。目前序贯式双肺移植技术已被普遍采用，2000 年全世界单、双肺移植的数量已经基本持平，2012 年双肺移植占了近 70%。

在整个 20 世纪 90 年代，肺移植在世界各地广泛开展，在南北美洲、欧洲和澳洲都取得了巨大成功。在欧美国家，肺移植技术已经相当成熟，亚洲地区肺移植技术相对落后。1996 年 Takagi 调查了亚洲 11 个国家及地区，泰国 1993 年 2 月完成双肺移植，至 1995 年行肺移植 22 例，中国香港 3 例，沙特阿拉伯报告至 1994 年行单肺移植 4 例，韩国曾行 2 例肺移植未成功。此外还有以色列也做过。1999 年 5 月在日本东京召开的亚洲肺移植研讨会上，日本、韩国、泰国及菲律宾都报道了肺移植手术病例。2003 年日本报道活体肺叶肺移植治疗小儿终末期肺病 10 多例，2008 年起开始活体肺移植，至 2017 年累计完成 77 例。2000 年韩国成功进行了第 1 例双肺移植，2017 年进行了第 1 例活体肺移植。

二、我国肺移植发展史

我国大陆肺移植起步晚，1979 年北京结核病研究所辛育龄教授为 2 例肺结核患者行单肺移植术，但因急性排斥及感染无法控制，分别于术后 7 天及 12 天将移植肺切除。经过长期停顿后，1995 年 2 月 23 日首都医科大学北京安贞医院陈玉平教授为一终末期结节病肺纤维化患者行左单肺移植，术后存活 5 年 10 个月，成为我国首例成功的单肺移植。1998 年 1 月 20 日北京安贞医院又为一名原发性肺动脉高压患者在体外循环下行双侧序贯式肺移植，术后存活 4 年 3 个月，成为我国首例成功的双肺移植。1994 年 1 月至 1998 年 1 月间我国共做了近 20 例肺移植，只有北京安贞医院的这 2 例肺移植患者术后长期生存，余下患者均在术后短期内死亡，其后肺移植工作在我国停滞了近 5 年时间。我国台湾 1991 年 7 月 10 日首先为一矽肺患者行单肺移植手术，术后半年因感染死亡，1995—1999 年共做 29 例次。1999 年 5 月在日本东京召开的亚洲肺移植研讨会上，我国台湾、香港也都报道了肺移植手术病例。

2002 年 9 月，无锡肺移植中心成功完成了国内首例单肺移植治疗肺气肿，使得停滞 5 年的临床肺移植工作在中国大陆再一次燃起生机，再次启动了我国的临床肺移植工作。2002—2019 年底无锡市人民医院完成肺移植 1 000 余例。2019 年全国肺移植总数为 489 例，无锡市人民医院完成 149 例，进入全世界三大肺移植中心行列。无锡市人民医院历经 17 余年探索，积累了较多术后管理经验，肺移植技术以及术前、术后管理等得到极大的改善和提高,截至 2019 年,无锡市人民医院相继召开了 10 届全国心肺移植研讨会议,对我国的肺移植工作起到很大的推动作用。据统计,截至 2019 年底,全国至少有 40 多家医院开展了肺移植手术,除了亲属活体捐赠肺叶移植没有长期存活的受者外,其他肺移植术式,如单肺、双肺以及肺叶移植手术等均已成功开展,而且大部分受者长期存活[7-8]。

2006 年 5 月起我国实施了《人体器官移植条例》和《人体器官移植技术临床应用管理暂行规定》,截至 2019 年全国共有 173 家医院通过前卫生部(现国家卫生健康委员会)人体器官移植技术临床应用委员会审核,成为获得施行人体器官移植资质的单位,但其中具有开展肺移植资质的医院仅有 42 家。在受者年龄偏大、身体条件较差的情况下,我国的肺移植受者 30 天内、3 个月、6 个月、1 年、2 年、3 年的存活率分别达到了 81.45%、74.97%、72.24%、70.11%、64.85% 和 61.16%[9]。从 2015 年 1 月 1 日起,我国全面停止使用死囚器官作为移植供体来源,公民逝世后自愿器官捐献将成为器官移植使用的唯一渠道。随着此大背景的推出,公民脑死亡和心脏死亡供体成为肺移植供肺主要来源。但由于中国器官捐献相对于欧美国家,仍处于初级阶段,许多潜在供肺缺乏足够的维护,导致捐献失败,或供肺质量一般,获取后无法达到理想供肺标准,但随着国家卫生健康委员会肺移植质量管理与控制中心的成立、《肺移植技术管理规范》及《肺移植标准流程和技术规范》的制定等一系列措施的实施,建立和完善科学的肺移植技术临床应用质量控制指标,制定肺移植标准流程和技术规范,加强肺移植规范化培训基地的管理,打造多学科联合协作的肺移植团队,构建完备的肺移植数据库,争取利用每一个可用的供肺为更多的终末期肺病患者进行移植,挽救更多人的生命,为进一步推进我国肺移植的发展提供保障[10]。

参考文献

[1] Hardy J D, Webb W R, Dalton M L, et al. Lung transplantation in man[J]. JAMA, 1963, 186: 1065-1074.

[2] Derome F, Barbier F, Ringoir S, et al. Ten-month survival after lung homotransplantations in man [J]. J Thorac Cardiovasc Surg, 1971, 61(6): 835-846.

[3] Veith F J, Koemer S K, Siegelman S S, et al. Single lung transplantation in experimental and human emphysema[J]. ANN SURG, 1973, 178(4): 463-476.

[4] Goldberg M, Cooper J D, Lima O, et al. A comparison between Cyclosporin A and methylprednisolone plus azathioprine on bronchial healing following canine autotransplantation [J]. J Thorac Cardiovasc Surg, 1983, 85(6): 821-826.

[5] Toronto Lung Transplant Group. Unilateral lung transplantation for pulmonary fibrosis[J]. N Engl J Med, 1986, 314(18): 1140-1145.

[6] Trinkle J K, Calhoon J H, Mulron J, et al. Single lung transplantation for COPD-A preliminary case report[J]. Sun Antonio Med, 1990, 43: 13-14.

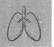

[7] Mao W，Chen J，Zheng M，et al. Initialexperience of lung Transplantation at a single center in China[J]. Transplant Proc，2013，45(1)：349－355.

[8] 毛文君，陈静瑜，郑明峰，等.肺移植100例临床分析[J].中华器官移植杂志，2011，32(08)：459－462.

[9] Hu C X，Chen W H，He J X，et al. Lung transplantation in China between 2015 and 2018[J]. Chin Med J (Engl)，2019，132(23)：2783－2789.

[10] 胡春晓，李小杉，卫栋，等.前进中的肺移植事业——我国肺移植发展现状及未来[J].器官移植，2020，11(2)：204－207.

第二节　肺移植国内外发展现状

一、国外肺移植发展现状

肺移植已经成为终末期肺病确切的、成熟的治疗方法[1]。据2019年国际心肺移植协会(International Society for Heart and Lung Transplantation，ISHLT)成人心肺移植统计报告[2]，截至2018年6月30日，全球已有481家心脏移植中心、260家肺移植中心、184家心肺移植中心登记注册，共计完成69 200例成人肺移植(图1-1-1)和4 128例成人心肺移植。其中174家肺移植中心报告有肺移植，51家移植量每年稳定在30例以上，约占总数的2/3。20家移植中心每年移植量超过50例，手术量占总数的39%。1988—2017年ISHLT成人心肺移植手术数量见图1-1-2所示。在过去30年中，肺移植总例数和双肺移植例数上升趋势逐渐减缓。单肺移植比例呈逐年下降趋势，2017年双肺移植占比81%，心肺移植在过去25年中呈下降趋势，2015年仅登记了38例。据2019年ISHLT小儿心肺移植统计报告[3]，截至2018年6月30日，全球共完成2 514例小儿肺移植、733例小儿心肺移植，过去10年中，每年移植例数维持在97～136例之间，小儿肺移植数量相对稳定，而心肺移植数量呈现下降趋势(图1-1-3)。在1992—2001年、2002—2009年和2010—2018年7月3个时间段，小儿肺移植受者的年龄分布发生了显著改变。2017年小儿肺移植101例，仅占肺移植总数的2%，其中78例(77%)≥11岁，<1岁的仅3例。开展小儿肺移植的中心数呈逐年下降趋势，2015年46家，2016年43家，而2017年仅37家，其中32家(86%)中心开展小儿肺移植数≥5例，仅1家保持10～19例/年，其他中心仅1～4例/年。供肺短缺、原发性移植肺功能障碍(Primary Graft Dysfunction，PGD)近10年来有不同程度的改善；肺移植手术环节最为稳定，术式变化不大；慢性排斥反应仍是严重影响远期生存和移植肺功能的主要因素，但治疗进展不大。

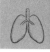

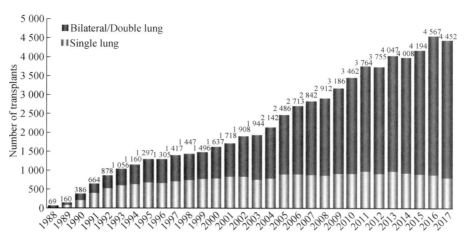

图 1 - 1 - 1 　1988—2017 年 ISHLT 成人肺移植手术数量

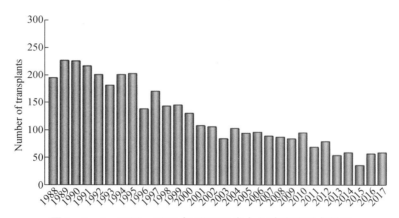

图 1 - 1 - 2 　1988—2017 年 ISHLT 成人心肺移植手术数量

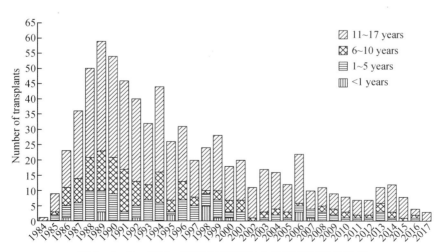

图 1 - 1 - 3 　1984—2017 年 ISHLT 小儿肺移植手术数量

（一）供肺短缺

理想供肺标准在临床上其实早已不被严格遵守，为扩大数量，边缘供肺的底线被一再突破。这可能是 ISHLT 登记的手术量得以逐年攀升的一个重要原因。2001 年之后，体外肺灌注（Exvivo Lung Perfusion，EVLP）技术兴起，临床应用结果显示，EVLP 可通过缓解肺水肿、促进肺不张区域复张、抗炎和促进排痰等措施，明显改善边缘供肺或原本要丢弃的不合格供肺的质量，使其达到要求后用于肺移植，并取得与理想供肺接近的效果[4-6]。EVLP 不仅可增加脑死亡器官捐献（Donation after Brain Death，DBD）供体利用率，还能扩展心脏死亡器官捐献（Donation after Cardiac Death，DCD）供体来源，供肺短缺将有望得到明显缓解。

（二）PGD

PGD 是肺移植术后医疗最核心的难题，其他并发症多与之关联。近 10 年来，边缘供肺的广泛使用和受者状况的变化都增加了 PGD 的防治压力。肺移植受者年龄上限从 65 岁调至 75 岁，重病患者比例也明显升高[4-6]。美国从 2005 年开始实施的"供肺配给评分"使一些病情较重、发展较快的患者得以优先手术[7]。在其他国家，挽救重病患者同样有临床上的现实需求[8]。供、受者两方面的不利因素使当前肺移植中 PGD 及其他并发症的风险明显高于其他历史时期，但围手术期医疗的整体进步很大程度上抵消了这些不利影响。需要指出的是，PGD 主因——再灌注损伤的防治措施并无大的进展。一氧化氮、表面活性物质、C1 酯酶等在动物实验中有效的方法，在临床试验中并未取得令人振奋的结果。

（三）手术方式

手术方式近年来没有太大变化。多数情况下双肺移植较单肺移植有明显的生存优势，近 10 年 ISHLT 统计的单肺移植基本稳定在每年 900 例左右，增加的部分几乎全部为双肺移植。

（四）慢性排斥

慢性排斥可引起不可逆阻塞性通气障碍，称为闭塞性细支气管炎综合征（Bronchiolitis Obliterans Syndrome，BOS）。根据肺功能下降幅度分级诊断，成年受者在肺移植术后 5 年内发生 BOS 的比例约 50%，术后 10 年内则高达 76%。免疫抑制治疗方式变化不大。在 8 个较常用的维持治疗方案中，他克莫司＋吗替麦考酚酯＋糖皮质激素三联方案使用比例相对最高，术后第 1 年约 55%、第 5 年约 45%；他克莫司＋硫唑嘌呤＋糖皮质激素方案次之，术后第 1.5 年使用比例约为 20%。术后早期增加引导治疗（单或多克隆抗体），理论上可强化免疫抑制效果，但实际效果不尽如人意，在受者生存超过 2 年后才有微弱的生存率优势。近 10 年有 50%～70% 受者加用引导治疗，约 40% 的受者使用白细胞介素 2 拮抗剂。尽管治疗上没有大的进展，但学界对慢性排斥的认知正不断加深。且有一类限制性通气障碍的病例表现为肺泡纤维化而非小气道闭塞，故有学者提出慢性移植肺功能障碍这个更为笼统的概念，涵盖慢性排斥反应和非异体免疫原因导致的肺损伤[9]。

二、国内肺移植发展现状

近年来我国肺移植快速发展,移植数量逐年上升。目前全国具有肺移植资质的医疗机构已达 43 个,覆盖全国 21 个省(区、市),地理分布范围主要集中在东部和华北地区。截至 2019 年 12 月 31 日,中国肺脏移植登记系统(China Lung Transplantation Registry,CLuTR)显示已登记的肺脏移植例数超过 1 500 例;2015—2019 年各年度开展肺脏移植手术分别为 147 例、204 例、299 例、403 例和 489 例(图 1-1-4)。2019 年,有 23 个中心开展了肺移植手术,10 个中心年肺移植手术量超过 10 例。手术数量居前三位的中心分别为无锡市人民医院、中日友好医院和广州医科大学附属第一医院。其中无锡市人民医院单中心手术例数达到 149 例,继续跻身全球肺移植中心前 3 位。2018 年成立的"中国肺移植联盟",在国家质控中心和中华医学会器官移植分会的指导下,联袂多学科、多团队搭建肺移植工作平台,相继成立了联盟下属的内科、麻醉和护理学组,为今后肺移植多团队协作以及同质化发展提供了保障。

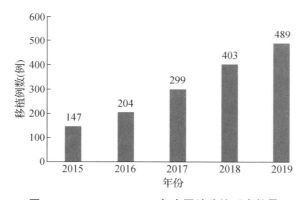

图 1-1-4 2015—2019 年中国肺移植手术数量

2019 年儿童肺移植取得较大进展。无锡市人民医院相继完成 11 岁、8 岁、7 岁 3 例儿童肺移植手术。患者均在术后 2～3 周内快速康复。心脏修补联合双肺肺移植治疗终末期妊娠肺动脉高压、心肺联合移植、肺叶移植等手术的开展,也进一步促进了我国肺移植技术的发展。

虽然我国肺移植已进入快速发展时期,国内数家移植中心报告的术后 1 年、3 年、5 年生存率已接近国际先进水平,但在临床上仍面临诸多挑战,如:供肺器官利用率低,受者术前身体机能差、并发症多,高龄患者占比高,术后移植肺早期感染和急性排斥反应的发生率高、支气管胸膜瘘及支气管吻合口病变相对常见等。目前国内肺移植存在的问题主要体现在三个方面。

(一)多学科团队协作

国外肺移植团队主要由全职肺移植内科医师、胸外科医师、专职护士、呼吸治疗师等组成。凡观摩过美国肺移植中心的医师,对他们的团队协作都有深刻印象。受者仿佛被置于一条流水线上,每个环节都能得到最专业的医疗,且环环相扣。终末期肺病患者先由全科医师推荐至肺内科医师,疗效不佳时请肺移植内科医师评估,进而由包含胸外科医师的肺移植团队集体评估,符合条件者进入等候名单。术前过渡性治疗由肺内科医师负责,进入手术阶段后由肺移植内科医师负责手术以外的所有围手术期医疗。团队中的护士负责协调检查、治疗和专科会诊事务,胸外科医师负责手术和支气管裂开、伤口不愈合等手术相关并发症的处理。受者康复出院后全科医师接手一般随访工作。

国内肺移植团队由胸外科手术组演化而来,我国肺移植发展至今,外科手术已比较成熟,外科手术环节也并非制约我国肺移植发展的瓶颈。胸外科医师一专多能,仅在必要情况下寻求相关学科的协助。肺移植术后要想取得较好的效果,需要内科、胸外科、护理、重症监护、康复和麻醉等专业的完美配合和协作[10]。近年来,一些团队已有呼吸内科医师加盟,但分工仍远不如国外细致。肺移植基本上沿袭了其他胸外科手术的诊疗流程,以胸外科医师为核心展开术前评估、手术和术后随访。术前过渡性治疗、围手术期呼吸康复治疗或被忽视,或不专业,围手术期风险相应升高。一些术后并发症为肺移植所特有,即使呼吸科、胸外科医师合作,处理起来往往也不如专职的肺移植内科医师专业。另外,国内在呼吸、康复治疗上也未专职化。终末期肺病患者因长期缺氧而活动减少,易伴发神经-肌肉功能不良。这类患者易发肺部感染,迅速恶化的缺氧状况及机械通气等治疗措施又使患者更加虚弱,感染难以控制,甚至继发真菌感染。国内在胸外、呼吸、重症医学等肺移植相关学科都接近或达到国际先进水平,如果能构建多学科肺移植团队,围手术期医疗水平会有较大提升。

此外,协作机制也不够完善。我国已全面实行器官捐献制度,器官移植走上正轨,但同时也出现新的挑战。供者所在医院往往缺乏 DBD 管理的经验,难以有效保护供肺;现阶段的社会和文化因素给捐献过程带来许多不确定性;跨医院、跨地区协作机制尚不够畅通、高效,也给供肺转运造成很大的压力。凡此种种,造成目前供肺利用率低下、质量不高的局面。在美国,符合条件的多器官捐献中供肺利用率仅 15%～20%,DCD 捐赠符合移植条件的供肺只有 2%[11]。而 2015 年我国全国可用于移植的捐献者为 2 766 例,供肺利用率仅约 5%[12]。近年来,全国范围内的器官移植登记和协作网络初具规模,器官移植已家喻户晓,器官捐赠观念也开始被国民接受,有利于肺移植发展的大环境正在形成。随着协作机制的成熟,国内供肺的数量和质量都还有很大的提升空间。如果说传统的胸外科手术类似个人竞技,那么肺移植就像团体赛。各司其职、紧密协作是一支球队制胜的关键,也是肺移植团队运作的核心。

(二)学科前沿

从个人知识结构上看,中美肺移植医师之别在于博与专。中国胸外科医师一专多能,知识结构大多向肺内科、重症医学等相邻学科平面延伸;而美国则着力培养"医师-科学家(physician-scientist)",知识结构向基础医学纵向延伸。应用型人才是高质量医疗的基石,但从学科发展的角度,也需要一定数量的创新型人才紧跟学科前沿,把新技术及时整合到诊疗方案中。未来肺移植领域胸外科医师或可参与并主导以下两个热点领域的研究。

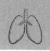

1. 体外肺支持(Extra Corporeal Lung Support,ECLS)技术

旨在提供类似透析之于肾移植的短期支持,主要有改良体外膜式氧合(Extra Corporeal Membrane Oxygenation,ECMO)和 ECMO 微型化装置两个方向。30 年前 ECMO 即被用于成人肺移植术前过渡性支持,然而受者术后出现严重并发症,国内实践也遇到类似问题,此项应用旋即停止[8,13]。近十几年来,技术和策略的改进让 ECMO 重新进入肺移植领域。在众多改良技术中,"可走动(ambulatory)ECMO"最引人注目。成人 ECMO 效果不佳可能和大剂量镇静剂、卧床制动所致的肌肉功能不良有关,故反其道而行,让患者保持清醒和自主呼吸,接受康复训练和物理治疗[5,14]。ECMO 微型化装置有部分气体交换功能,对患者活动影响不明显。目前较受关注的主要有体外 CO_2 清除装置(Extra Corporeal CO_2 Removal,$ECCO_2R$)和肺动脉-左心房 Novalung 技术。$ECCO_2R$ 包括一个静脉双腔插管、血泵和膜式气体交换器,清除 CO_2 的效率由过膜气流速决定,为 90~100 mL/min,但因血流速度慢,不能改善氧合。Novalung 技术利用肺动脉-左心房之间的压力差,将病肺旁路化,可降低 $PaCO_2$、改善氧合和右心功能,需开胸置管,将低阻力膜式气体交换器置于体外[15]。ECLS 技术正在深刻改变重症医学,也必将给肺移植围手术期医疗带来巨大影响,这是我们需要密切关注的一个领域。

2. EVLP

EVLP 是最有望提高供肺利用率和质量的一项新技术,目前有三大分支:Lund 技术、Toronto 技术和 Hannover - Madrid 技术。EVLP 源于生理学研究中采用的孤立肺灌注模型,2000 年瑞典隆德大学 Steen 将其改良,模拟肺再灌注之后的生理状况,为首例 DCD 肺移植进行术前供肺评估[16]。2005 年,Steen 等[17]利用 Lund 技术将 1 例不达标供肺"再调理"(reconditioning)后成功用于肺移植。再调理包括:机械通气促进肺不张区域复张,富含清蛋白的灌流液 Steen SolutionTM 保持胶体渗透压、促进水肿液的吸收,抗生素控制感染,糖皮质激素抑制炎症反应,白细胞滤器降低炎症负荷等。灌流 1~2 小时后初评,若达标则立即重新冷藏后移植,不达标但有望改善者则继续灌流,改善无望则丢弃。多伦多大学 Keshavjee 等在 2008 年及以后报告的研究中,将 EVLP 的重点进一步向再调理延伸,发展出 Toronto 技术。Toronto 技术灌流时间明显延长,人肺 EVLP 至少 3~4 小时,并大幅修改技术参数:灌流液不加红细胞以免溶血引发损害,灌流速度从 Lund 技术的 100% 正常心排血量减至 40% 以减少血管损伤和水肿,闭合肺动脉-左心房回路以维持左心房正压等[15-17]。2012 年起见诸报道的 Hannover - Madrid 技术以便携、常温为特色,供肺不经冷藏,直接置于 Organ Care SystemTM Lung 系统(美国 TransMedics 公司),在转运中保持机械通气和正常体温[17]。此系统采用改良低钾右旋糖酐液灌流,灌流液含红细胞和左心房开放似 Lund 技术,但低速灌流则取自 Toronto 技术。

3 种 EVLP 技术各有千秋,争议和有待完善之处还有很多。不过,安全性和有效性已得到临床研究结果的证实[18]。2013 年底,仅多伦多大学 EVLP 肺移植就超过 100 例,其他中

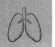
心累计报告例数也有百余例[16]。2011—2015 年,共有 4 项多中心临床试验在美欧展开[17-18]。在临床和动物实验研究中,EVLP 已经成为供肺保存、评估与再调理、修复、免疫调整的平台。

EVLP 技术国内应用前景很好。国内 DBD 供肺质量总体偏低,且 DCD 因更易被国人接受而有望成为供肺的重要来源。4 种 EVLP 系统目前均已商品化,Organ Care SystemTM Lung 是专为 Hannover - Madrid 技术设计的便携装置,XPSTM(瑞典 XVivO Perfusion 公司)基于 Toronto 技术开发且高度集成,Vivoline® LSI LS1(瑞典 Vivoline Medical 公司)多为 Lund 技术采用,Lung Assist®(荷兰 Organ Assist 公司)有更多个性化调整空间,且特别设计了不可控 DCD 供肺的原位评估功能[15]。

(三)肺移植数据注册工作有待进一步加强

国家肺脏移植数据中心成立后,肺移植数据注册工作逐步规范,但数据上报的及时性、准确性和完整性尚不理想,尤其是供者、受者术前数据、术后随访数据大量缺失,严重限制了数据的有效利用[20]。因此,应发挥国家质控中心肺移植专家委员会的专业优势,进一步完善我国肺移植注册系统,优化注册条目。在数据管理上,要建立健全适合肺移植专业学科特点的数据注册制度、核查制度及考核标准。要有效改善目前我国肺移植专业循证医学证据严重不足的现状,进一步挖掘数据资源,为相关指南及专家共识的制定提供数据支持[21]。

参考文献

[1] 毛文君,陈静瑜. 中国肺移植面临的困难及对策[J]. 中华胸部外科电子杂志,2016,3(1):1-6.

[2] Chambers D C,Cherikh W S,Harhay M O,et al. The International Thoracic Organ Transplant Registry of the International Society for Heart and Lung Transplantation:Thirty - sixth adult lung and heart-lung transplantation report:2019;Focus theme:Donor and recipient size match[J]. The Journal of Heart and Lung Transplantation,2019,38(10):1042 - 1055.

[3] RossanoJ W,Singh T P,Cherikh W S,et al. The International Thoracic Organ Transplant Registry of the International Society for Heart and Lung Transplantation:Twenty - second pediatric heart transplantation report:2019;Focus theme:Donor and recipient size match[J]. The Journal of Heart and Lung Transplantation,2019,38(10):1028 - 1041.

[4] Cypel M,Levvey B,van Raemdonck D,et al. Lung transplantation using controlled donation after circulatory death donors:Trials and tribulations[J]. The Journal of Heart and Lung Transplantation,2016,35(1):146 - 147.

[5] Young K A,Dilling D F. The future of lung transplantation[J]. Chest,2019,155(3):465 - 473.

[6] Possoz J,Neyrinck A,Van Raemdonck D. Ex vivo lung perfusion prior to transplantation:An overview of current clinical practice worldwide[J]. Journal of Thoracic Disease,2019,11(4):1635 - 1650.

[7] Hakim A H,Ahmad U,McCurry K R,et al. Contemporary outcomes of extracorporeal membrane oxygenation used as bridge to lung transplantation[J]. The Annals of Thoracic Surgery,2018,106(1):

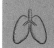

192 - 198.

[8] Salna M，Bacchetta M. Extra corporeal lung support[J]. Current Opinion in Anaesthesiology，2016：1.

[9] Levy L，Huszti E，Renaud - Picard B，et al. Risk assessment of chronic lung allograft dysfunction phenotypes：Validation and proposed refinement of the 2019 International Society for Heart and Lung Transplantation classification system[J]. The Journal of Heart and Lung Transplantation，2020，39(8)：761 - 770.

[10] Adegunsoye A，Strek M E，Garrity E，et al. Comprehensive care of the lung transplant patient [J]. Chest，2017，152(1)：150 - 164.

[11] Young K A，Dilling D F. The future of lung transplantation[J]. Chest，2019，155(3)：465 - 473.

[12] 中华医学会器官移植学分会，国家肺移植质量管理与控制中心. 中国肺移植供体标准及获取转运指南[J]. 器官移植，2018，9(5)：325 - 333.

[13] 杨柯佳，毛文君，陈静瑜. 体外膜肺氧合作为肺移植术前移植桥梁的研究进展[J]. 器官移植，2019，10(2)：202 - 205.

[14] Turner D A，Cheifetz I M，Rehder K J，et al. Active rehabilitation and physical therapy during extra corporeal membrane oxygenation while awaiting lung transplantation：A practical approach[J]. Critical Care Medicine，2011，39(12)：2593 - 2598.

[15] Reeb J，Olland A，Renaud S，et al. Vascular access forextracorporeal life support：Tips and tricks[J]. Journal of Thoracic Disease，2016，8(4)：353 - 363.

[16] Andreasson A S I，Dark J H，Fisher A J. Ex vivo lung perfusion in clinical lung transplantation：State of the art[J]. European Journal of Cardio - Thoracic Surgery，2014，46(5)：779 - 788.

[17] Steen S，Ingemansson R，Eriksson L，et al. First human transplantation of a nonacceptable donor lung after reconditioning ex vivo[J]. The Annals of Thoracic Surgery，2007，83(6)：2191 - 2194.

[18] Raemdonck D，Neyrinck A，Cypel M，et al. Ex - vivo lung perfusion [J]. Transplant International，2015，28(6)：643 - 656.

[19] Roman M A，Nair S，Tsui S，et al. Ex vivo lung perfusion：A comprehensive review of the development and exploration of future trends[J]. Transplantation，2013，96(6)：509 - 518.

[20] 国家卫生健康委员会. 2017 年国家医疗服务与质量安全报告[M]. 北京：科学技术文献出版社，2018.

[21] 李小杉，钱共匋，蔡永锋，等. 中国肺脏移植数据质量控制体系的构建[J]. 器官移植，2018，9(6)：409 - 413.

第二章　肺移植团队组建

第一节　肺移植多学科团队建设

肺移植受者的生活质量与多学科团队合作及围手术期管理密切相关。为此,需要组建肺移植多学科团队。

一、明确目标

肺移植团队设立的初衷就是为了促进医患双方对肺移植各项措施的良好依从性,同时能够相互支持、协作配合,最终的目标是"快速康复"。

二、人员构成

肺移植团队吸收外科、麻醉、护理等学科的专家作为核心成员(Core team membership);营养师、药剂师、心理咨询专家、康复师、相关内科医师等作为非核心成员(extended team membership)。核心成员均是相关学科副高以上职称的专家,以确保决策的权威性;非核心成员可以是主治医师以上人员,协助核心成员的工作。低年资医务人员可旁听学习、参与肺移植临床工作的具体实施。根据岗位和职责,成员可划分为以下3类:

（一）团队领导者

统领肺移植团队的运行和管理,是团队的医疗安全责任人,同时也是肺移植团队科研研究的引领者,具有领导团队、制定肺移植临床路径、组织进行多学科会议、监督肺移植团队实施过程等职责。

（二）团队协调员

肺移植团队是一个多学科密切协作的过程,注重成员间的共同参与和密切配合,因而需要专门的人员来统筹学科间的衔接、实施过程的监控和反馈,以及最终效果的评估。其具体工作有:学科间联络、资料整理、会议安排、人员培训、实施过程的监督反馈、出院后随访等,

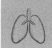

一般由专科护士担任,也可以称为肺移植个案管理师。

(三)专家组成员

与团队领导者及其他学科专家协商,制定专科肺移植标准化临床路径、督促所在学科遵嘱实施,并做好学科内部低年资医务人员的知识技能培训。一般由各学科专家担任,包括核心成员(外科医师、麻醉医师和护士)和非核心成员(康复师、营养师、心理医师、相关内科医师等)。专家组成员以患者术后康复为目标,既要负责相应专科情况的处理,又要相互协作。

胸外科医师,要具有高超的供肺维护技术及灵活的应变能力,因为一个器官从捐献到维护、从转运到移植,每一个环节都可能出现"意外状况",每次移植都是生死时速。同时在供肺植入手术操作过程中要求有娴熟的手术技巧、精湛的手术能力,还需要有强大的内心随时处理各种情况,这样才能确保手术过程的顺利。

麻醉科医师,为保证整个手术过程的顺利进行,从麻醉前评估、麻醉过程中、术后镇痛等等,都要做到精细化管理,为整个手术保驾护航。

呼吸内科医师,是肺移植的主力军,主要负责肺移植术前评估及术后管理,肺移植术后管理工作冗繁,术后并发症是影响肺移植存活的关键,常见的缺血再灌注损伤、肺部感染、急、慢性排斥反应、吻合口狭窄以及患者长期随诊等,均是由呼吸科医师承担,这些都需要付出时间与精力。

重症医学科医师,在肺移植术后早期的气道管理、脱机拔管、液体管理、生命支持中发挥举足轻重的作用,早期的缺血再灌注损伤、肺水肿等,都需要 ICU 强有力的支持。

康复治疗师、营养科医师、心理辅助科室人员及护理人员等,在肺移植患者的呼吸、肢体功能锻炼、营养支持、胃肠功能恢复、心理疏导等方面更是不可或缺,肺移植团队只有紧密合作才能保证每个患者长期生存。

第二节 肺移植护理团队的核心能力

自从 1983 年多伦多肺移植组成功完成首例肺移植后,肺移植在全世界取得了快速的发展。肺移植是外科最疑难手术之一,同时术后病情复杂多变及出院后延续性护理需求较强,因此需要建立一支完整和专业的肺移植护理团队[1]。护理工作不仅仅是保证移植成功的必要条件,而且在促进患者康复和提高生活质量方面起到了举足轻重的作用。培养肺移植专科护士核心能力,就是为了使肺移植护理事业得到持续性的发展,提高我国肺移植技术的整体水平,以专科护士丰富的临床知识、熟练的操作技术、良好的评判性思维能力和沟通技巧,为肺移植患者提供优质的护理。

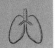

一、护士核心能力的概念及内涵

2003 年国际护士会首次将护士核心能力定义为"以护理专业起点为基础,完成基本护理教育课程,并在国家相应法律法规许可范围内从事护理工作,有能力并能自主地在所有照顾患者机构中参与三级保健"[2]。同年,美国医学研究所提出护士核心能力包括:尊重患者的价值观、爱好及个人需求;运用多学科知识体系为患者服务;了解并期望获得循证医学实践知识;促进护理质量和安全;重视并运用信息减少医疗差错;知识信息管理能力及决策能力[3]。2005 年,国际组织从业护士学院提出从业护士核心能力包括:促进健康,预防、管理疾病,护患关系,教育、指导能力,职业角色,对卫生保健系统的管理,监测和保证护理质量,跨文化护理[4]。2003 年 12 月,我国教育部办公厅和卫生部办公厅在《三年制高等职业教育护理专业领域技能型紧缺人才培养指导方案》中首次提出中国护士核心能力概念。明确指出护士核心能力为掌握规范的护理基本操作技术,对护理对象实施整体护理,对常见病、多发病病情和用药反应的观察,对急危重症患者进行应急处理和配合抢救,具备社区护理、老年护理等专业方面的能力[5]。

二、护士核心能力的意义

核心能力是完成绩效所需的关键能力,虽然可能只占个人所有能力的 20％,但却影响着 80％的工作绩效[6]。护士核心能力已成为考核护理工作绩效的主要依据,对护理专业发展具有重要意义。首先,护理是一项操作性极强的工作,护士每天不仅要妥善完成各项护理工作,还要准确书写相关护理记录;不仅要从事护理、预防、保健等基础工作,还要从事管理、教育、科研等高层次工作;不仅扮演治疗者、咨询者、指导者等职业角色,还扮演妻子、母亲等家庭角色,这些都对护士的个人素质提出了很大挑战。核心能力培养对优化护士能力结构,提高应激能力,增强职业成就感均有极大的促进作用。其次,护士核心能力概念框架的提出,使护理管理者能够依据现有的人力资源和客观条件,科学制订可行的核心能力培训计划和考核方案。依据阶段性考核结果和护士个人能力特征,不断完善培训计划,分层次、分阶段培养核心能力。在提高护理管理者策划能力的同时,有效提高护士个人素质,可取得事半功倍的效果。

三、护士核心能力的特征

(一) 综合性

护士的核心能力并非一种单一的能力,而是指在长期的护理实践中形成的多种能力和技巧的综合。从知识角度来看,护士的核心能力不是单学科知识的积累,而是多学科知识在长期交互作用中形成的综合知识体系。

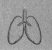

（二）独特性

护士的核心能力是持续优于其他竞争对手的能力,其特性的形成需要经过长期的积累和努力,并非在短时间内所能形成的,这种能力具有不可替代性。核心能力的独特性还可被管理者识别,作为培养和选拔护理人才的有效依据。

（三）有价值性

护士核心能力的价值性体现在护士的实践活动中,是护士进行护理活动的源泉。核心能力在护士为患者提供高质量的护理服务中起着至关重要的作用,而高质量的护理服务是医疗机构核心竞争力中不可或缺的组成部分,因此,护士核心能力的价值性就更加明显。

（四）可评价性

护士核心能力的评价是一个观察判断过程,也是一个信息反馈过程,评价的是护士在临床工作中运用所学的知识和技巧的能力。科学有效地评价护士的核心能力,不仅有助于护士自身素质的不断完善及其核心能力的不断提高,还可以为管理者确立护士核心能力的培养方向、进行改革提供依据。

（五）动态发展性

护士的核心能力是随着社会需求和护理专业的发展而动态成长和成熟的,并非一成不变,同一护士不同时期核心能力的内容也不完全相同。管理者应根据不同时期发展的需要,科学地确定护士核心能力的内容,不断培养和发展其核心能力。

（六）护士核心能力需要长期培养

护理学是一门实践性、学术性很强的学科,不仅需要掌握多学科知识,还需经过较长时间的实践,将经验升华,发展成熟。因此,护士的核心能力需要在护理实践中长期不懈地培养。

四、护士核心能力的内容

在三维框架下发展的通科护士核心能力分为三个版块:① 专业、伦理和法律;② 提供护理和管理;③ 专业可持续发展。

（一）专业、伦理和法律

1. 责任心

有责任心并信任自己的专业判断;能认识到自己的角色能力和局限性;需要时能及时寻求专科或资深护士的指导;能寻求健康团队中其他专业人员的咨询。

2. 伦理实践

遵守护士伦理守则;有效参与伦理抉择;为保护人的权益而行动;尊重患者的知情权;为患者保密并保证患者资料的安全;尊重患者的隐私权;尊重患者的选择权;正确应对卫生保

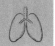

健系统的挑战但绝不以牺牲患者的安全、尊严和隐私为代价；能识别护理实践中的不安全因素并及时采取行动；正确理解自己的信念、价值观并能清楚认识到可能对护理产生的影响；尊重被照料者的价值观、习惯、信仰；提供跨文化护理；表现出对战争、暴力、冲突和自然灾害下的伦理决策挑战的理解。

3. 法律实践

能遵守相关法律法规；能遵守国家和地方的政策、策略、程序和指南；能识别有悖法律法规政策和专业标准的现象。

(二) 提供护理和管理

1. 提供护理方面

与其他专业人员合作；以整体观点看待人；应用相关知识参与健康促进和疾病预防工作；能影响到护理对象采纳健康的生活方式；在康复方面提供相关信息；能识别人们对健康教育的潜在需求；提供各种教学知识以促进教育效果。

执行护理程序能实施正确的健康评估技术；能正确分析、解释和记录；能制订具有针对性的护理计划；需要时寻求咨询；需要时参与护理对象的决策；能根据轻重缓急安排好工作；经常评估护理计划；执行护理计划并获得预期目标；记录所执行的护理干预；有效应对非预期的情形；有效应对紧急情况和灾害；依照预期目标评估和记录护理进展；与患者、家属或其他照料者共同合作；应用评估资料修改护理计划。

应用合适的沟通方式和人际关系与护理对象建立治疗性的关系；以适当、准确和容易理解的方式转达所需信息，并确保信息清楚明了；正确和恰当回答护理对象的问题；正确利用得到的信息；对该领域发展保持敏感。

2. 护理管理方面

安全环境通过质量保证和风险管理营造和保持安全的环境；应用合适的评估工具识别现存的和潜在的风险；保证使用物品的安全；执行感染控制政策；有安全方面问题时及时上报。

护士和其他专业人员建立和保持建设性的关系；保持多专业团队的合作关系；珍惜团队成员的角色和技术；参与团队的共同决策；与团队成员共同回顾和总结。

授权和监督能根据人员的能力和工作的性质进行任务授权；应用支持性策略行使监督职能；授权后仍须保持负责的态度。

(三) 专业可持续发展

1. 专业素质

专业成长促进和保持护士的专业形象；寻求参与制定健康政策和计划的权力；对护理专业发展做贡献；重视护士在改善诊疗护理质量方面的研究；行为表现出专业护士的特质；在健康团队中表现出良好的领导才能。

2. 护理质量

应用有效的证据评估护理实践中的质量;参与质量改进和质量保证活动。

3. 继续教育

继续教育常规自省;对专业的终身学习负责;积极采取行动达到继续教育的要求;对护士和其他同事的教育尽力;行使有效辅导职能;抓紧机会与整个团队一起学习,共同进步。

参考文献

[1] 宫玉翠,黄丹霞,廖伟霞.肺移植患者护理小组的构建及效果评价[J].中国医疗前沿,2011,16(6):53-54.

[2] 尤莉莉. 护士核心能力的培养及意义[J]. 护理实践与研究,2007,4(13):67-68.

[3] Ehnfors M, Grobe S J. Nursing curriculum and continuing education:Future directions [J]. International Journal of Medical Informatics,2004,73(7/8):591-598.

[4] Anderw I S, Terry F, Elise S E. Dentistry, numing and medicine:A comparison of core competencies[J]. Dent Educ,2005,(69):1257-1271.

[5] 徐建鸣.中国护士能力的提出与应用[EB/OL].[2009-12-10].

[6] 徐建鸣.核心能力与绩效考评[EB/OL].[2009-12-10].

第三章　肺移植科建设与管理标准

第一节　肺移植中心建筑布局及环境要求

一、建筑布局

肺移植科应分为移植(手术)区、层流病房区、普通病房区,各区应合理布局。肺移植后应根据疾病需要依次从移植区、层流区到入住普通区。

各区布局应使放置病床的医疗区域、医疗辅助用房区域、污物处理区域和医务人员生活辅助用房区域等有相对的独立性,以减少彼此之间的干扰并符合医院感染控制要求。

二、分区设置及环境要求

(1) 移植(手术)区　移植(手术)区布局符合要求应达到Ⅰ级特别洁净手术室标准。新建与改建验收时、更换 HEPA 后、日常监测时,空气中的细菌菌落总数应符合 GB50333 及 WS/T 367 - 2012 要求。

(2) 层流病房区　移植病房宜设立层流区。新建与改建验收时、更换 HEPA 后、日常监测时,空气中的细菌菌落总数应符合 GB50333 及 WS/T 367 - 2012 要求。床单元使用面积应不少于 15 m^2,床间距应大于 1 m;单间病房使用面积应不少于 18 m^2。

(3) 移植普通区应达到普通病房建筑要求,符合 GB 51039 - 2014 规定。空气中的细菌菌落总数应≤4 CFU/(15 min · 直径 9 cm 平皿)。普通病房区宜设立专人登记探视人员情况,确定该探视者无流感或其他传染病才允许探视移植患者。

(4) 应配备完善的手卫生设施,采用非手接触式水龙头的流动水洗手,并配备擦手纸或干手设施,水池旁放置洗手液及速干手消毒液并保证在有效期内。

(5) 治疗室、处置室布局合理,清洁区、污染区分区明确,标识清楚。无菌物品、消毒物品、清洁物品分类摆放于专柜内;无菌物品、消毒物品按照灭菌、消毒日期依次摆放,逾期应交由消毒供应中心统一处理。医务人员进入室内,应衣帽整洁,严格执行无菌技术操作规程

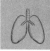

和消毒隔离的各项措施。

（6）为患者进行换药、治疗等操作时，应按一般患者、污染患者及感染患者的顺序依次进行。

（7）不应在室内摆放干花、鲜花或种植花草。

第二节　肺移植科室设置

一、普通病房

肺移植病房应布局合理，功能齐全，设置人性化，操作灵活方便，宜与外科重症护理单元、手术室、CT 室等检查区临近，且通道宽敞便于病床转运。

（1）病室最佳布局为单人间或双人间，根据医院规模和专科需要配置单人间数量。肺移植患者术后 1 月内置单人间，多重耐药菌感染患者置单人间或同种同源者置双人间。每张病床作为一个治疗单位，所需的仪器设备和工作场地要合理布置，既要满足床间距，又要便于医护人员操作。平均每床占用面积 15～20 m²，每床间隔不小于 1 m。

（2）病室内光线充足，以便于准确判断患者的皮肤、巩膜及黏膜颜色。病室内装有地灯，夜间开启，保证一定的能见度，又不影响患者休息。病室内设有温湿度仪，室温以 22～24 ℃为宜，湿度以 60%～70%为宜。病室内设有独立卫生间，保持清洁干燥、通风良好，病室地面和墙壁应便于清洁。

（3）配有轮病床，便于患者病床转运。每张病床综合医疗带配有 2 个氧气接口、1 个空气接口、1 个中心吸引接口，各接口颜色及口径应有区别，以免误接。

（4）病室配足不同插孔的电源插座，数量要确保有创或无创呼吸机、呼吸湿化治疗仪、心电监护仪、输液泵、微量注射泵、肠内营养泵、冰箱、微波炉等仪器设备同时使用不受限制。

（5）每张病床及每个病室门口配有快速手消毒液，以便于床旁操作后及进入病室前立即手消毒，每张病床配有听诊器，防止交叉感染。

二、手术室

手术室位置应建在安静、清洁、大气含尘浓度较低的地方，应避开污染源，以利于满足室内空气洁净的要求。不宜在首层（有污染）和高层建筑的顶层（不利节能和防漏）。应独立成区，宜与外科重症护理单元临近，与放射科、病理科、消毒供应中心、输血科等联系便捷。遵循不产尘、不积尘、耐腐蚀、防潮防霉、易清洁和符合防火要求的总原则。门净宽＞1.4 m，自动感应推拉门，应设自动延时关闭装置和防撞击、手动功能。可有 O₂、压缩空气、负压吸引、

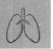

N_2O、N_2、CO_2和Ar及废气回收排放等,应配O_2、压缩空气和负压吸引装置。刷手间不应设门,2~4个手术间配1间刷手间。有专用污物集中地点,以避免造成二次污染。

每间洁净手术室配备的与平面布置和建筑安装有关的基本装备见表1-3-1所示。

表1-3-1　每间洁净手术室配备的与平面布置和建筑安装有关的基本装备

装备名称	最低配置数量
无影灯	1套
手术台	1台
计时器	1个(患者不易看到的墙面上方)
医用气源装置	2套
麻醉气体排放装置	1套
免提对讲电话	1部
观片灯(嵌入式)	根据需要配置
保暖柜	1个
药品柜(嵌入式)	1个
器械柜(嵌入式)	1个
麻醉柜(嵌入式)	1个
净化空调参数显示调控面板	1块(手术车入口门侧墙上)
微压计(最小分辨率达1 Pa)	1台(手术车入口门外墙上可视高度)
记录板	1块

三、重症监护病房

重症监护室(ICU)是患者术后监测和接受治疗的主要场所,专科化的专业设置和管理与患者的治疗和康复密切相关。ICU从功能上由三部分组成,即患者用房、医疗用房和辅助用房。管理的内容主要包括监护区域环境管理、器械物资管理、工作人员管理及建立各种规章制度等。ICU应与手术室在同一层面,分为相对独立的两个区域,便于术后运送患者及紧急抢救,应设医务人员通道、患者通道和污物通道。工作人员更换专用工作服、鞋帽,戴口罩后,方可进入ICU。

（一）ICU的基本设置要求

（1）面积根据需要设置为独立式,面积20~30 m²为宜,根据医院规模和专科需要可配2~3个单间,常规肺移植术后患者置单间监护,并有独立的治疗室。

（2）监护室的病床应为具有调节不同体位、翻身、理疗等功能的多功能监护床,带有抗灰静音万向轮,便于运送患者。

（3）移植监护室应安装具备空气净化消毒装置的集中空调通风系统。维持温度22~24 ℃,湿度55%~65%。

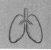

（4）光线应充足，以便能正确判断患者的皮肤、巩膜及黏膜颜色；装有壁灯，夜间开启，既保证一定的能见度，又不影响患者休息；另外要备有头灯照明工具，以便行静脉穿刺、口腔护理、气管切开术等。

（5）功能柱可分为桥架式和机臂悬吊式。单间病房应选用桥架式功能柱，其优点是可根据仪器的功能做到"干湿分开"，操作灵活方便，功能齐全，对患者和医务人员来说更趋人性化。功能柱上配有 2～3 组氧气、中心吸引、空气压缩系统，各管道接口颜色及口径应有区别，以免误接。同时具备能够满足患者治疗需要的电源配置，要有 10～15 个以上不同制式的电源插座，还应配有计时器、专用灯架、储物篮筐、仪器架等。应配有足够的配电负荷，并备有专用的 UPS 保险系统（一旦停电 UPS 系统自动供电），以避免停电等意外而影响患者的救治。

（6）每个床单位应配有非手触式感应洗手池，以便床旁操作后立即洗手，防止交叉感染。床边不同位置（床头、床尾）配备速干手消毒液，保证床边操作时随时手消毒。

（7）应有心肺复苏（CPCR）呼叫系统，当患者发生心跳或呼吸骤停时，可立即救援而不中断抢救工作。

（二）监护和治疗设施

监护和治疗设施应根据医院的经济条件和专科特点，以满足专科最基本需求为原则。

（1）血流动力学监护支持设备包括：多功能监护仪心电图机、除颤仪、容量监测仪、漂浮导管、有创血压测量装置、IABP、起搏器等。

（2）呼吸监护支持设备包括：有创与无创呼吸机、ECMO、经鼻高流量湿化呼吸治疗仪、呼气末二氧化碳监测仪、简易人工呼吸器、气管插管和气管切开设备、纤维支气管镜、各种吸氧装置及雾化器等。

（3）肾功能监护支持设备包括：尿比重仪、腹膜透析装置、床边血滤设备等。

（4）护理监护支持设备包括：微电脑输液泵、肠内营养输注泵、肠内营养加温计、电子升降温机等。

（5）其他设备包括：床边 X 线摄片机、ACT 监测仪、中心吸引器、各种穿刺包和穿刺管，有条件的应在 ICU 配备超声和超声多普勒检查仪等。

（6）中央监护台、显示器及对话器等这些设备的位置应便于医护人员统一监护，同时能为不便探视的患者家属提供影像探视和对话。

（三）ICU 药品配备

ICU 的急救药品应分类置于急救车或专用药柜内，药品应做到标识明显、基数固定、禁止混放、每班交接、及时补充。严格遵守药品存放条件，并定期检查有效期。

ICU 配备药品的类型和名称见表 1 - 3 - 2 所示。

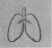

表 1 - 3 - 2　ICU 配备药品的类型和名称

药品类型	药品名称
抢救用药	① 强心利尿药:去乙酰毛花苷、米力农、呋塞米、托拉塞米等
	② 血管活性药:盐酸肾上腺素、去甲肾上腺素、多巴胺、多巴酚丁胺、异丙肾上腺素等
	③ 扩血管药:硝普钠、硝酸甘油、瑞莫杜林、前列腺素 E、硝苯地平等
	④ 抗心律失常药:维拉帕米、胺碘酮、利多卡因、阿托品等
	⑤ 止血药:巴曲酶、维生素 K、鱼精蛋白、纤维蛋白原、抑肽酶等
	⑥ 抗凝药:低分子肝素钙、肝素、枸橼酸钠
	⑦ 镇痛镇静药:瑞芬太尼、芬太尼、异丙酚、咪达唑仑、地佐辛、右美托咪定等
	⑧ 激素类药:甲泼尼龙、地塞米松等
	⑨ 免疫抑制剂:他克莫司、骁悉、西罗莫司、巴利昔单抗、环孢素 A
	⑩ 解痉平喘类药物:二羟丙茶碱、氨茶碱、异丙托溴铵、布地奈德等
常用药品	① 抗病毒药物:更昔洛韦、阿昔洛韦等
	② 化痰类药物:氨溴索、沐舒坦、乙酰半胱胺酸等
	③ 抗生素类药物:A. 头孢菌素类、青霉素类、喹诺酮类、大环内酯类、氨基糖苷类抗生素等;B. 新型广谱抗生素,替加环素、多粘菌素、达托霉素等
	④ 抗真菌类:氟康唑、卡泊芬净、两性霉素 B 等

第三节　肺移植护理团队

　　肺移植护理团队的构建应以促进肺移植护理工作全面发展、推进科室快速发展为准则,切合护理工作"十三五"发展规划的总体目标,即"切实加强护理队伍建设,护理队伍结构合理;探索护理管理模式,实现护理资源合理配置;改革护理运行机制,加强护理岗位管理和绩效管理;巩固提高护理技术和服务质量,开展护理优质服务"。在保障患者生命安全、促进康复和减轻痛苦等方面发挥作用。

一、普通病房护理团队

(一) 护理人员编制

病房内床护比达到 2:1,落实责任制整体护理。

(二) 素质要求

(1) 热衷于肺移植护理工作,具有良好职业道德及奉献精神。

(2) 具有大专及以上学历,经过肺移植专科的专门培训,本专科工作 3 年以上,熟悉肺移植手术的过程,熟练掌握肺移植护理常规,通过肺移植专科护士准入培训考核。

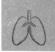

（3）熟练掌握肺移植科疾病的专科理论与护理技能及肺移植围手术期的护理管理、并发症的观察与处理,善于观察与处理患者病情骤变的前驱症状、体征。

（4）熟练掌握肺移植科专科技能,如纤维支气管镜治疗的配合、观察与护理,肺移植围手术期肺康复护理,肺移植术后长程管理等。

（5）熟练掌握急救技术,如心电监护、微量注射泵应用、氧疗技术、心肺复苏、紧急气管插管技术、呼吸机辅助通气技术。

（6）具有一定的心理调适能力,能够应对压力,保持乐观自信、积极向上的心态,具备引导和鼓励患者的能力。

（7）具有带教能力。

（8）具有撰写论文,开展新技术、新项目及科研能力。

二、手术室护理团队

（一）护理人员编制

设肺移植手术配合护理人员 12 名左右,可同时开展肺移植手术 3～4 台。

（二）素质要求

（1）热衷于手术室护理,具有良好职业道德及奉献精神。

（2）具备良好的身体素质,动手能力强,思维敏捷,有一定的预见性。

（3）具有本科及以上学历,经过手术室护理的专门培训,熟练掌握供肺获取术、ECMO置入术、肺移植手术配合护理常规,通过准入考核 N2 级以上护士。

（4）熟练掌握 DCD 供肺获取术所需物品的准备(手术器械和高值耗材等)、护理配合及关注要点(血型核对、供肺的维护与保存、无菌冰的制作、供肺的转运等)。

（5）熟练掌握 ECMO 置入术所需物品的准备(手术器械和高值耗材等)、护理配合及术中关注要点(肝素水的配制、动静脉管道的选择和置入前的护理、管道连接 ECMO 机器后的妥善摆放等)。

（6）熟练掌握肺移植手术时所需物品的准备(手术器械和高值耗材等)、护理配合及术中关注要点(病肺的切除、供肺的修整、供肺的植入、气管及动静脉开放等)。

（7）熟练掌握肺移植手术时各类药物的使用时机、药物作用及注意事项。

（8）熟练掌握侵入性操作时的各项护理配合及管道护理,包括动脉穿刺、深静脉置入、锁骨下静脉置入、股动脉管置入、PiCCO 置入、导尿、ECMO 管道等。

（9）熟练掌握手术室体位摆放的相关知识,保护患者安全及防止皮肤发生压力性损伤。

（10）熟练掌握手术患者体温的保护,防止术中低体温的发生。

（11）熟练掌握手术室各项仪器设备的使用,包括胸腔镜、超声刀、高频电刀、循环水毯、液体加温仪、充气式加温毯、自体血回输仪、心内除颤等。

（12）熟练掌握急救复苏技术，如紧急心内除颤、抢救配合等。

（13）熟练掌握手术中的各项核心制度，如手术清点制度、手术隔离技术等。

（14）熟练掌握术中病情观察及出入量的管理。

（15）熟练掌握术后安全转运患者及转运时的管道护理、病情观察。

三、重症监护病房护理团队

（一）护理人员编制

设肺移植专业护理人员 12～15 名，分为 3 组，每组 4～5 名。

（二）素质要求

（1）热衷于重症监护及肺移植护理，具有良好职业道德及奉献精神。

（2）具有本科及以上学历，经过 ICU 护理知识的专门培训，本专科工作 3 年以上，熟悉肺移植手术的过程，熟练掌握肺移植护理常规，通过肺移植专科护士准入培训考核。

（3）熟练应用 ICU 护理评估技术，全面掌握呼吸、循环、消化、神经、泌尿等系统的专业护理理论知识和技能，具有数据采集、数据整合及综合分析能力。

（4）熟练掌握各种监护技术，包括心电监测、体温监测、实验室检查、血流动力学监测等。

（5）熟练掌握急救复苏技术，如心肺复苏、紧急除颤技术、紧急气管插管技术、呼吸机及辅助通气技术、氧疗技术、各种穿刺技术及急救药品的应用等。

（6）熟练掌握特殊护理技术，如体外循环护理、脉搏指示连续心排血量（PiCCO）技术、Swan-Ganz 漂浮导管等监测技术、连续性肾脏替代治疗（CRRT）、人工体外膜肺（ECMO）护理、俯卧位通气、呼吸功能锻炼、床边血滤、纤维支气管镜检查护理配合、震动排痰仪及肺段体位引流等技术操作。

（7）身心健康，心理强大，善于保持稳定的情绪，乐观自信、积极向上，并应用积极心态感染和鼓励患者。

（8）具有一定的带教能力。

（9）积极开展护理科研、新技术、新项目。

（三）排班模式

采用专人负责、12 小时工作制，便于全面掌握病情，减少交接班环节，以保证护理工作质量与效率。术后 24 小时内采用一对一特别护理，之后根据病情合理调整。

四、辅助护理人员团队

（一）护理人员编制

病房内辅助人员床护比达到 5∶1。

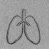

（二）素质要求

（1）热衷于肺移植护理工作,具有良好职业道德及奉献精神。

（2）具有大专及以上学历,经过医院相应的岗前培训和岗位培训的考试,经过肺移植专科的专门培训。

（3）具备良好的身体素质,动手能力强,思维敏捷,有一定的预见性。

（4）在注册护士的指导下能胜任本岗位职责。

（5）根据病情和患者自理能力,协助完成生活照顾性基础护理及非技术性护理工作。

（6）熟悉肺移植专科知识,掌握患者常用药物的服用方法及注意事项。

（7）按照标准预防,严格落实手卫生及各项隔离措施,预防交叉感染。

（8）不得从事创伤性或侵入性及无菌性护理技术操作,不得独立承担危重患者的生活护理工作。

第四章　肺移植感染管理

第一节　肺移植科感染管理制度

一、感染管理小组组成

肺移植科应成立医院感染管理小组,由科主任、护士长和医院感染控制的兼职医师、护士组成。

二、感染管理小组职责

(1) 研究并确定医院感染管理工作计划,并对计划的实施进行考核和评价。

(2) 研究并确定医院感染重点环节、重点流程、危险因素以及采取的干预措施,明确各相关部门在预防和控制医院感染工作中的责任。

(3) 研究并制订发生医院感染暴发及出现不明原因传染性疾病或者特殊病原体感染病例等事件时的控制预案。

(4) 建立会议制度,定期研究、协调和解决有关医院感染管理方面的问题。

(5) 指导本科室医务人员做好多重耐药菌医院感染防控,落实消毒隔离措施。

(6) 组织本科室预防、控制医院感染知识和技术的培训。

(7) 严格执行一次性医疗用品的检查、使用和处置工作。

(8) 监督、指导本科室医务人员做好医疗废物的分类处置工作。

三、科主任职责

(1) 根据医院感染管理方面的法律法规及技术规范、标准,结合实际,制定肺移植科相关制度,并落实到位。

(2) 根据预防医院感染和卫生学要求,对病房的建筑设计、基本标准、基本设施和工作流程进行审查并提出意见。

（3）组织科室医务人员积极参加预防与控制医院感染相关知识和技能的培训。对接受医院感染知识培训的人员应建立个人培训档案，每年进行一次考核，并登记在册。

（4）监督肺移植科医师严格掌握抗菌药物使用指征、合理使用抗菌药物。

四、护士长职责

（1）负责监督肺移植科医务人员严格执行手卫生和无菌技术操作。

（2）结合科室实际情况，制定科学、可操作的清洁消毒、灭菌、监测等制度与标准操作程序，并负责监督落实。

（3）负责保持病房整洁，做好患者、陪护、探视者、卫生员、配膳员的管理。

（4）负责管理病房各类清洁、消毒、无菌物品，做好相关设备管理。

（5）协助科主任完成医院感染管理工作。

五、医院感染兼职医师、护士职责

（1）进行医院感染病例监测，全面了解医院感染动态，并提出科室感染控制的合理化建议。

（2）协助医院感染控制专职人员进行环境卫生学和消毒效果监测，并符合有关标准要求。

第二节　肺移植科感染管理监测

一、院内感染病例监测

（1）肺移植科应在开展全面综合性医院感染监测的基础上，掌握本单元医院感染发病率，确定常见感染病原菌、多发部位、高危因素、高危人群，并根据医院感染的特点开展目标性监测，为医院感染预防与控制提供科学依据。

（2）监测方法应符合 WS/T 312 - 2009 的规定，监测资料应妥善保存，医院感染管理专职人员应定期对监测资料进行分析，评价监测结果，提出改进措施，及时上报主管领导并反馈。

（3）患者发生医院感染时，主管医师应于 24 小时内上报医院感染病例，同时需及时送病原学检查。出现流行趋势及发生医院感染暴发的报告与控制按照《医院感染暴发报告及处置管理规范》执行。

二、消毒灭菌效果监测

肺移植科应定期对消毒灭菌工作进行检查与监测,具体原则及监测方法应符合 WS/T 367 - 2012、WS/T 313 - 2009、GB15982 等规范要求。

(1)严格遵守消毒灭菌原则,凡进入人体无菌组织、器官、腔隙,或接触人体破损皮肤、破损黏膜、组织的诊疗器械、器具和物品应达到灭菌水平。凡接触完整皮肤、完整黏膜的诊疗器械、器具和物品应达到消毒水平。各种用于注射、穿刺、采血的器具应一人一用一灭菌。

(2)压力蒸汽灭菌物品合格率应达到 100%。每个灭菌包外应粘贴包外灭菌化学指示物,灭菌包内应放置包内化学指示物。一次性使用医疗器械和器具等医疗用品应符合国家有关规定。一次性医疗用品不得重复使用。

(3)应使用取得卫健委卫生许可批件的消毒剂,使用的消毒剂应达到所需浓度。应采用化学指示物定期监测使用中消毒剂有效浓度;每月应对使用中的灭菌剂进行染菌量监测,应无菌生长;每季应对使用中的皮肤黏膜消毒剂进行染菌量监测,使用中的皮肤黏膜消毒剂染菌量应≤10 CFU/mL,其他使用中消毒剂染菌量应≤100 CFU/mL,并不得检出致病菌。

(4)每季度对医务人员手卫生进行消毒效果监测,卫生手≤10 CFU/cm^2、外科手≤5 CFU/cm^2。当怀疑与医院感染暴发有关时,及时进行监测,并进行相应致病性微生物的检测。

(5)每半年对紫外线灯管辐照强度进行一次监测,使用中的紫外线辐照强度≥70 μW/cm^2,新购紫外线灯辐照强度应≥90 μW/cm^2,低于 70 μW/cm^{2}须及时更换。循环风紫外线空气消毒机累计使用时间超过 5 000 小时(或遵说明书要求),应及时更换紫外线灯管。

(6)在消毒处理后或怀疑与医院感染暴发有关时应对环境物体表面进行采样,层流洁净手术室及层流洁净病房的物体表面菌落总数应≤5 CFU/cm^2,移植普通病房的物体表面菌落总数应≤10 CFU/cm^2。

第三节 肺移植科院内感染预防与控制

一、标准预防

标准预防是针对医院所有患者和医务人员采取的一组预防感染措施。将所有患者视为具有潜在感染性,即认为患者的血液、体液、分泌物、排泄物、非完整的皮肤与黏膜均可能含有感染性因子,必须采取防护措施。包括手卫生,根据预期可能的暴露选用手套、隔离衣、口

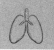

罩、护目镜或防护面屏,以及安全注射。也包括穿戴合适的防护用品处理患者环境中污染的物品与医疗器械。具体详见 WS/T 510 - 2016。

二、手卫生管理

(1) 严格执行手卫生规范,正确掌握手卫生时机及手卫生指征。洗手及手卫生应遵循以下原则:当手部有血液或其他体液等肉眼可见的污染时,应用肥皂(皂液)和流动水洗手;手部没有肉眼可见污染时,宜使用速干手消毒剂消毒双手代替洗手。

(2) 应有医务人员手卫生正确性和依从性的自查和监督检查,发现问题及时改进。

三、环境与物表清洁与消毒

(1) 物体表面(包括监护仪器、设备等的表面)应每天湿式清洁、消毒;遇污染时应及时去污,再清洁与消毒。常规使用含有效氯 500～1 000 mg/L 消毒液擦拭(或采用消毒湿巾擦拭),消毒剂现配现用。不同风险区域应实施不同等级的环境清洁与消毒管理,多重耐药定植/感染患者周围环境应执行强化清洁消毒,增加清洁与消毒频率。具体详见WS/T512 - 2016。

(2) 地面应采用湿式清洁消毒。当地面受到患者血液、体液等污染应及时去污,再清洁和消毒。地面消毒采用含有效氯 500～1 000 mg/L 消毒液擦拭,作用 30 分钟。

(3) 清洁工具的数量和复用处理设施应满足病区或科室的需要。擦拭物体表面的布巾,不同患者之间和洁污之间应更换,擦拭地面的地巾不同病房及区域之间应更换,用后集中清洗、消毒,干燥保存。

(4) 应保持床单位清洁、平整。定期更换床单位用品,被血液、体液、分泌物、排泄物污染时及时更换。床单位应采用湿式清扫,一床一巾(套),床头柜一桌一抹布,一人一用一消毒。出院、转出或死亡后,床单位应及时消毒,宜采用床单位消毒机。

四、职业防护

(1) 应遵循标准预防的原则,在工作中执行标准预防的具体措施。

(2) 对所有患者的血液、体液及被血液、体液污染的物品均视为具有传染性的病源物质,接触这些物质时,必须采取防护措施。医务人员在进行侵袭性诊疗、护理操作过程中,要保证充足的光线,并特别注意防止被针头、缝合针、刀片等锐器刺伤或者划伤。一旦发生职业暴露,应立即采取正确的应急处理措施,并立即报告医院感染管理科。

(3) 存在职业暴露风险者,如无免疫史并有相关疫苗可供使用,宜接种相关疫苗。

五、隔离预防

(1) 应遵循标准预防和基于疾病传播途径的预防的原则。根据疾病的主要传播途径,采取相应的隔离与预防措施,包括接触隔离、空气隔离和飞沫隔离。

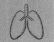

（2）对于抵抗力低或极易感染的患者应采取保护性隔离措施。

（3）隔离患者的物品应专人专用，定期清洁与消毒，患者出院或转院、死亡后应进行终末消毒。

（4）接触隔离患者的工作人员，应按照隔离要求，穿戴相应的隔离防护用品，如穿隔离衣、戴医用外科口罩、手套等，并做好手卫生。

六、医疗废物管理

应符合《医疗废物管理条例》和《医疗卫生机构医疗废物管理办法》的要求对医疗废物进行分类收集、密闭运送。

七、消毒用品及无菌用品管理

（1）灭菌物品必须要有标识，包括化学指示标签、灭菌日期、有效期等，无菌物品应按灭菌日期储存在清洁、干燥的专用柜内。

（2）抽出的药液、开启的无菌静脉注射溶液应注明启用时间，超过 2 小时不得使用；启封抽吸的各种溶媒超过 24 小时不得使用，宜采用小包装。

（3）用于皮肤消毒的消毒剂宜采用小包装，注明开瓶日期或失效时期，一次性小瓶装皮肤黏膜消毒剂启用后有效期不超过 7 天。

（4）灭菌物品（棉球、纱布等）一经打开，使用时间不应超过 24 小时；干罐储存无菌持物钳使用时间不应超过 4 小时。

（5）盛放消毒剂进行消毒与灭菌的容器，应达到相应的消毒与灭菌水平。

八、一次性卫生/医疗用品管理

（1）一次性使用卫生用品、一次性使用医疗用品的管理按照 GB 15979、GB 15980 标准执行。

（2）物品存放于阴凉干燥、通风良好的物架上，距地面≥20 cm，距墙壁≥5 cm，使用前应检查小包装有无破损、失效，产品有无不洁净等。

（3）使用后的一次性医疗用品不得重复使用。

九、重点区域院内感染预防与控制

肺移植患者术后发生医院感染，不仅导致住院日大幅延长，治疗费用大量增加，还严重影响患者预后，因此宜根据重点部位采取关键措施预防和控制肺移植患者的医院感染。

（一）呼吸系统感染预防与控制

肺部感染是肺移植术后最常见的感染，也是导致肺移植失败的重要原因。因此，医务人员需要在肺移植前后严格执行相关感染预防与控制措施，遏制肺部感染，尤其是呼吸机相关

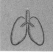

肺炎的发生和迁延。

（1）对于肺移植术后、免疫功能抑制的患者，应进行保护性隔离，包括安置于单间隔离室，医务人员进入病室时须戴口罩、帽子，必要时穿无菌隔离衣。

（2）若无禁忌证，应将患者床头抬高30°～45°。

（3）对存在医院获得性肺炎（HAP）高危因素的患者，建议氯己定漱口或口腔擦洗，每2～6小时1次。

（4）指导患者正确咳嗽，必要时予以翻身、拍背，以利于痰液引流。

（5）严格掌握气管插管或切开适应证，使用呼吸机辅助呼吸的患者应优先考虑无创通气，如要插管，尽量使用经口气管插管。

（6）宜使用气囊上方带侧腔的气管插管并及时清除声门下分泌物。应常规进行气囊压力监测，气囊压力应保持在25～30 cmH$_2$O。

（7）吸痰时应严格遵循无菌操作原则，吸痰前后，医务人员应严格执行手卫生。

（8）呼吸机螺纹管及湿化器应每周更换1～2次，有明显分泌物污染时应及时更换；螺纹管冷凝水应及时倾倒，不可使冷凝水逆流入患者气道；湿化水应使用无菌水，每天更换。

（9）正确进行呼吸机及相关配件的消毒。

（10）尽量减少使用或尽早停用预防应激性溃疡的药物，包括H2受体阻滞剂如西咪替丁和/或制酸剂。

（11）每日评估是否停用镇静剂，评估是否撤机和拔管，减少插管天数。

（二）泌尿系统感染预防与控制

导尿管相关尿路感染是泌尿系统感染的常见类型，医务人员应针对相关危险因素加强导尿管相关尿路感染的预防与控制工作。

（1）应严格掌握留置导尿指征，每日评估留置导尿管的必要性，尽早拔除导尿管。

（2）操作时应严格遵守无菌技术操作规程。

（3）置管时间超过3天者，宜持续夹闭，定时开放。

（4）应保持尿液引流系统的密闭性，不应常规进行膀胱冲洗。

（5）应做好导尿管的日常维护，防止滑脱，保持尿道口及会阴部清洁。

（6）应保持集尿袋低于膀胱水平位置，防止返流。

（7）长期留置导尿管宜定期更换，普通导尿管7～10天更换，特殊类型导尿管按说明书要求更换。

（8）更换导尿管时应将集尿袋同时更换。

（9）采集尿标本做微生物检测时，应在导尿管侧面以无菌操作方法针刺抽取尿液，其他目的采集尿标本时应从集尿袋开口采集。

（三）导管相关血流感染预防与控制

留置血管内导管是救治危重患者、实施特殊用药和治疗的医疗操作技术，置管后的患者存在发生导管相关血流感染的危险,因此需采取相关防控措施。

(1) 严格掌握中央导管留置指征,每日评估留置导管的必要性,尽早拔除导管。

(2) 置管时应严格执行手卫生规范和无菌技术操作规程,采取最大无菌屏障,置管中手套污染或破损应立即更换。

(3) 选择合适的静脉置管穿刺点,成人中心静脉置管时,应当首选锁骨下静脉,尽量避免使用颈静脉和股静脉。应根据患者病情尽可能使用腔数较少的导管。

(4) 宜使用有效含量≥2 g/L氯己定乙醇溶液局部擦拭 2～3 遍进行皮肤消毒,作用时间遵循产品的使用说明。

(5) 紧急状态下的置管,若不能保证有效的无菌原则,应当在 48 小时内尽快拔除导管,更换穿刺部位后重新进行置管,并作相应处理。

(6) 在输血、输入血制品、脂肪乳剂后的 24 小时内或者停止输液后,应当及时更换输液管路。外周及中心静脉置管后,应当用生理盐水或肝素盐水进行常规冲管,预防导管内血栓形成。

(7) 应定期更换置管穿刺点覆盖的敷料,保持穿刺点干燥,密切观察穿刺部位有无感染征象。

(8) 保持导管连接口的清洁,注射药物前,应当用 75% 酒精或含碘消毒剂进行消毒,待干后方可注射药物。如有血迹等污染时,应当立即更换。

(9) 如无感染征象时,不宜常规更换导管。

(10) 不宜定期对穿刺点涂抹。

(11) 怀疑患者发生导管相关血流感染或静脉炎时,如无禁忌,应立即拔管,采集导管尖端和外周静脉血进行微生物检测。

十、多重耐药菌定植/感染预防与控制

多重耐药菌(Multidrug‐Resistant Organism,MDRO),主要是指对临床使用的三类或三类以上抗菌药物同时呈现耐药的细菌。常见多重耐药菌包括耐甲氧西林金黄色葡萄球菌(MRSA)、耐万古霉素肠球菌(VRE)、耐碳青霉烯大肠埃希菌(CREC)、耐碳青霉烯肺炎克雷白杆菌(CRKP)、耐碳青霉烯鲍曼不动杆菌(CRAB)和耐碳青霉烯铜绿假单胞菌(CRPA)等。主要防控措施有:

(1) 在标准预防的基础上,严格实施接触隔离措施,预防多重耐药菌传播。尽量选择单间隔离,也可以将同类多重耐药菌感染患者或定植患者安置在同一房间。隔离房间或床头应当有隔离标识(蓝色)。

(2) 医务人员严格执行手卫生和无菌技术操作规程。

(3) 与患者直接接触的相关医疗器械、器具及物品要专人专用,专人专用的医疗器械、器具及物品要在每次使用后擦拭消毒。

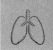

（4）医务人员对患者实施诊疗护理操作时，应当将高度疑似或确诊多重耐药菌感染患者或定植患者安排在最后进行。

（5）加强多重耐药菌感染患者或定植患者诊疗环境的清洁、消毒工作。对医务人员和患者频繁接触的物体表面采用适宜的消毒剂进行擦拭、消毒。被患者血液、体液污染时应当立即消毒。出现多重耐药菌感染暴发或者疑似暴发时，应当增加清洁、消毒频次。

（6）多重耐药菌感染患者或定植患者诊疗过程中产生的医疗废物，应当按照医疗废物有关规定进行处置和管理。

（7）严格执行抗菌药物临床使用的基本原则，切实落实抗菌药物的分级管理，严格执行围手术期抗菌药物预防性使用的相关规定，避免因抗菌药物使用不当导致细菌耐药的发生。抗菌治疗前及时留取相应合格标本送病原学检测，查明感染源以实施目标性抗菌治疗。

（8）患者隔离期间要定期监测多重耐药菌感染情况，直至临床感染症状好转或治愈方可解除隔离（耐万古霉素的金黄色葡萄球菌，连续两次培养阴性方可解除隔离）。

（9）有可能发生 MRSA 或 CRKP 感染的高风险人群可实施主动筛查和去定植策略。

（10）指导住院患者及家属了解 MDRO 医院感染防控的相关知识，注意手卫生，尽可能避免交叉感染。

（11）患者出院或转往其他科室后，应执行终末消毒。

第二部分 手术篇

▶ 第一章 供肺选择

一、我国肺移植供肺捐献分类

目前,全球的供肺来源分为 3 种:脑死亡器官捐献(Donation after Brain Death,DBD)供体、心脏死亡器官捐献(Donation after Cardiac Death,DCD)供体及脑-心双死亡器官捐献(Donation after Brain Death plus Cardiac Death,DBCD)供体。

DCD 供体根据马斯特里赫特(Maastricht)标准分为 5 类:Ⅰ 类为供体到达医院时宣布死亡;Ⅱ 类为心肺复苏后宣布死亡;Ⅲ 类为撤除生命支持措施后等待心脏死亡;Ⅳ 类为脑死亡后呼吸停止、心脏停搏;Ⅴ 类为住院患者的心脏停搏。

依据《中国心脏死亡器官捐献分类标准》,我国器官捐献分为 3 类:Ⅰ 类为 DBD;Ⅱ 类为国际标准化 DCD,包括 Maastricht 分类标准 Ⅰ ～ Ⅳ 类 DCD;Ⅲ 类为 DBCD,类似于 Maastricht 分类标准Ⅳ类,即脑死亡后停用生命支持措施,呼吸停止、心脏停搏后的供体[1]。

我国 DBD 依据国家卫健委脑损伤质控评价中心制定的《脑死亡判定标准与技术规范(成人质控版)》[2],由第三方判定为脑死亡,由家属签署停止一切治疗(包括停止呼吸机)的知情同意书以及标准化的《脑死亡自愿无偿器官捐献申请书》,在获得有关部门批准后开展器官获取。

我国 DCD 依据中华医学会器官移植学分会制定的《中国心脏死亡器官捐献工作指南》[3],确定潜在供体。潜在的器官捐献者条件包括:(1)需要机械通气或循环支持的严重神经损伤和/或其他器官衰竭,参考美国器官资源共享网络(United Network for Organ Sharing,UNOS)评估标准进行初步评估;(2)家属提出撤除支持治疗申请(家属指配偶、成年子女、父母,或患者通过法律途径正式授权的委托人)。

我国 DBCD 采取脑-心双死亡判断标准,供体发生 DBD 后,如果供体家属认可脑死亡,供体按 DBD 流程处理,否则进行 DBCD 判断。

器官捐献协调员成功开展劝捐工作后,在家属充分理解器官捐献后同意捐献器官,相关专家根据人体器官捐献试点工作方案的通知,由家属签署停止一切治疗(包括停止呼吸机)的知情同意书,依据"器官捐献人的近亲亲属书面同意,且死者生前未有不同意捐献表示"的原则与家属签署《心脑死亡自愿无偿器官捐献知情同意书》,然后才能启动人体器官捐献。

二、供肺选择标准

DBCD 供体的供肺并不一定适合移植。脑外伤是常见的脑死亡原因,可并发肺实质或支气管损伤,颅内压的升高也可引起神经源性肺水肿;在昏迷状态下,可能由于误吸胃内容物引起化学性肺损伤;在重症监护室救治的过程中,一些患者常发生院内获得性肺炎(Hospital Acquired Pneumonia,HAP)及呼吸机相关肺炎(Ventilation Associated Pneumonia,VAP),随着有创机械通气时间延长,HAP 及 VAP 的发生率也随之升高。这些均可导致供肺捐献失败。对于供肺选择,除大小、血型等相匹配外,早期国外许多中心依据理想供肺标准进行评估,但随着肺移植学科的发展,近年来边缘性供肺也被广泛应用于临床肺移植。

根据我国供肺特点,需要制定理想供肺标准及可接受供肺标准。

（一）理想供肺标准

ABO 血型相容;年龄＜60 岁;吸烟史＜400 支/年;持续机械通气＜1 周;动脉血氧分压(partial pressure of oxygen,PaO$_2$)/吸入氧浓度(fraction of inspiration O$_2$,FiO$_2$)＞300 mmHg [呼气末正压(positive end - expiratory pressure,PEEP)=5 cmH$_2$O,10 mmHg=1.33 kPa,1 cmH$_2$O=0.098 kPa];胸片显示肺野相对清晰;支气管镜检查各气道腔内相对干净;痰液病原学无特别致病菌。

（二）可接受供肺的标准[4]

ABO 血型相容;年龄＜70 岁;吸烟史＜400 支/年;呼吸机时间不作为硬性要求;PaO$_2$/FiO$_2$＞250 mmHg(PEEP=5 cmH$_2$O);胸片肺野内有少量到中等量的渗出影;供、受体大小匹配度可以根据具体情况进行供肺减容或肺叶移植;胸部外伤不作为排除标准;如存在轻微的误吸或者脓毒症经治疗维护后改善,供肺不作为排除标准;如气道内存在脓性分泌物经治疗维护后有改善,供肺不作为排除标准;供肺痰标本细菌培养药敏排除泛耐药或者全耐药的细菌;供体不能有基础性肺疾病(如活动性肺结核、肺癌),但支气管哮喘是可以接受的;多次维护评估后不合格的供肺获取后经离体肺灌注修复后达标;冷缺血时间≤12 小时(原则上)。

推荐 1:首选 ABO 血型相容的供、受体。

推荐 2:只有在没有血型相容供体,且受体病情严重,需要紧急肺移植,不允许等待 DBD 或 DCD 时才可考虑血型不相容肺移植,且应充分告知风险并同时进行相应处理措施。

推荐 3:边缘性供肺的使用并不影响肺移植术后的远期预后。

推荐 4:体外肺灌注修复系统可以改善非理想供肺的质量,修复后对此类供肺进行再次评估,可以增加供肺的数量。

1. 年龄

回顾性队列的数据分析显示,供体年龄18～64岁,术后1年内移植失败率无显著增加,因此目前倾向于供体年龄18～64岁[5]。对于不在此年龄段的供肺,仍应进行其他项目的评估。建议可接受的年龄在70岁以下。

推荐5:使用年龄18～64岁的供体进行肺移植,与受体早期移植失败无关,而年龄>65岁的供体,移植风险增加且术后并发症发生率较高。

推荐6:老年供肺与高龄受体的匹配可能是提高供肺利用率的合理方式。

2. 吸烟史

与接受不吸烟供体的供肺相比,接受有吸烟史供体的供肺,受体术后存活率略有降低。但是,如果供体的吸烟指数<200支/年,受体的术后生存率无显著影响[6],如果供体既往吸烟指数<400支/年,或死亡前已经戒烟10年及以上,既往吸烟史不是供肺的排除标准。

3. 纤维支气管镜检查及呼吸道微生物学

在确定为潜在供体后,常规行纤维支气管镜(纤支镜)检查,及时有效地吸净供体气道分泌物,防止肺部感染或肺不张,并对痰液进行微生物培养,若细菌培养阳性,则进行药敏试验,选取敏感抗生素控制感染。细菌培养发现泛耐药或者全耐药的细菌,放弃使用。国外的供肺评估提示,恰当使用抗铜绿假单胞菌和金黄色葡萄球菌的抗生素预防供肺感染,供体传播感染的风险可忽略不计[7]。因此纤支镜下可吸净的适量痰液和微生物培养阳性,不是拒绝供肺的标准。若纤支镜检查发现有严重的气管炎或支气管炎,特别是脓液被吸出后仍从支气管的开口涌出,提示供肺有严重肺炎,无法使用。

推荐7:纤支镜检查还需特别注意供肺的解剖学异常。

4. 胸部影像学

单独根据胸部影像学选择供体的研究较少,仍需综合评估,一般要求X线胸片肺野相对清晰,排除严重感染及误吸,排除严重胸部外伤及心、肺大手术史。胸部CT未见明显占位或严重感染。

推荐8:X线胸片是供肺的最基本检查,而胸部CT可以提供更准确的评估信息。

5. 动脉血气分析

动脉血气分析能基本反映供肺氧合情况,导致该指标下降的原因包括外伤、感染、肺水肿等。因此,一般要求在FiO_2 100%、PEEP 5 cmH_2O的呼吸机支持条件下约30分钟,PaO_2>300 mmHg,即PaO_2/FiO_2>300 mmHg是基本要求。尤其注意,在获取供肺前每2小时进行1次动脉血气分析,如果动脉血气不达标,在宣布此肺不合格之前,应通气充足,气管内插管位置正确,潮气量足够,同时经纤支镜吸净气道分泌物以排除大气道内分泌物阻塞,只有在排除上述影响因素、充分通气和维持最佳体液平衡等措施后,如果PaO_2/FiO_2<250 mmHg,才能作出供肺不适合移植的结论。

推荐9:外周动脉血PaO_2/FiO_2<300 mmHg的常见原因可能是肺不张、肺水肿或黏液

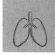

堵塞等可逆性疾病,因此需通过 X 线胸片及纤支镜排除上述可能因素后重新行动脉血气分析。

6. 供肺大小与胸廓容量估计

肺是人体内唯一随着所在空间而塑形的器官。相对来说,肺纤维化受体的膈肌的位置上提、胸廓内容积显著缩小,而肺气肿受体膈肌下降、肋间隙增宽,胸廓内容积显著增加。因此,受体的选择需要综合考虑原发病的因素。尽管术后早期 2 周内受体膈肌、胸壁会在一定范围内逐渐与新的移植肺达到一定程度的适应,但不建议超大容积的供肺予以小胸腔受体。

推荐 10:对于肺总容积的估测,与体格检查及 X 线胸片测量相比,胸部 CT 可以为肺部大小匹配提供更准确的预测价值。

推荐 11:对于非肺气肿受体,超大供肺可以显著增加双肺移植后原发性移植物失功的风险。

7. 冷缺血时间

随着肺移植技术的发展,冷缺血时间一般在 8 小时内,可延长至 12 小时[8-15]。

推荐 12:一定时间内(8 小时以内)供肺冷缺血时间的延长,不会导致肺移植受体 PGD 的发生率升高,受体的生存率并没有显著下降,可以让供肺在全国范围内进行跨区域分配。

推荐供肺标准如表 2-1-1 所示。

表 2-1-1　推荐供肺标准

序号	内容	分级
推荐 1	首选 ABO 血型相容的供、受体	1A
推荐 2	只有在没有血型相容供体,且受体病情严重,需要紧急肺移植,不允许等待 DBD 或 DCD 时才可考虑血型不相容肺移植,且应充分告知风险并同时进行相应处理措施	1A
推荐 3	边缘性供肺的使用并不影响肺移植术后的远期预后	1A
推荐 4	体外肺灌注修复系统可以改善非理想供肺的质量,修复后对此类供肺进行再次评估,可以增加供肺的数量	1B
推荐 5	使用年龄 18～64 岁的供体进行肺移植,与受体早期移植失败无关,而年龄＞65 岁的供体,移植风险增加且术后并发症发生率较高	1A
推荐 6	老年供肺与高龄受体的匹配可能是提高供肺利用率的合理方式	1B
推荐 7	纤支镜检查还需特别注意供肺的解剖学异常	1A
推荐 8	X 线胸片是供肺的最基本检查,而胸部 CT 可以提供更准确的评估信息	未分级
推荐 9	外周动脉血 PaO_2/FiO_2＜300 mmHg 的常见原因可能是肺不张、肺水肿或黏液堵塞等可逆性疾病,因此需通过 X 线胸片及纤支镜排除上述可能因素后重新行动脉血气分析	1A
推荐 10	对于肺总容积的估测,与体格检查及 X 线胸片测量相比,胸部 CT 可以为肺部大小匹配提供更准确的预测价值	1B
推荐 11	对于非肺气肿受体,超大供肺可以显著增加双肺移植后原发性移植物失功的风险	2B
推荐 12	一定时间内(8 小时以内)供肺冷缺血时间的延长,不会导致肺移植受体 PGD 的发生率升高,受体的生存率并没有显著下降,可以让供肺在全国范围内进行跨区域分配	1A

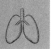

第二章 肺移植手术配合与护理

第一节 供肺获取手术准备

供肺切取术的进行需要一整套物资,要根据手术医师的使用要求及实际操作过程中的使用情况,对供肺切取所需物资进行配置。整个物资的准备达到简单、实用、有效、完好的目的。以下以无锡市人民医院的用物准备为例。

一、器械准备

（一）常规物品的准备

（1）器械准备:12.5 cm 蚊氏钳(弯)2 把;14 cm 血管钳(直)2 把;16 cm 血管钳(弯)2 把;24 cm 血管钳(弯)2 把;22 cm 微弯胸腔钳 1 把;22 cm 持针器 1 个;组织钳 1 把;25 cm 镊子(无齿)2 把;22 cm 综合组织剪 1 把;20 cm 组织剪(弯)1 把;肋骨剪 1 把;海绵钳(有齿)1 把;大号胸撑 1 个;刀柄(7♯、4♯)各 1 把;大盆 1 个;弯盘 1 个。

（2）一次性无菌物品的准备:一次性敷料包;Y 型灌注管;双腔止血导尿管(16♯、22♯);无菌刀片(23♯、11♯);气管插管导管(7♯、8♯);一次性吸引器管道;胸科吸引器头;各型号无菌手套;丝线(1♯、4♯、7♯、10♯);一次性针筒(10 mL、30 mL);无菌纱布 8 片;无菌纱垫 3 个;无菌冰屑;60 cm×80 cm 无菌袋 4 个。

（3）普通物品:普通冰或蓝冰;冰桶。

（二）特殊物品的准备

（1）胸骨锯及电池各 2 节;75♯或 55♯直线切割缝合器及钉仓各 1 个;22 号腔静脉管;鲁米尔管;3-0 抗菌薇乔线;Prolene 血管缝线(4-0、5-0);4-0PDS。

（2）冰桶内装:LPD 肺灌注保存液 4 袋,其中 3 袋加肝素(2 支肝素加在 3 袋灌注液中)并做好标记,在冰桶底及四周放上普通冰,无菌冰屑放在 4 层 60 cm×80 cm 无菌袋中,并放在冰桶中央,上层覆盖普通冰块。

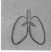

二、药品准备

LPD 肺灌注保存液 3 000 mL 4 瓶；肝素 12 500 u 2 支。

第二节　供肺获取手术配合

一、巡回护士配合

（1）将各类物品放置好，连接吸引器，打开无影灯，检查是否完好。

（2）取出准备好的无菌冰屑。

（3）与洗手护士共同清点物品并记录，拆胸骨锯及电池于器械台上并检查其完好性。配合洗手护士将 Y 型灌注管的 Y 形端分别插入 2 袋 LPD 肺灌注保存液中，排气后夹紧管道，悬挂于输液架上，离床约 40 cm。

（4）安置捐献者于仰卧位，充分暴露颈胸腹，用安尔碘消毒皮肤。连接吸引器，调节灯光。

（5）密切关注手术台上台下的情况，等到灌注时松开调节器。灌注压力一般控制在 $30\sim40$ cmH$_2$O，过高会损伤内皮细胞，灌注量为 $40\sim60$ mL/kg，使肺组织全面降温及冲洗尽肺血管床内的血液，灌注流量 15 mg/(kg·min)。灌注量约 2 000 mL 时汇报医生，根据情况暂停灌注。

（6）供肺取下后拆气管插管导管和 75# 或 55# 直线切割缝合器。

（7）再次与洗手护士清点物品。将已包装好的供肺放入 $0\sim4$ ℃冰桶内（冰桶上挂供肺血型牌），桶底内平铺一层冰块。

（8）整理现场，清点所带物品不遗漏。

二、洗手护士配合

（1）术前 30 分钟洗手，迅速整理好手术器械及所需物品。

（2）将腔静脉管与 Y 型灌注管连接并递灌注管的 Y 形端予巡回护士。

（3）取出准备好的无菌冰（外有 3 层 60 cm×80 cm 无菌袋）内层再套入一层无菌袋并放入 LPD 肺灌注保存液约 1 500 mL 内置 3 块无菌纱垫，水温计测试灌注液温度。手术台的大盆上套好一层无菌袋并放入 LPD 肺灌注保存液 500 mL，待整体心肺取下初步修整用。

（4）安尔碘消毒，捐献供体皮肤消毒后迅速铺巾，胸骨正中切口约 25 cm，递切皮刀逐层切开皮肤、皮下组织→递胸骨锯正中切开胸骨→胸骨撑开器撑开胸骨→组织剪打开心包至

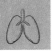

膈肌→递胸腔钳阻断下腔静脉→递 3-0 抗菌微乔线做肺动脉灌注荷包→递鲁米尔套线→递蚊式钳夹线→递尖刀切开肺动脉→递腔静脉管插管→收紧荷包线→递宽剪刀打开左心耳、下腔静脉→递无菌冰屑填满胸腔,降低肺表面温度→协同巡回护士进行肺顺行灌注→递 2 把大弯血管钳夹闭气管后离断气管→组织剪剪断降主动脉,逐步打开后纵隔胸膜,整体取下心肺→将肺放入有灌注液的大盆中进行初步修整,此时肺应保持在中等程度膨胀(根据具体情况适当鼓肺)→将灌注管连接双腔导尿管递给术者插入上下肺静脉开口,行逆行灌注(球囊充盈约 5 mL)→待流出的灌注液清晰后,停止灌注。鼓肺至适当大小用 75♯ 或 55♯ 的直线切割缝合器切割气管,排尽 4 层 60 cm×80 cm 无菌袋中的空气,将袋口逐个扎紧置于 0~4 ℃冰桶内(冰桶上挂供肺血型牌),整理好手术器械和物品,并与巡回护士详细清点。

(5) 注意事项

① 取肺物品准备齐全:一人准备完毕后,另一人根据取肺物品单再次核对物品是否准备齐全。

② 掌握手术步骤,熟练配合,节约时间。

③ 手术结束后,保证器械、物品正确带回。

第三节　供肺维护与保存

一、潜在供肺维护

器官捐献可以提高终末期器官衰竭患者生存率和生活质量,对社会产生重要影响。供肺评估-维护-再评估是多学科协作的整体过程[1],旨在发现适合移植的潜在供肺,提高供肺利用率;同时发现不适合作为潜在供肺的证据,避免盲目扩大边缘供肺,影响肺移植近期及远期效果,减少医疗资源浪费[2]。

ICU 常收治需高级生命支持的毁灭性神经损伤患者以及预后差选择撤除生命支持的患者。移植供体在死亡确认前发生的病理生理学改变可能使多器官受到损伤,器官获取前的重症管理非常重要,通过血流动力学、呼吸、内分泌、感染等多方面的支持和干预,可以使器官获取最大化。充分认识到 ICU 在器官捐献中的作用,早期识别、维护和改善供体器官功能,进行系统的监护与管理,对缩小器官供需之间的巨大差距有重大意义,证据表明 ICU 参与供体管理和提供系统的器官支持可以使器官获取最大化。

ICU 潜在供肺维护管理主要针对脑死亡(BD)引起的多器官系统改变进行维护,重点是供体稳定和优化器官功能(表 2-2-1)。

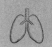

表 2 - 2 - 1　ICU 潜在供肺维护管理

系统	监测和管理
心血管	有创心血管监测维持等血容量目标 MAP≥60～70 mmHg,没有证据显示某一升压药/正性肌力药优于其他,血管升压素可作为一线选择,AVP 用量 0.01～0.04 IU/min,减少儿茶酚胺用量,尽量避免大剂量去甲肾上腺素[0.5 μg/(kg·min)],难治性低血压可以考虑使用甲状腺激素
呼吸	呼吸保护性肺通气:潮气量 6～8 mL/kg。PEEP 6～8 cmH_2O,PaO_2 80 mmHg,$PaCO_2$ 35～45 mmHg,pH 7.35～7.45,必要时实施肺复张手法,实施包括抬高床头在内的集束化护理
液体	维持等血容量,避免高钠血症,尿量 0.5～2.5 mL/(kg·h),尿量>4 mL/(kg·h)时,考虑尿崩症,使用血管升压素或去氨加压素,使用胰岛素输注维持血糖<10 mmol/L
激素替代治疗	高钠血症的尿崩症,去氨加压素首次 1～4 μg 静脉注射,后根据尿量、渗透压和血钠,每 6 小时加用 1～2 μg 或更高剂量。血流动力学不稳定的高钠血症患者,可同时使用 AVP 和去氨加压素。脑死亡确认后甲强龙替代 15 mg/kg 静脉推注,随后每日以 T3 和 T4 用于甲状腺激素替代治疗,T3 4 μg 静脉注射,随后 3 μg/h 静脉输注;或者 T4 20 μg 静脉注射,随后 10 μg/h 静脉输注
血液和凝血	纠正凝血病,Hb<70 g/L 时输注浓缩红细胞,持续预防血栓治疗
体温	减少热量散失,维持中心温度 35 ℃,吸入气体湿化加温静脉输注液治疗

注:MAP 为平均动脉压;AVP 为精氨酸加压素;PEEP 为呼气末正压通气;PaO_2 为氧分压;$PaCO_2$ 为二氧化碳分压;T3 为三碘甲状腺原氨酸;T4 为四碘甲状腺原氨酸;Hb 为血红蛋白;1 cmH_2O=0.098 kPa;1 mmHg=0.133 kPa。

(一) DBD/DBCD 管理目标

(1) 血流动力学支持:ICU 可以使用一切床旁监测方法指导液体治疗,包括超声、肺热稀释法等。使用平均动脉压(Mean Arterial Pressure,MAP)、有创监测心脏指数(cardiac Index,CI)、脉搏压变异度(Pulse Pressure Variation,PPV)等进行计划导向性液体治疗与常规监护。

① DBD 管理的整体目标为维持血容量和灌注压(MAP≥60～70 mmHg)、尿量≥1 mL/(kg·h)、左室射血分数(Left Ventricular Ejection Fractions,LVEF)>45%,乳酸监测、动脉血气、有创和无创血流动力学监测有助于进一步治疗。

② 需使用血管升压药时,首先考虑多巴胺和血管升压素;严重休克时,可以选择去甲肾上腺素、去氧肾上腺素、多巴酚丁胺和肾上腺素。

③ BD 常发生心律失常,进一步影响血流动力学,心动过缓可使用异丙肾上腺素或肾上腺素,室性心动过速使用胺碘酮或利多卡因。

④ BD 并发症如神经液性肺水肿(Neurogenic Pulmonary Edema,NPE)、分布性休克、尿崩症、内分泌功能衰竭会对血流动力学参数和尿量产生影响。此外,严重神经损伤患者的脱水治疗会影响容量状态并引起难以纠正的代谢紊乱。

(2) 呼吸支持:BD 供体在脑死亡前后由于创伤、感染、气压伤、误吸引起的气体交换功能下降、NPE 和呼吸窘迫综合征,导致移植供体肺质量不达标。

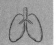

① 对无法达到氧合指数,即动脉血氧分压与吸入气氧浓度之比(PaO_2/FiO_2)临界值的潜在供体,实施肺的管理策略以提高肺捐献率,同时降低原发性移植物功能障碍(Primary Graft Dysfunction,PGD)的发生率。可实施肺保护通气,使用低水平持续气道正压通气(Continueous Positive Airway Pressure,CPAP)进行自主呼吸激发试验,注意保持患者正确的体位≥30°,吸痰与气管镜评估肺损伤程度后优化容量状态和使用肺复张手法。

② 移植肺管理使用严格的液体平衡,目标为中心静脉压(Central Venous Pressure,CVP)<8 mmHg。采用微量泵、输液泵等进行液体输注,量出为入,防止液体过负发生肺水肿。

(3) 激素替代治疗:ICU 供体管理中,为改善血流动力学、器官获取率、术后移植心脏的功能,应用激素支持治疗。当充分的液体复苏后仍未达血流动力学目标,以及血管升压药使用超过预期剂量[多巴胺/多巴酚丁胺>10 μg/(kg·min)或者肾上腺素/去甲肾上腺素>0.5 μg/(kg·min)],或LVEF<45%时,可以使用激素替代治疗。

① 皮质醇治疗可以改善氧合,减少升压药用量,提高器官获取率。

② 血管升压素可以提高器官获取率,减少正性肌力药物应用,治疗尿崩症和降低血钠水平,精氨酸加压素(Arginine Vaso Pressin,AVP)0.01~0.04 IU/min,可减少儿茶酚胺用量。高钠血症的尿崩症,去氨加压素首次 1~4 μg 静脉注射,后根据尿量、渗透压和血钠水平,每 6 小时加用 1~2 μg 或更高剂量;血流动力学不稳定的高钠血症患者,可同时使用 AVP 和去氨加压素。

(4) 供体感染:对于严重颅脑损伤和脑死亡患者而言,常发生细胞免疫系统严重受损和血流动力学不稳定导致的肠道菌群移位、入院后放置血管内导管和其他监测装置、颅脑外伤伴随多发皮肤黏膜等组织器官损伤,而这些情况使得这类供体患者很容易罹患各种感染。因此,必须考虑器官获取前的感染风险和随后可能发生的受体感染。

① 供体接受至少 48 小时的抗感染治疗时,受体感染的风险显著降低。

② 所有供体必须采集至少两次血培养,肺移植供体需留取呼吸道分泌物培养,根据细菌学证据或供体应用的抗感染方案,受体必须接受至少 7 天的治疗。未有效治疗的目标移植器官的定植或多重耐药菌感染是移植禁忌。

③ 所有供体必须进行乙型肝炎病毒(Hepatitis B Virus,HBV)、丙型肝炎病毒(Hepatitis C Virus,HCV)、人类免疫缺陷病毒(Human Immunodeficiency virus,HIV)、Ⅰ型和Ⅱ型人 T 细胞白血病病毒(Human T-cell Leukemia Virus,HTLV)、巨细胞病毒(Cyto Megalo Virus,CMV)、单纯疱疹病毒(Herpes Simplex Virus,HSV)和 EB 病毒(Epstein-Barr Virus,EBV)血清学检测。全身侵袭性真菌感染是移植禁忌。

(5) 体温控制:下丘脑损伤引起脑死亡后体温失调。潜在供体体温至少保温至 35 ℃。

(6) 体外膜肺氧合(Extra Corporeal Membrane Oxygenation,ECMO)的心肺支持:可以保证器官有效的血流灌注,ECMO 可用于血流动力学不稳定的 DBD 供体中,维持器官灌注,为器官功能评价争取时间,提高器官捐献成功率。

（二）心脏死亡器官潜在供体管理

通常情况下，DCD撤除生命支持（Withdrawal of Life‐Sustaining Treatment，WLST）到死亡时间要少于60分钟，最长不超过120分钟，这一时间长短对是否能成为供体及器官功能至关重要。总热缺血时间（Warm Ischemia Time，WIT）为撤除生命支持到原位器官灌注期间，功能性热缺血时间为开始低血压（收缩压<50 mmHg）和/或严重低氧血症（氧饱和度<70%）到原位器官灌注阶段。移植物并发症发生率与WIT成比例相关，不同器官对缺血耐受性不同：肝脏30分钟、胰腺30分钟、肺60分钟、肾脏120分钟，实际时间可能会有所延长。

难治性心脏骤停到死亡确认时间：5～30分钟；停止胸外按压到宣布死亡时间：5～20分钟；开始器官保护时机：死亡前或不用；器官保护同意书签署和保护方法，心脏骤停到行心肺复苏（Cardio Pulmonary Resuscitation，CPR）器官保护的最长允许时间：15～30分钟；CPR到置管时间：90～120分钟；置管到器官获取时间：120～360分钟。使用ECMO或冷保存液腹腔灌注实施原位冷却从而进行器官保护。

DCD供体的ICU管理主要包括死亡前、WLST、死亡后器官功能的干预和优化，具体内容包含维持血流动力学和内环境稳定、肺保护通气、心血管支持，以及应用适量的镇痛镇静药物，增加生命终末期舒适度。WLST前为保证器官组织灌注，可以使用正性肌力药物和血管升压药物。尽量减少热缺血时间和器官获取流程化，供体转运至手术室进行WLST。WLST前使用药物优化器官灌注以改善循环衰竭引起的缺血再灌注损伤，如使用血管舒张药、正性肌力药、肝素类药物。

二、供肺维护

良好的供肺保护是手术成功的主要因素之一，供肺保护需注意灌注液的质量、灌注液的温度及供肺的保存。无锡市人民医院采用自行研制的Raffinose‐LPD液，临床应用效果良好。配置好的灌注液置于1～4 ℃的移植手术间的冷藏柜中，外出取肺前灌注液存放于有冰块的冰桶中，保证灌注时温度为0～4 ℃，温度过低或过高均可造成对组织细胞的破坏。在供肺获取过程中尽量缩短热缺血时间，安全时间在35分钟内；如果是心死亡供肺，在心跳完全停止后的10～20分钟之内开始灌注。无锡市人民医院供肺灌注采用先肺动脉顺行灌注再联合肺静脉逆行灌注技术。

肺动脉顺行灌注即肺动脉至肺静脉灌注，在肺动脉处插入肺动脉灌注管，与4 ℃ LPD肺灌注保存液相连的Y形灌注管连接后进行灌注（4 ℃ LPD肺灌注保存液置于输液架上高度约离床40 cm，保持肺动脉的灌注压力为10～15 mmHg，灌注量为60 mL/kg），灌至双肺完全发白，灌注量约2 000 mL。肺静脉逆行灌注是指灌注液经左心耳或肺静脉灌入，经肺动脉流出。将取出的供肺放置在无菌器械台的大盆里，将修整妥并打好气囊的导尿管（16#、22#）插入肺静脉中逆行灌注，保证每一个分支静脉都要灌注，每根肺静脉灌注量约250 mL，灌至流出澄清液体，同时可根据具体情况进行适当顺灌。研究表明[1]逆灌可增加支气管和肺血管的灌注,减轻因肺动脉收缩而导致的灌注液分配不均的问题,能更有效地清除肺毛细血管内的红细胞,对表面活性物质功能的损害最小,并可以使顺行灌注后留下的血凝块、血栓都被冲洗掉。

肺灌注时应保证是充气的、无肺不张,肺灌注液才能均匀分布。供肺获取 6 小时后予以再次灌注。

供肺离体机械灌注逐渐开始应用于临床,该技术能修复、改善供肺质量、扩大边缘供者、延长供肺冷缺血时间,已显示出其广阔的应用前景。研究表明[2],此技术可以使高风险的供肺取得与理想供肺同样的效果,但仍需大样本多中心的临床数据进一步证实。

三、供肺保存

肺移植的成功很大程度上依赖于安全有效的供肺保护,修整妥的供肺俯卧位放于 4 层无菌袋中,第一层先放置 100 mL 左右 4 ℃ LPD 肺灌注保存液再将供肺俯卧位放于其中,供肺下面垫一块浸湿灌注液的无菌棉垫,上面平铺两块浸湿灌注液的无菌棉垫,第二层内置无菌冰屑;排尽每一层无菌袋中的空气并扎紧袋口。将放置妥的供肺放于冰桶中(冰桶下层放置一层蓝冰或冰袋),保证冰桶温度为 0～4 ℃(放置温度计监测)。

供肺获取和保存过程中需要大量的无菌冰屑。在获取过程中牵开器撑开胸骨暴露双肺,无菌冰屑填满胸腔降低肺表面温度;在供肺保存时在第二层保护袋中放置无菌冰屑,使供肺保存在 0～4 ℃中。在制作无菌冰屑时严格无菌技术操作,常规无菌制冰机制作,紧急情况下准备 4 袋 1 000 mL 0.9%无菌氯化钠软袋及无菌榔头在无菌区域内直接敲击制作。

四、供肺转运与时间管理

供肺妥善存放于 0～4 ℃冰桶内转运,供肺周围的冰块平整、妥善固定,尽量减少供肺的震动与摇晃。无锡市人民医院移植中心应用改良的 LPD 肺灌注保存液进行供体肺灌注,可以使供肺的冷缺血时间延长至 10～12 小时,为远距离转运供肺提供了技术保障。为了最大限度地应用移植供体,供肺获取和移植手术经常在两个城市同时进行;为保障供肺以最短的时间安全转运至目的地并成功移植,我院应用远距离民用航空飞机器官转运绿色通道进行转运供体,尽量缩短路途时间即减少供肺冷缺血时间。合理周密的时间安排和移植团队间的配合是手术成功的关键。如果飞机转运超过 6 小时到达医院时,护士提前通知手术室准备灌注液体再次进行灌注;必要时在手术室修剪供肺后配合医生再次行气管镜检查,清理气道,吸尽分泌物。

参考文献

［1］中华医学会器官移植学分会.中国肺移植供肺获取与保护技术规范(2019 版)[J].中华移植杂志,2019,13(2):87-90.

［2］毛文君,陈静瑜.离体肺灌注技术的临床应用[J].器官移植,2018,9(5):334-338.

第三章　受体护理与管理

第一节　肺移植适应证与分类

一、肺移植适应证

据 2018 年 ISHLT 成人心肺移植统计报告[1],自 1995 年后,肺移植适应证比例结构在不断发生改变,IPF 的比例呈增加趋势,ILD 已成为第一位最常见适应证,占移植总数的31.3%,而 COPD 占比下降至 30.6%,成为第二位常见适应证。

(一) 慢性阻塞性肺病

慢性阻塞性肺病(Chronic Obstructive Pulmonary Disease,COPD)是肺移植最常见的适应证,占比 36%,超过移植总数的 1/3,包括 31%无 α1 -抗胰蛋白酶缺乏症(Alpha 1-Anti Trypsin Deficiency, A1ATD)的 COPD 和 5%有 A1ATD 的 COPD。

(二) 间质性肺病

间质性肺病(Interstitial Lung Disease, ILD),第二位常见适应证,占比 30.3%,包括24.8%的特发性间质性肺炎(Idiopathic Interstitial Pneumonia, IIP)和 5.5%的非 IIP的 ILD。

(三) 支气管扩张

第三位常见适应证,总占比 18.4%,以 15.6%的囊性纤维化(Cystic Fibrosis, CF)为主,其他为非 CF 的支气管扩张。

(四) 肺动脉高压

第四位适应证,占比 4.4%,肺动脉高压(Pulmonary Arterial Hypertension,PAH)主要为 2.9%的特发性肺动脉高压(Idiopathic Pulmonary Arterial Hypertension, IPAH)和1.5%为非 IPAH 的 PAH。

(五) 再次移植

据 2014 年 ISHLT 统计报告[2],1995 年 1 月至 2013 年 6 月期间最常见的成人肺再移植指征是闭塞性细支气管炎综合征(Bronchiolitis Obliterans Syndrome, BOS)。据 2017 年 ISHLT 统计报告[3],再次移植例数占移植总数的 4%。据 2014 年 ISHLT 统计报告,再次移植的独立风险因素有:单肺移植、移植晚期、女性、较年轻受体、较年长供体和较高龄受体。与疾病相关的风险因素为 COPD、ILD、ICU。

(六) 其他罕见诊断

总占比 6.9%,包括 2.5% 的结节病、1% 的淋巴管平滑肌瘤病(Lymphangioleiomyoma, LAM)及结节性硬化病、0.9% 的闭塞性细支气管炎(Obliterative Bronchiolitis, OB)、0.8% 的结缔组织病(Connective Tissue Disease,CTD)、0.1% 的癌症、1.8% 的其他疾病。

(七) 小儿肺移植

小儿肺移植的主要适应证随着小儿年龄的变化而变化,其中 CF 是最常见的适应证,≥11 岁年龄组 CF 占 65%,6~10 岁年龄组占 48%。在<1 岁的婴幼儿中,肺血管疾病是主要适应证,占 37.1%,其次为肺表面活性物质紊乱,占 22.6%。2010 年 1 月至 2018 年 6 月,小儿肺移植的适应证因地区不同而略有差异。在欧洲,小儿肺移植主要以 CF 和 IPAH 为主,而在北美则以间质性肺疾病为主。2010 年 1 月以来,越来越多的 IPAH 患儿接受肺移植,其中 IPAH 的患儿年龄偏小,非特发的肺高压患儿年龄则偏大。CF 肺移植患儿的年龄没有明显变化。间质性肺疾病的患儿年龄较大,闭塞性细支气管炎组的患者年龄较小。

二、肺移植分类

(一) 按移植方式分类(据 2017 年 ISHLT 统计报告[4])

1. 单肺移植术

过去的 15 年单肺移植比例持续少于双肺移植,但例数保持相对稳定。全球单肺移植总数中,COPD 占 44.3%,ILD 占 41.3%,支气管扩张占 1.6%,PAH 占 1.2%,其他罕见诊断占 6.5%,再移植占 5.1%。2016 年单肺移植比例创历史新低,仅占总数的 20%。

2. 双肺移植术

全球双肺移植总数中,COPD 占 31.8%,ILD 占 24.7%,支气管扩张占 26.9%,PAH 占 6%,其他罕见诊断占 7.1%,再移植占 3.5%。

3. 心肺移植术

在过去 30 年中,心肺移植的主要适应证仍然是肺动脉高压,占比 60%~70%,主要是特发性或先天性心脏病继发性肺动脉高压。特发性间质性肺炎作为心肺移植适应证的数量正呈现一个小而逐步增加的趋势,然而,囊性纤维化已经成为一种越来越罕见的适应证。

4. 肺叶移植术

适用于儿童和体重较轻的成人(体重 20~50 kg)终末期肺病患者,主要是 CF 患者,特别是在急性肺衰竭,又没有合适的供体,肺叶移植不失为一种行之有效的方法。

5. 多器官移植术

据 2018 年 ISHLT 统计报告,1990—2016 年间,全球共完成肺肝移植 131 例、肺肾移植 69 例、肺肾肝移植 5 例、肺和其他多器官移植 5 例,共计 210 例,仅占肺移植总量的 0.34%。多器官移植数量占移植总量的比例从 1990 年起有所增加,过去 10 年相对稳定,为 0.4%。多器官或心肺移植占肺移植总数的 1.6%。肺肾和肺肝移植的数量相对于心肺移植的数量,在过去 10 年中显著增加。总体而言,多器官受者与供体通常比单纯肺移植受者年轻,受者男性的比例高于单纯肺移植。多器官移植的主要适应证为囊性纤维化(占 47.4%)和再次移植(占 16%)。

(二)按移植年龄分类

1. 成人肺移植

以上疾病及移植方式分类均为成人肺移植。

2. 小儿肺移植

据 2018 年 ISHLT 小儿肺移植统计报告[5],小儿肺移植按年龄分为四段:① <1 岁;② 1~5 岁;③ 6~10 岁;④ 11~17 岁。按诊断分为六组:① 支气管扩张组(主要为 CF);② 小儿间质性肺病(Childhood Interstitial Lung Disease, chILD)综合征组;③ PAH 组;④ OB 再移植组;⑤ 非 OB 再移植组;⑥ 其他组,包括 A1ATD、过敏性支气管曲霉菌病、COPD 或肺气肿等。

参考文献

[1] Chambers D C, Cherikh W S, Goldfarb S B, et al. The International Thoracic Organ Transplant Registry of the International Society for Heart and Lung Transplantation: Thirty–fifth adult lung and heart–lung transplant report: 2018; Focus theme: Multiorgan Transplantation[J]. The Journal of Heart and Lung Transplantation, 2018, 37(10): 1169–1183.

[2] Yusen R D, Edwards L B, Kucheryavaya A Y, et al. The registry of the international society for heart and lung transplantation: Thirty–first adult lung and heart–lung transplant report: 2014; focus theme: Retransplantation[J]. The Journal of Heart and Lung Transplantation, 2014, 33(10): 1009–1024.

[3] RossanoJ W, Singh T P, Cherikh W S, et al. The International Thoracic Organ Transplant Registry of the International Society for Heart and Lung Transplantation: Twenty–second pediatric heart transplantation report: 2019; Focus theme: Donor and recipient size match[J]. The Journal of Heart and Lung Transplantation, 2019, 38(10): 1028–1041.

[4] Chambers D C, Yusen R D, Cherikh W S, et al. The registry of the international society for heart and lung transplantation: Thirty–fourth adult lung and heart–lung transplantation report: 2017; focus theme:

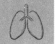

Allograft ischemic time[J]. The Journal of Heart and Lung Transplantation，2017，36(10)：1047 - 1059.

[5] Goldfarb S B，Hayes D，Levvey B J，et al. The international thoracic organ transplant registry of the international society for heart and lung transplantation：Twenty - first pediatric lung and heart - lung transplantation report：2018；focus theme：Multiorgan transplantation[J]. The Journal of Heart and Lung Transplantation，2018，37(10)：1196 - 1206.

第二节　肺移植受者选择

一、受体选择标准

肺移植与其他实体器官移植一样，选择合适的肺移植受体是移植成功最重要的决定因素之一。当前国际上肺移植发展的主要障碍是可利用供体的短缺，受体常常因为等不到合适的供体致病情加重而死亡。因此供体器官资源应最优化分配和使用，确保肺移植受体为终末期肺疾病，无其他可以替代措施时才能入选等候移植名单。为了帮助全世界的医师更好地选择具有潜力的肺移植受体，ISHLT 于 1998 年初步制订了肺移植指南[1]，2006 年又在此基础上进行了修订[2]。因慢性终末期肺病围手术期具有高风险，需要对受者进行综合评定，2014 年 ISHLT 再次对指南进行了更新[3]。

（一）2006 年指南建议

（1）严重的慢性肺疾病，生理功能严重受损。

（2）内科治疗无效或不可能。

（3）估计存活期短于 2～3 年。

（4）可以配合康复训练。

（5）营养状态达到理想体重的 80％～120％。

（6）情绪稳定和较好的心理素质。

（二）2014 年更新指南建议

（1）若不行肺移植手术，2 年内有肺部疾病导致死亡的高风险（＞50％）。

（2）肺移植术后存活 90 天的可能性大（＞80％）。

（3）肺移植术后 5 年有足够的肺功能的可能性大（＞80％）。

二、肺移植时机标准

（一）间质性肺病（2014 年更新指南）

1. 评估标准

无论肺功能如何，只要有寻常型间质性肺炎（UIP）或者非特异性间质性肺炎（NSIP）的组织病理学或者影像学依据。

（1）异常的肺功能：用力肺活量（FVC）小于预计值的 80％ 或者一氧化碳弥散量（DLCO）小于预计值的 40％。

（2）由肺病引起的任何呼吸困难或者肺功能受限。

（3）任何氧需求，即便只是活动时需氧。

（4）对于其他间质性肺病，如果经过积极的临床治疗无法有效改善呼吸困难、氧需求和/或肺功能。

2. 移植标准

（1）FVC 在 6 个月内下降超过 10％。

（2）DLCO 在 6 个月内下降超过 15％。

（3）6 分钟步行试验中氧饱和度下降至 88％ 以下或者步行距离小于 250 m 或者在随访6 个月内行走距离下降超过 50 m。

（4）右心导管检查或者二维超声心动图检查发现肺动脉高压。

（5）因为呼吸困难、气胸或者急性发作需住院治疗。

（二）慢性阻塞性肺病（2014 年更新指南）

1. 评估标准

（1）尽管给予最大限度的治疗（包括药物治疗、肺部康复治疗、氧疗），疾病仍在进展。

（2）患者不适合肺减容手术。

（3）BODE 指数 5～6。

（4）$PaCO_2 > 50$ mmHg（6.6 kPa）和/或 $PaO_2 < 60$ mmHg（8 kPa）。

（5）FEV1＜25％。

2. 移植标准

（1）BODE 指数≥7。

（2）FEV1＜15％～20％。

（3）每年病情加重 3 次或 3 次以上。

（4）一次严重的急性呼吸衰竭伴有高碳酸血症。

（5）中至重度的肺动脉高压。

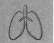

(三)支气管扩张(2014年更新指南)

1. 评估标准

(1) FEV1≤30%的预计值或FEV1迅速降低,尤其是在年轻女性。

(2) 6分钟步行试验<400 m。

(3) 因乏氧发展为肺动脉高压(定义为肺动脉收缩压>35 mmHg,平均肺动脉压>25 mmHg)。

(4) 临床上有以下任何一项的恶化:

① 急性呼吸功能衰竭,需要无创呼吸机辅助通气。

② 抗生素耐药性增加和病情加重难以恢复。

③ 营养状况变差。

④ 顽固性和/或反复气胸。

⑤ 经过支气管动脉栓塞术仍不能控制的威胁生命的咯血。

2. 移植标准

(1) 慢性呼吸衰竭:仅缺氧(PaO_2<8 kPa 或<60 mmHg),伴有高碳酸血症($PaCO_2$>6.6 kPa 或>50 mmHg)。

(2) 长期无创通气治疗。

(3) 伴有肺动脉高压。

(4) 频繁需要住院治疗。

(5) 肺功能快速下降。

(6) 世界卫生组织心功能Ⅳ级。

(四)肺动脉高压(2014年更新指南)

1. 评估标准

(1) 升级治疗后心功能 NYHA Ⅲ级或Ⅳ级。

(2) 疾病迅速进展。

(3) 经过靶向药物治疗临床症状或是心功能无改善。

(4) 已知或是可疑的肺静脉闭塞病(Pulmonary Veno-Occlusive Disease,PVOD)或肺毛细血管瘤样增生症(Pulmonary Capillary Hemangiomatosis,PCH)。

2. 移植标准

(1) 包括前列腺素在内的药物联合治疗至少3个月,心功能Ⅲ级或Ⅳ级。

(2) 心脏指数(CI)<2 L/(min·m²)。

(3) 右心房压(RAP)>15 mmHg。

(4) 6分钟步行实验<350 m。

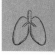

（5）发生明显咯血、心包积液，或者进行性右心衰竭的迹象（肾脏功能不全、胆红素升高、脑利钠肽升高等）。

（五）结缔组织病(2014 年更新指南)

若 CTD - ILD 对内科治疗反应不佳，且无肺外的手术禁忌证时，可考虑肺移植手术治疗。具体手术时机的选择可参照 IPF。

（六）结节病(2006 年指南)

1. 评估标准

心功能 NYHA Ⅲ级或Ⅳ级。

2. 移植标准

运动耐受力下降，并符合下列任一项。

（1）静息状态下低氧血症。

（2）肺动脉高压。

（3）右心房压(RAP)＞15 mmHg。

（七）PLAM(2006 年指南)

1. 评估标准

心功能 NYHA Ⅲ级或Ⅳ级。

2. 移植标准

（1）严重的肺功能损害和运动耐力下降(VO_{2max}＜50％的预计值)。

（2）静息状态下低氧血症。

（八）肺朗格汉斯细胞组织细胞增生症(2006 年指南)

1. 评估标准

心功能 NYHA Ⅲ级或Ⅳ级。

2. 移植标准

（1）严重肺功能受损和运动耐力下降。

（2）静息状态下低氧血症。

三、肺移植禁忌证

(一) 绝对禁忌证

（1）近期的恶性肿瘤病史，2 年无病间隔结合肺部预测复发风险低的患者可考虑肺移植。例如，已治疗的黑色素局灶性皮肤癌。但是大部分的肿瘤患者即便有 5 年的无病间隔仍需要特别注意，比如血液恶性肿瘤史、肉瘤、黑色素瘤，或乳房、膀胱、肾脏癌症。

（2）难以纠正的心、肝、肾等重要脏器功能不全，除非可以进行联合器官移植。

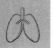

（3）未经治疗的冠心病并存在终末器官局部缺血或功能障碍。冠心病不能通过介入治疗或冠脉搭桥手术治疗缓解或伴有严重的左心功能不全是肺移植的绝对禁忌证，但是部分患者经过严格选择后可以考虑心肺联合移植。

（4）急性医疗不稳定性，包括急性败血症，心肌梗死和肝脏衰竭等。

（5）不可纠正的出血倾向。

（6）高危的慢性感染和/或有耐药性，且肺移植术后可控性差。

（7）有活性结核分枝杆菌感染的证据。

（8）显著的胸壁或脊柱畸形者。

（9）Ⅱ类或Ⅲ类肥胖（体重指数 BMI>35.0 kg/m²）。

（10）患者的依从性差，不能配合医生治疗或定期随访。

（11）未治疗的精神病或心理状况无法配合治疗者。

（12）没有家庭支持或社会保障的患者。

（13）营养和功能状况差，康复潜力差。

（14）近 6 个月内仍然持续的严重不良嗜好，如吸烟、喝酒等。

（二）相对禁忌证

（1）年龄大于 65 岁导致低生理储备是手术的相对禁忌证。患者的年龄是受体选择的一项参考条件，虽然对于年龄的上限并无绝对的标准，但是随着相对禁忌证的出现将会增加患者的风险。因此通常大于 75 岁的患者不建议行肺移植手术。

（2）肥胖（BMI 30.0～34.9 kg/m²），特别是躯干（中央）肥胖。

（3）进行性或严重的营养不良。

（4）严重的骨质疏松。

（5）肺移植术前广泛的胸部手术与肺切除。

（6）机械通气和/或体外生命支持（ECLS）。对于移植前使用机械通气支持的患者需要谨慎对待，要排除其他重要脏器急性或慢性功能不全。

（7）存在着高致病性的感染，耐药细菌、真菌或者分枝杆菌的定植及感染（例如肺外感染，预测肺移植术后难以控制者）。

（8）对于感染乙肝或丙肝病毒的患者，如无明显的肝硬化、门脉高压，且病情稳定者可行肺移植手术。

（9）对于感染人类免疫缺陷病毒（艾滋病毒）的患者，在病情得到控制，HIV-RNA 检测阴性，并联合抗逆转录病毒治疗的患者可以考虑肺移植。受者没有获得性免疫缺陷综合征较合适。HIV 阳性的患者应当在具有 HIV 丰富治疗经验的中心手术。

（10）洋葱伯克霍尔德氏菌、唐菖蒲伯克霍尔德氏菌、多重耐药的分枝杆菌感染者，得到充分治疗和控制者可以手术。此类患者需要有丰富感染治疗经验的中心进行评估。

（11）动脉粥样硬化性疾病增加肺移植术后风险，可以在移植前先予治疗。冠心病应在

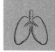

肺移植术前先经介入治疗或搭桥术。

（12）病情危重或通气、血流动力学不稳定（休克、需要机械通气或体外膜氧合（ECMO））。

（13）严重的运动功能障碍,不能进行康复训练。

（14）其他情况,如同时伴有其他未达到终末期的脏器功能不全的,如糖尿病、高血压病、消化性溃疡或胃食管反流症等,在移植前优化处理。

参考文献

[1] Maurer J R, Frost A E, Estenne M, et al. International guidelines for the selection of lung transplant candidates. The International Society for Heart and Lung Transplantation, the American Thoracic Society, the American Society of Transplant Physicians, the European Respiratory Society[J]. The Journal of Heart and Lung Transplantation, 1998, 17(7): 703-709.

[2] Orens J B, Estenne M, Arcasoy S, et al. International guidelines for the selection of lung transplant candidates: 2006 update: A consensus report from the pulmonary scientific council of the international society for heart and lung transplantation[J]. The Journal of Heart and Lung Transplantation, 2006, 25(7): 745-755.

[3] Weill D, Benden C, CorrisP A, et al. A consensus document for the selection of lung transplant candidates: 2014 update from the Pulmonary Transplantation Council of the International Society for Heart and Lung Transplantation[J]. The Journal of Heart and Lung Transplantation, 2015, 34(1): 1-15.

第四章 术前准备与护理

第一节 术前评估

　　拟接受肺移植的终末期肺疾病患者往往病程长、病情重,由于呼吸衰竭、长期缺氧及高碳酸血症,部分患者甚至并发多器官功能不全。肺移植手术创伤大,且因肺与外界相通,围手术期感染风险较高;同时,肺富含免疫活性细胞,术后早期排斥反应的发生率高于其他实体器官移植。因此,肺移植对受者各器官功能状态及心理状态要求均较高,严格的术前评估及充分准备是获得满意疗效的关键。只有术前评估合格及准备充分,拟接受肺移植的受者才能真正进入等待名单,并开始供者匹配。对于濒危患者的抢救性肺移植,应在充分告知患者及家属手术风险的基础上,尽可能充分地评估及准备,最大限度保证肺移植效果。肺移植评估过程较繁琐,需要耗费大量精力与费用,甚至需要做很多有创检查。在正式启动评估前,应充分征求患者的移植意愿,得到肯定答复后才能启动评估流程。首先明确肺移植候选者的原发病诊断和治疗方案,其次确定影响预后的危险因素及应对措施,最后初步制订手术方案和术中辅助策略,预估供器官需求,以及制订初步的围手术期全程管理方案及远期随访策略。

一、术前评估流程

　　(1)完善相关辅助检查。

　　(2)多学科讨论进行综合评估,全面了解患者病情并排除绝对禁忌证。

　　(3)针对相对禁忌证进行充分讨论并积极干预,制订最佳治疗方案,尽可能为肺移植创造条件。

二、术前检查

（一）基本情况

1. 基本信息

性别、年龄、身高、体质量和胸围。

2. 诊断

原发病、并发症及并发症诊断。

3. 生命体征

体温、脉搏、心率、血压和指氧饱和度。

4. 既往史

既往病史、手术史、药物过敏史、输血史和家族史等。

（二）实验室检查

1. 基本项目

（1）血、尿和粪便常规。

（2）凝血指标，凝血因子活性（必要时）。

（3）ABO/Rh 血型。

（4）肝肾功能、电解质和心肌酶。

（5）免疫球蛋白（IgG、IgA、IgD、IgM 和 IgE）、补体以及血清蛋白电泳和淋巴细胞亚群计数（必要时）。

（6）血型复查及不规则抗体筛查。

（7）内分泌相关检测，包括甲状腺功能、胰岛功能和下丘脑-垂体-肾上腺皮质轴（必要时）评估。

（8）自身免疫相关指标及抗体筛查需由风湿免疫科专家根据患者的基础疾病和临床特征决定具体检测指标。

2. 感染相关检查和病原学检测

（1）痰涂片及细菌、真菌和分枝杆菌培养，鼻咽拭子培养（必要时），中段尿培养（必要时）。

（2）粪便细菌、病毒和寄生虫检查。

（3）血液传播疾病（如 HIV 和梅毒）相关指标。

（4）乙型肝炎血清标志物六项、HAV 抗体、HCV 抗体，肝炎病毒核酸（必要时）。

（5）CMV 抗体、EB 病毒抗体和 CMV/EB 病毒核酸定量。

（6）血清呼吸道常见病毒抗体。

（7）血清支原体和衣原体抗体。

（8）结核菌素试验、γ-干扰素释放试验和 Gene - Xpert 检测。

（9）1,3 - β - D 葡聚糖试验，半乳甘露聚糖试验。

3. 配型

群体反应性抗体、HLA - Ⅰ类和 HLA - Ⅱ类抗体（DR、DP 和 DQ）检测。

（三）影像学检查

包括：正侧位胸部 X 线片、CT 肺动脉成像（存在 PAH 或怀疑肺栓塞时）、肺通气灌注扫描（V/Q 显像）、膈肌功能检查、腹部超声或 CT、血管超声（包括下肢动、静脉和颈部动、静脉）以及全身骨密度检测。

（四）重要器官功能检查

1. 肺功能

全面肺功能检查、动脉血气分析和 6 分钟步行试验。

2. 心脏功能

心电图、动态心电图（必要时），心脏彩色多普勒超声，右心声学造影（必要时），冠状动脉造影和/或 CT 血管成像（年龄＞50 岁，怀疑冠心病患者），以及左、右心导管检查（年龄＞40 岁，必要时）。

3. 胃肠功能检查

胃镜、肠镜检查，必要时行食管测压及食管 24 小时 pH 监测。

（五）恶性肿瘤筛查

包括：痰细胞学检查、肿瘤标记物、循环肿瘤细胞及循环肿瘤 DNA 检测（必要时）、宫颈癌巴氏涂片筛查（必要时）、乳腺钼靶 X 线片（必要时）、肠镜（必要时）和正电子发射计算机体层成像- CT（必要时）。

（六）健康教育

重视患者、家庭成员和相关护理人员的健康教育。

（七）总结

只要患者病情允许，应尽可能完善上述辅助检查，进行充分的术前评估。但是，绝大多数肺移植候选者病情危重，可能无法耐受所有检查，尤其是某些有创检查。因此，在患者及家属知情理解并愿意承担相关风险的前提下，由临床医师权衡利弊，帮助患者对检查项目进行取舍，具体分为以下几种情况。

（1）能够完成基本检查的患者，根据肺源分配评分（Lung Allocation Score，LAS）进行分配。LAS 最早源于美国，目前已在欧美普遍采用，我国自 2018 年开始试行。LAS 的核心理念是根据候选者的一般资料和临床特点，评估其移植的紧迫性和术后生存率，从而进行肺源分配。LAS 分值为 0～100 分，病情越重，评分越高；最大移植优先权一般给予 LAS 评分最高者。

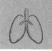

（2）不能完善检查或需要紧急移植的危重患者，在家属知情理解并愿意承担未充分评估的弊端及风险后，可以接受紧急肺移植。

（3）已经列入肺移植等待名单的患者，在病情发生变化时，应随时进行针对性的复查及再评估。

（4）病情稳定、在等待名单中时间已经大于 3 个月，应针对性复查相关指标并重新评估，更新临床资料和 LAS 分值。

三、多学科评估

肺移植患者术前评估是典型的多学科协作过程，应包括呼吸内科、胸外科、移植科、麻醉科、心血管内科、消化内科、精神科等评估，还需要营养科尽早评估患者营养状态以制订个体化营养方案，康复科尽早介入进行术前康复锻炼并制订术后康复训练方案。

（一）呼吸内科（移植内科）

评估患者基本情况，明确原发病诊断、手术适应证和禁忌证以及手术时机。明确是否存在严重血流感染、活动性结核分枝杆菌和非结核分枝杆菌感染以及未经规范治疗的侵袭性真菌病等手术相对禁忌证，并制订相应治疗方案，为移植手术创造条件。

（二）胸外科（移植外科）

评估患者基本情况，明确手术方式及切口选择、术中器械材料（特殊手术器械、缝线、人工修补材料等）、术中体外膜肺氧合（Extra Corporeal Membrane Oxygenation，ECMO）、体外循环（Cardio Pulmonary Bypass，CPB）和主动脉内球囊反搏（Intra Aortic Balloon Pump，IABP）等辅助策略，以及供、受者匹配需求等。

（三）麻醉科

明确术前和术中麻醉用药、麻醉方式和术中辅助设备（ECMO、CPB、IABP）。

（四）心内科

评估心功能和冠脉情况是否能耐受手术，同时评估深静脉、外周动脉等全身血管情况，为术中或术后行深静脉穿刺、ECMO 等措施做好准备。

（五）消化内科

根据内窥镜等检查结果排除消化道肿瘤、活动性溃疡等手术禁忌证，对非禁忌证的消化道问题进行相应的专业指导及处理。

（六）营养科

排除恶病质、重度肥胖等手术相对禁忌证，根据 BMI 及营养状况对患者进行个体化干预，包括膳食方案的调整及肠内、肠外营养的配置，为移植手术创造条件。

（七）康复科

排除严重神经、肌肉功能障碍等手术禁忌证，对患者进行积极的康复指导及训练，使患

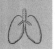

者以更好的状态迎接肺移植手术,同时有助于促进术后康复。

(八) 心理科

评估患者的心理、精神状态及依从性,并根据情况给予相应的治疗和干预。

(九) 社会工作者

评估患者的家庭支持情况,包括经济支持力度和得到人文关怀的程度,必要时可协助资金募集。

四、营养筛查

肺移植是一种挽救生命的治疗方式,适用于患有不可逆的终末期肺病的患者。肺移植候选者普遍存在营养不良或肥胖,已有研究证实肺移植术前营养不良与肺移植预后不良有关。国内迄今为止,少见肺移植候选者营养风险评估及营养状况调查的研究报道,肺移植手术的成功率不仅仅取决于肺移植技术,还与患者手术耐受程度有关。因此,要对肺移植候选者进行营养风险筛查并给予围手术期营养支持,使得肺移植患者在营养上获益,维持最佳的营养状态,并且为肺移植候选者制订营养方案和护理标准提供有效依据。

五、社会心理、经济综合评估

肺移植前要对患者的社会心理状况和经济状况等进行评估,以了解患者能否接受手术,能否很好地配合治疗,能否长期坚持免疫抑制治疗,有无足够的经济力量支持移植术及术后的长期治疗等情况是非常必要的。导致移植后期移植物排斥和感染的最常见原因主要是患者不能坚持合理的免疫抑制治疗、家属不重视患者的日常保健等。因此,移植前对患者做心理综合评估是十分重要的。评估的内容包括:既往有无精神、心理疾病史,目前社会心理学状态及应对机制,家庭、社会支持系统的情况,有无药物滥用史,家族中有无精神和心理疾病及药物滥用史,精神状态检查,神经系统检查,对肺移植一般知识的认同和掌握情况,对医护人员的信任度等。

第二节　术前护理

一、呼吸道准备

(一) 深呼吸训练

让患者取半坐卧位,双下肢及双膝各垫一薄枕,四肢自然位,以患者感觉舒适为度。嘱患者用鼻深吸气,然后通过半闭的口唇慢慢呼出,呼气时让患者数数,数到"7"后做2个"扑"

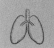

声,呼与吸时间比为 1∶2 或 1∶3。尽量将气呼出,以改善通气。如病情允许,鼓励患者下床活动练习,以增加肺活量。

（二）缩唇呼吸训练

嘱患者用鼻深吸气,呼气时将嘴撅起成吹哨状徐徐吹出。可使支气管内压增高约 0.490 kPa (5 cmH$_2$O),防止支气管过早萎陷,减少死腔通气,由于呼气阻力减少使呼吸耗功减少。

（三）腹式呼吸训练

增大膈肌活动范围,进行深而慢的呼吸,提高肺的伸缩性。患者可取半卧位或平卧位,四肢放松,双手各放于胸部和腹部。嘱患者用鼻深吸气,使之放于腹部的手感觉吸气时下腹鼓起,呼气时下腹部瘪下,而放于胸部的手感受呼吸时胸部活动不明显。此方法既可提高呼吸效能纠正过度通气,又可减轻胸式呼吸而加重术后胸部伤口的疼痛。深呼吸、缩唇呼吸、腹式呼吸可配合在一起进行训练。

（四）吹水泡训练

取一个小瓶或水杯(约 500 mL),盛放 1/2 或 2/3 的清水,将一个吸管插入水中,患者取坐位或半卧位,深吸气后,用嘴含住吸管将气徐徐呼出,可见瓶内有气泡逸出。此训练也可以有效地增加肺活量,减少术后肺部并发症的发生。

（五）咳嗽、咳痰训练

（1）指导患者掌握有效咳嗽的正确方法:患者尽可能采用坐位,先进行深而慢的腹式呼吸 5~6 次,然后深吸气至膈肌完全下降,屏气 3~5 秒,继而缩唇,缓慢地经口将肺内气体呼出,再深吸一口气屏气 3~5 秒,身体前倾,从胸腔进行 2~3 次短促有力的咳嗽,咳嗽时同时收缩腹肌,或用手按压上腹部,帮助痰液咳出。也可让患者取俯卧屈膝位,借助膈肌、腹肌收缩,增加腹压,咳出痰液。

（2）经常变换体位有利于痰液咳出。

（3）对胸痛不敢咳嗽的患者,应采取相应措施防止因咳嗽加重疼痛,如胸部有伤口可用双手或枕头轻压伤口两侧,使伤口两侧的皮肤及软组织向伤口处皱起,可避免咳嗽时胸廓扩展牵拉伤口而引起疼痛。疼痛剧烈时可遵医嘱给予止痛药,30 分钟后进行有效咳嗽。

二、体能训练

较大一部分肺移植患者术前因疾病影响致长期卧床、活动减少等造成体力下降,所以术前我们就要对患者进行体能方面的训练,目标是最大限度地保持或者提高现有健康水平,防止长期卧床引起体力活动能力进一步减退及其他制动综合征的发生。根据患者的病情,制订不同的训练方法。

（一）机体功能训练

指导患者进行机体功能锻炼:站立肩部转圈运动、高抬腿运动、小腿伸展运动、侧向弯曲运动、过头伸展运动、胸部扩张伸展、肌腱伸展运动、二头肌运动、三头肌运动、1/4 下蹲运

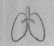

动、四头肌运动、髋屈曲运动、髋外展运动、髋伸展运动、小腿肌腱运动(可将吸氧管延长,让患者带氧运动)。根据患者的体力而定,以不感觉疲劳为宜。

(二) 6 分钟步行试验

测量好行走的距离(如病区走廊),行走前测量患者的心率、SPO_2、血压。嘱患者以其所能达到的最快的步行速度在指定的范围内行走,6 分钟后计算出患者行走的距离,再次测量患者的心率、SPO_2、血压,并记录。观察并比较患者经过一段时间训练后的效果。注意:如果患者不能行走满 6 分钟的,要及时让患者停下休息,不能勉强。

(三) 登楼试验

训练前先测量患者的心率、SPO_2、血压,嘱患者以正常行走的速度登楼梯,以患者感觉吃力而停止。再次测量患者的心率、SPO_2、血压,和行走楼梯的层数一并记录。以此训练患者的体能,同时观察训练后的效果。注意登楼时要有家属或医护人员陪伴,防止发生意外。

(四) 全身放松训练

患者取坐位,先深呼吸 1 次,第 2 次深吸气的同时,患者双上肢屈曲在胸前并紧贴肋缘,整个人上半身用力卷曲缩紧,心里默数"1—2—3—4",然后徐徐呼气,同时上半身慢慢放松打开,回复到原状。如此反复数次,每日 2～3 次。

三、营养支持

术前对患者进行综合营养评定和针对性的营养干预,尽量促使体重恢复至正常范围或接近正常下限,使患者体内营养物质储备尽量充足,为手术提供营养基础。护理措施:① 术前营养师及护士要对患者及家属进行健康教育,提前做好术后营养治疗工作的沟通,以提高术后营养支持的依从性和效果;② 术前对患者营养状况进行筛查,根据患者的标准体重及疾病状况计算患者每日所需总热量;③ 医护人员根据《中国居民膳食营养素参考摄入量表》制订饮食计划,食物热量参考《中国食物成分表(2018)》,术前饮食以高蛋白、高维生素、低脂肪为主;④ 对于营养过剩的患者在移植前转诊至减肥管理中心,以改善其候选资格并改善移植后的移植结果。

第五章　供肺植入手术配合

一、术前准备

（一）手术室环境准备

（1）选择相邻的两间百级层流的手术间，一间用于修整供肺，一间用于移植。

（2）修肺用手术间室温调至 18～20 ℃，移植用手术间温度调至 22～25 ℃。

（3）术前 1 天彻底清洁手术间，术前 1 小时开启空调净化系统。

（4）进入手术间的仪器、设备、物品均需用消毒液擦拭，与患者直接接触的床单、被褥、体位垫均需消毒处理后方可使用。

（二）术前访视

了解患者术前准备情况。给予相关指导，介绍手术室环境、工作人员等。做好心理疏导，使患者了解手术配合事项。由于病情反复、经济方面的原因，以及长期等待供体等，患者会有不同程度的焦虑、抑郁，另外移植手术复杂、时间长，存在很大风险，患者对手术成功的信心不足，会产生恐惧感。因此，护士应对患者做好术前指导，讲明术前准备及检查的必要性、如何配合及注意事项；帮助患者了解肺移植手术、排斥反应、免疫抑制药的不良反应；自理能力训练的必要性及康复的过程和相关的医学知识，使之在术前具有良好的情绪和精神准备。同时要和患者家属多交流，让他们一起对患者进行有意识的引导、说服和安慰，让患者减轻思想负担从而创造一个良好的环境。

（三）器械准备

（1）供肺修整器械：蚊式钳（弯）2 把；16 cm 血管钳（弯）4 把；22 cm 血管钳（弯）2 把；22 cm 综合组织剪 1 把；20 cm 无损伤镊 2 只；20 cm 组织剪（弯）1 把；7♯刀柄 1 把；大盆 1 个；18 cm 持针器 1 个。

（2）移植用器械：16 cm 血管钳（直）2 把；16 cm 血管钳（弯）8 把；蚊式钳（弯）6 把；22 cm 微弯胸腔钳 4 把；22 cm 弯胸腔钳 4 把；气管钳 1 把；肺钳 2 把；小直角钳（22 cm）1 把；大直角钳（22 cm）1 把；24 cm 金柄持针钳 2 把；18 cm 持针钳 2 把；20 cm 组织钳 8 把；巾钳 4 把；气管剪 1 把；18 cm 组织剪（直）1 把；22 cm 无损伤镊 1 只；22 cm 综合组织剪 1 把；20 cm 综

合组织剪 1 把;4♯ 刀柄 1 把;7♯ 刀柄 1 把;直角拉钩 1 个;甲状腺拉钩 2 个;有齿短镊 1 只;无齿短镊 1 只;剥离子 1 个;海绵钳(有齿)2 把;海绵钳(无齿)2 把;中号胸撑 1 个;小号胸撑 1 个;药杯 2 个;小棉垫 2 个。

(3) ECMO 器械:16 cm 血管钳(弯)6 把;蚊式钳(弯)10 把;管道钳 8 把;组织钳 2 把;小直角钳 1 把;18 cm 持针钳 1 把;16 cm 持针钳(金柄)1 把;巾钳 4 把;海绵钳(有齿)1 把;乳突牵开器 1 个;多齿牵开器 1 个;甲状腺拉钩 2 个;血管夹 2 个;7♯ 刀柄 1 把;20 cm 综合组织剪 1 把;18 cm 组织剪(直)1 只;有齿短镊 1 只;无齿短镊 1 只;药杯 1 个。

(四)一次性物品准备

电刀;23 号和 11 号刀片;0 号薇乔线;Prolene 血管缝线(3－0、4－0、5－0);4－0PDS;超声刀;腔内切割闭合吻合器及钉仓;32 号胸管(直型、弯型)及Ⅱ型Ⅲ型胸瓶;ECMO 套包及各型号插管。

(五)特殊仪器设备

体外膜肺氧合(ECMO)机器 1 台;变温水箱 1 只;医用控温仪 1 台;输液加温仪 1 台;ACT 机器 1 台;血气分析仪 1 台;纤维支气管镜 1 把;自体血回输装置 1 台;超声刀机器 1 台;除颤仪(带心内除颤)1 台;充气式加温仪 1 台。

(六)肺移植特殊器械准备

大号胸撑;无损伤肺动脉阻断钳 2 把;心耳钳(Satinsky 钳)2 把;神经钩;压肠板;无损伤血管镊;无损伤皮钳;精细针持;精细解剖剪;吸针盒板。同时应详细检查特殊器械是否处于良好状态,尤其是无损伤肺动脉阻断钳、心耳钳。

(七)特殊药品准备

(1)抗菌药物:如亚胺培南、万古霉素等,根据供受体情况而定,术前 30 分钟至 1 小时应用术前抗菌药物,当手术时间超过 3 小时追加抗菌药物。

(2)免疫抑制剂:甲泼尼龙琥珀酸钠粉针,肺动脉开放前使用。

(3)质子泵抑制剂:注射用艾司奥美拉唑钠,麻醉诱导后使用。

(4)白蛋白:根据患者情况使用。

二、手术配合

手术分 ECMO 的建立、病肺切除、供肺修整、供肺植入 4 个部分,需安排临床经验丰富、专科能力强的 4 名护士参与手术,2 人配合供肺修整,2 人配合受体的移植手术。

(一)手术间准备

选择百级层流手术间,提前 30 分钟开启空气净化系统,设置温度 22～25 ℃、湿度 55％～65％。准备和检查好所需的仪器设备,如电刀、吸引器、无影灯、手术床、除颤仪、超声刀等;手术床上术前 30 分钟放置医用控温仪并设置温度 37 ℃。

（二）患者准备

患者至手术室,核对患者和所带物品,进入手术间后和麻醉医师、主刀医生共同核对患者。同时做好患者的心理疏导,体现人文关怀,解除患者紧张、恐惧心理。在上肢建立外周静脉,在尾骶部、双肩胛骨处、双侧髋部、双足跟或踝部贴减压贴保护皮肤,注意保护患者隐私及保暖。

三、麻醉配合

协助麻醉面罩吸氧,监测 BP、ECG、SPO_2,局麻下行桡动脉穿刺置管。得到确认供肺质量情况良好的报告后,协助全麻诱导,置入双腔支气管导管,纤维支气管镜定位,麻醉后留置导尿管。协助麻醉师进行颈内静脉穿刺,置入漂浮导管监测肺动脉压力;协助锁骨下静脉穿刺,置入中心静脉导管;协助左股动脉穿刺,置入脉搏指示连续心排量(PiCCO)导管监测血流动力学指标。巡回护士将各种连线、管道妥善固定,防止滑脱和压力性损伤。

四、术中护理措施

（一）体位护理

肺移植手术过程中由于手术的需要,术中会出现多次改变体位的情况,而且因为手术时间长以及供肺冷缺血的限制,需要安放体位时能合理快速、保护得当。

根据手术需要准备好体位垫、棉垫、减压贴、约束带、固定架,根据手术切口摆放合适的体位。① 横断胸骨开胸宜采取平卧位:胸背部垫高 15°,两上肢固定于搁手架上,远端关节高于近端关节。② 双侧前外侧切口宜采取半侧卧位:患者平卧,术侧垫高 30°～45°,双上肢悬挂固定于头架上,下肢自然伸直,两侧骨盆以骨盆固定架妥善固定,膝部约束带固定,术中根据需要将手术床左侧或右侧倾斜 30°～40°。③ 左、右侧开胸宜采取侧卧位(常用体位):手术侧在上,头部、肩、臀保持水平,身体前后的两侧用骨盆架固定,用体位垫置于两腿之间,使下面腿伸直,上面腿弯曲,约束带在膝关节上 5 cm 固定,下位上肢置于搁手板上,上位上肢用袖套悬吊固定于头架上,外展不可超过 90°,防止臂丛神经损伤。患者头部垫枕,防止耳部受压,根据手术体位的不同,分别在胸背部、腋下垫软枕,尾骶部、髂部、双足后跟或踝部使用减压贴,膝关节下或膝关节之间、双踝之间垫软枕,骨盆支架处垫软枕或棉垫以避免支架直接接触皮肤而引起灼伤和挤压伤。

摆放体位时必须与外科医生、麻醉医生共同协作,避免气管插管及各种管道移位脱落和受压,特别是在使用 ECMO 支持时(摆放体位时需要 ECMO 管道医生协作),一定注意既要防止管道受压,又要避免管道对皮肤的压迫。减少体位改变对血流动力学的影响,避免外周血管和血液回流受阻。术中加强巡视与观察肢体及局部皮肤,防止足跟、枕部、耳郭、外展的肢体压迫时间过长,导致局部血液循环障碍,必要时可给予局部按摩。为避免臂丛神经、桡神经、腋神经和腓总神经受压,体位安置后,再次确认肢体无过度外展和受压。

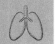

（二）体温护理

肺移植手术创面大、时间长，并且使用低温的供肺，手术期间体温降低不可避免。体温过低会使循环血小板数目减少，并使血小板功能受到限制，使患者出血时间延长，伤口出血量增加。低温可引起寒战使机体耗氧量增加，临床上可出现心率增快、心律失常、心肌缺血等。因此，我们要采取有效的综合性保温措施来维持机体的正常体温，减少患者的热损失以及因低温而引发的并发症，这是手术成功的重要保障。

（1）室温的控制：控制手术间内温度，使其维持在 22～25 ℃，湿度维持在 55％～65％。

（2）医用控温仪的使用：术前 30 分钟将医用控温仪的控温毯平铺在手术床上，毯子和连接管道切勿打折，裸露在外的管道可用布包好，防止温度传导受环境影响，调适好性能并预保温，一般温度设置在 37 ℃，手术中可根据患者情况调节温度。

（3）暖箱的使用：开启暖箱，调至 37 ℃，术前 2 小时将冲洗的液体放入箱中预热，保证胸腔冲洗时的温度。

（4）输液加温仪的使用：进入手术间后，患者输入的液体和血制品使用输液加温仪，设置温度为 37 ℃，确保输入患者体内的液体温度是 37 ℃。

（5）水箱的使用：使用 ECMO 支持的患者，ECMO 转流后可连接水箱进行体温保护，设置为 37 ℃。

（6）暖风毯的使用：患者的下肢可覆盖充气式保温毯连接暖风机设置温度为 43 ℃，上肢和肩部覆盖棉垫。

（7）体温监测：术中持续监测患者的鼻咽部核心体温，保证患者术中核心体温维持在 36 ℃以上，可根据患者的具体情况实施动态调整。

（三）空间管理

肺移植手术需要的仪器设备较多，有麻醉机、监护仪、PiCCO 监护仪、ECMO 机器、自体血回输仪、医用控温仪、手术器械台，还需准备抢救仪器及设备如除颤仪机器及心内除颤仪。为了保证患者的围手术期安全，参与手术的人员也较多，包括三名麻醉医生、一名 ECMO 转流医生、三名手术医生等，为避免各种仪器设备和人员混乱而影响手术，所以术前对手术间做了明确管理。各空间位置如图 2-5-1 所示。

（1）麻醉机、监护仪、PiCCO 监护仪置于患者头部，合理摆放，空出患者头部位置，以便麻醉医生用纤维支气管镜调整双腔管的位置及观察支气管吻合口吻合情况、术中给药和观察病情。三位麻醉医生分工进行循环管理、呼吸管理、液体管理。

（2）ECMO 机器放于患者左侧腿端，转流医生监测数据并根据病情动态调整相关数值。

（3）自体血回输仪放于患者躯干左侧，便于麻醉医生操作与观察；超声刀和高频电刀放于主刀身后，两台仪器之间相距 1 m 以免互相干扰；医用控温仪放于患者右侧给予体温保护。

（4）为了保证患者术中安全，防止发生心血管意外，术前备好除颤仪和已灭菌的心内除颤仪于主刀医生身旁的吊塔上。

（5）手术器械台放于患者右侧脚端，器械护士站于此处便于传递器械；将修整好的供肺放于另一手术器械台上。

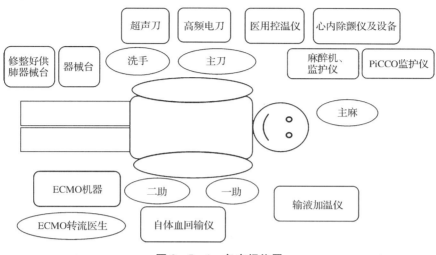

图 2-5-1　各空间位置

（四）预防角膜溃疡

肺移植手术时间长，处于全麻状态下的患者，常会出现眼睑闭合不完全，容易发生角膜溃疡。所以在麻醉诱导期后，可用适量金霉素眼膏涂在角膜上，再用适当大小的纱布覆盖眼睛后用胶布固定，或直接使用眼保护凝胶垫，以起到保护角膜的作用。

（五）预防耳部损伤

提醒麻醉医师颈部消毒时避免消毒液流入耳朵。使用头圈时，头圈上垫以棉垫，以使耳部悬空，避免长期受压。术中每半小时查看耳部皮肤，并可轻轻按摩，调整头圈位置。

（六）术中隔离技术

器官移植手术开始时即为隔离开始，严格执行无菌技术操作，物品、器械严格灭菌并准备齐全，人员默契配合缩短手术时间，并根据肺移植手术特点术中采取隔离措施：

（1）在手术器械台建立手术隔离区，移植所需的血管钳、皮钳、刀片、气管剪、肺动脉阻断钳、心耳钳、神经拉钩放置在隔离区域内，其他器械放于非隔离区。

（2）术中吸引通畅，及时吸出外流物，支气管离断时所用的吸引器头立即更换以不污染其他部位；供肺移植前，滴 5 mL 生理盐水稀释主支气管内痰液，再用无菌吸痰管吸尽并弃去；吻合前给予 0.5% 碘伏消毒支气管口；患者支气管离断后，为防止血液污染，自体血回输仪暂停使用至支气管吻合完毕；支气管吻合完毕后更换手套、器械。

（3）吻合气管、动脉和静脉的缝针数量较多且体积较小，使用前放于固定位置，用后的缝针放于吸针板上置于隔离区域内，缝针数量做到心中有数，清点时避免污染。

（4）移植结束立即撤下隔离区内器械及纱布，术中如手套、器械被污染应及时更换。

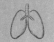

（七）严格执行清点制度

（1）供体获取与植入不在同一地方进行，所需的器械、纱布、缝针、杂项物品等较多，严格执行清点制度，防止物品混淆及遗留，保障手术患者的安全。

（2）洗手护士提前 15～30 分钟洗手，保证充足的时间进行物品的检查和清点。清点时，洗手护士和巡回护士根据手术物品清点时机及原则双人查对物品的数目及完整性。

（3）修整好的供肺内的纱布数做好清点并记录，以免与术中纱布混淆。

（4）移植所用的缝针小且多，及时回收医生手中的缝针并放于固定位置的吸针盒板上，及时清点，缝针数做到心中有数。

（5）一侧肺移植手术结束后将物品清理出手术间，更换垃圾袋。

（6）术中杂项物品较多，如制作无损伤皮纹时的橡胶管、吸支气管内痰液的无菌吸痰管、棉球、注射器、自体血回输的连接管等放在固定位置，根据清点时机做好清点并记录。

（八）病情观察

肺移植要求双腔支气管插管，麻醉师用纤维支气管镜确认定位，确保双肺隔离良好，提供良好的手术空间。一定要备好 2 套吸引装置，一套供手术用，另一套用于麻醉师气管内吸引分泌物。

手术中尤其是当阻断肺动脉及开放供体肺时可能引起剧烈的循环波动，钳夹心房时可能引起严重的心律失常，巡回护士必须严守岗位，密切关注监护仪及手术过程，及时发现生命体征的变化，如瞬间引起心率增快或变慢、血压升高或是降低、血氧饱和度下降，及时通知手术医生停止手术操作，积极配合医生进行处理。

（九）管道护理

由于手术需要，肺移植手术患者通常有多种管道，如气管导管、胃管、导尿管、动脉测压管、颈内静脉、锁骨下静脉、Swan-Ganz 导管，以及使用 ECMO 时的各种管道等。术中若观察不到位，护理不及时，极易出现并发症，影响手术，甚至危及患者的生命。正确观察和护理各种管道是手术成功的保障。

（1）常规建立浅静脉通道，用于麻醉诱导。上肢行桡动脉穿刺测压及术中血标本的抽取。协助麻醉师做好各项有创监测的同时，要保证各种穿刺固定牢靠，接头紧密。术中变换体位时更应注意保护气管插管，防止滑脱。

（2）理顺各种监测导联线及导管，并妥善固定，如使用 ECMO 更要防止管道压伤患者皮肤及影响手术操作。

（3）动、静脉导管建立以后，做好标识，以便快速输液、输血、给药，调节器均置于较高平面，便于调节。

（4）严格执行无菌操作，术中定时检查管道是否通畅。

（十）出入量管理

肺移植手术创伤大，时间长，用药多且复杂。手术医生和麻醉师需要随时了解液体出入

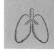

量及随时调整用药,正确分析患者术中的血液循环及水电解质平衡情况,以便做出正确的诊断和处理。因此正确地记录出入量,准确、迅速地用药,是患者安全度过手术期的重要环节。

(1) 术前根据医生的医嘱提前备齐所需的晶体液、代血浆、血液制品、术中用药等。

(2) 准确记录冲洗水、输液量、输血量等;正确估算,及时统计纱布、纱垫含血量及吸引器内出血量。

(3) 常规导尿后连接尿袋悬挂于床边,便于观察,及时记录尿量等,进行精确统计。

(4) 术中液体输入和血流动力学非常重要,因为移植肺术后受缺血等损伤,肺血管通透性增加,淋巴引流严重失调,极易发生肺水肿。术中限制入量,尤其是晶体液量,根据尿量调节输液速度及量。术后数天要保持肺尽量干燥,多用胶体液和血制品,使患者维持在合理的脱水状态。

(十一)用药管理

(1) 密切关注手术进展,及时准确给药,注意药物的配伍禁忌,严格执行无菌操作。

(2) 严格执行查对制度,特殊用药及输血时须经两人核对。口头医嘱必须复诵一遍,得到医师确认后方可执行,各种安瓿、血袋保留至手术结束以备查。

(十二)术毕转运

肺移植完成后,不能立即撤除 ECMO,由于患者长期肺动脉高压,为避免发生急性左心衰,须 ECMO 辅助,连同 ECMO 机器一同转入 ICU,待血流动力学稳定后再撤除。因此,在术中及术后转运过程中,应做到短、平、快。转运时间应短,避免不必要措施造成时间上的浪费。

(1) 提前 30 分钟告知 ICU 患者情况,以便 ICU 护士做好充足的准备工作。

(2) 搬运患者时,由转流医师负责 ECMO 管道,麻醉师负责头部各类插管,巡回护士和手术医生一起将患者轻柔地搬至转运床。

(3) 检查各路管道在位、通畅,患者生命体征平稳,更换简易转运呼吸机和监护仪后,与麻醉师、手术医生、转流医师一起将患者安全护送至 ICU。

(4) 转运过程中,患者的各项生命体征应保持平稳,携带好各个便携式监测装置及抢救药品,实时监测。由于患者病情复杂,生命体征随时可能出现变化,巡回护士在协助转运患者的同时,也应时刻注意患者的状态,对于任何出现的状况,应做到眼疾手快,有条不紊,保证患者安全,配合医生做好管道的维护和交接。

(5) 与 ICU 进行交接时,应做到分工明确,各司其职。由外科医生、麻醉医生、ECMO 转流医生、巡回护士分别对患者术中情况、病情变化、生命体征、输液通路、用药情况、途中变化、救治措施和 ECMO 模式及参数、各类管路、物品、药品等情况详细交接,并填写交接单,双方签字。

第六章　复苏护理

肺移植是一种公认的有效治疗终末期肺部疾病的手术,加速康复外科是指围手术期综合运用多学科技术,采取一系列系统的、有针对性的优化措施,加快患者术后恢复、减少术后并发症发生、缩短住院时间,达到快速恢复的目的。在加速康复外科这个理念中手术室是实施的关键场所,就肺移植而言,加速康复外科的主要内容包括优化麻醉方式、减少手术创伤、缩短 ICU 停留时间及术后早期恢复等,肺移植术后早期手术室拔除气管插管是加速康复外科应用的主要措施之一,而在此阶段的复苏护理配合也尤为重要。

一、早期手术室拔管推荐建议

(1) 停用丙泊酚、瑞芬太尼和肌松剂等药物后患者逐渐清醒。

(2) 体温>36 ℃。

(3) 术中出血量<100 mL/h,血流动力学稳定。

(4) 纤维支气管镜下没有明显的肺水肿(即移植肺的水样分泌物)。

(5) 拔管前氧合指数>200 mmHg,$PaCO_2$<50 mmHg,血乳酸<3 mmol/L。

(6) 拔管前胸部 X 线片未见明显渗出。

满足上述条件的患者,可以尝试进行早期拔管。

二、早期拔管禁忌证

(1) 术前病情危重患者。

(2) 抢救性肺移植的患者。

(3) 存在重度肺动脉高压的患者。

三、拔管过程配合

(1) 拔管前准备:遵医嘱逐渐停用麻醉药物(顺阿曲库铵、瑞芬太尼、丙泊酚、右美托咪定等),麻醉深度监护仪脑电双频指数实测值>70,准备纤维支气管镜、快速血气分析仪、双水平气道正压无创呼吸机。

(2) 具有拔管合格条件,由麻醉医师下医嘱,麻醉护士可在医师的指导下执行"拔除气管导管"。

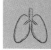

（3）拔管配合

① 肺动脉全开放后每 15 分钟复测动脉血气，连续两次氧合指数＞200 mmHg 即可考虑行手术室拔管。

② 拔管前应警惕原已存在的气道情况，并做好可能需要再次气管内插管的准备。

③ 记录拔管前患者的意识状态、血压、心率、体温及 SpO_2、动脉血气分析。

④ 拔管前必须先吸尽残留于鼻腔、口腔、咽喉和气管内分泌物，拔出导管前预充氧。

⑤ 抽尽套囊内气体，准备好吸引器，患者头偏向一侧，拔出气管导管，保留牙垫，既可防止拔管后牙关紧闭，又便于吸引口腔内分泌物。期间观察患者意识、心跳、血压、呼吸次数、胸廓及横膈膜运动、SpO_2 等。

⑥ 拔出气管导管后应继续面罩吸氧，必要时再次吸引口、鼻、咽腔分泌物。

⑦ 拔出气管导管后观察 SpO_2 并注意是否有呼吸困难的发生。

四、拔管注意事项

（1）拔管前可纤维支气管镜下进行检查，无水样分泌物。须先吸尽残留于口、鼻、咽喉和气管内分泌物，拔管后应继续吸尽口咽腔内的分泌物。

（2）吸痰动作要轻柔，吸痰过程密切观察患者的血氧饱和度。

（3）拔管动作迅速、轻柔，尽可能减轻患者不适。

（4）拔除气管导管后，及时给予双水平气道正压无创呼吸机辅助通气。参数设置为吸气相正压 12 cmH_2O，呼气相正压 6 cmH_2O，吸氧浓度 40％，呼吸频率 14 次/min（视具体情况调整）。

（5）拔管后 15 分钟和 30 分钟各测定 1 次动脉血气，氧合指数均应＞150 mmHg。

（6）及时记录患者的拔管时间和生命体征。

五、拔管后监测、评估、护理与记录

患者拔除气管导管后需及时、周期性地按系统监测评估和记录各项指标，并做好下列各项护理。

（1）患者的体位和安全需要：取去枕平卧位，且肢体处于功能位，如有呕吐，患者头偏向一侧，防止呕吐物吸入，为患者提供安全的环境及保护措施，如适当的约束固定等。

（2）体温定时监测及记录，对于肺移植手术患者由于手术时间长、创伤大、术中大量冲洗、低温植入供体等原因，体温监测和保温工作必须做好。

（3）循环系统

① 心率：心音是否正常，有无杂音，有无异位节律，有异常的发现必须及时汇报处理。

② 脉搏：评估动脉脉搏的强度和节律（包括外周脉搏）。

③ 血压：监测无创测压、有创测压、中心静脉压、肺动脉压、肺毛细血管楔压。

④ 容量：评估心排出量、失血量、血容量，肺移植手术患者术后需特别注意观察，发现异

常要及早处理。

⑤ 心电图监测。

⑥ 维持循环护理：注意保暖，做好液体管理，记录出入量，可监测血管外肺水指数和胸腔内血容量指数。

（4）呼吸系统

① 定期评估呼吸道是否畅通，评估呼吸节律、幅度、两肺呼吸音、血氧饱和度、潮气量和每分通气量、动脉血气分析及呼气末二氧化碳等。

② 给予患者双水平气道正压无创呼吸机辅助通气，及时观察病情并根据医嘱调节参数和记录，及时消除呼吸道分泌物，保持呼吸道通畅。

（5）肾功能：主要监测尿量，观察尿量并做好记录。

（6）神经系统功能监测

① 意识水平、定向力。

② 瞳孔的大小、是否对称、对光反射是否正常。

③ 肢体的感觉和活动度。

④ 脑氧饱和度、颅内压等。

（7）手术部位的情况：注意敷料有无渗液渗血及切口的情况。

（8）导管护理：各监测导管是否扭曲受压，注意胸管、导尿管等引流管有无扭曲、漏气，是否通畅，保障安全有效；观察记录引流物的类型、颜色及单位时间的引流量。

（9）液体护理：保持所需输液通道通畅、所用的液体正确，妥善固定静脉导管，随时关注注射部位的皮肤血管情况，根据医嘱及时调节滴注的量和速度。

（10）出量的计算：包括各种引流管路、引流量、尿量。

（11）疼痛或舒适度水平：定时评估疼痛程度，定时评估恶心呕吐的程度及情感心理舒适度，如发现异常需及时给予干预措施。

（12）皮肤的颜色和条件：定时观察末端肢体皮肤及受压部位皮肤颜色，做好受压处皮肤的减压护理，注意避免各种导管和设备所致的器械性压力性损伤、避免揭除各类粘胶性用具时导致的皮肤损伤，同时做好保暖和皮肤清洁措施，防止各类皮肤问题的出现。

（13）麻醉恢复情况的评估：可用麻醉后评分系统（Aldrete 评分系统）进行恢复评估，并结合上述患者的评估内容和结果进行分析，评估麻醉后并发症并做好相应的护理。

六、复苏期常见并发症护理

（一）低氧血症

主要依据血气分析、$PaO_2 < 60$ mmHg、氧饱和度下降。临床表现主要有呼吸困难、发绀、意识障碍、躁动、迟钝、心动过速、高血压和心律失常。对其护理措施主要是吸氧，如低氧血症通过吸氧得不到改善，并有 $PaCO_2$ 升高，立即进行呼吸支持，使用双水平气道正压无创呼吸机辅助通气。

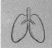

肺移植复苏期常见的低氧血症原因包括肺不张、肺水肿、支气管痉挛及低通气等。

（1）肺不张：可给予湿化的氧气，鼓励患者咳嗽、深吸气、增加活动，间歇性正压通气。

（2）肺水肿：① 面罩给氧维持患者的氧合（对于低氧的患者尤为重要），也可经面罩给予气道持续正压（CPAP），如有必要则可选择插管后人工通气，呼气末正压通气（PEEP）；② 利尿药；③ 如果液体潴留造成了肾衰竭，考虑透析治疗；④ 给予硝酸甘油、硝普钠可降低后负荷，减少心肌做功。

（3）支气管痉挛：临床表现为喘息、窒息，辅助呼吸肌活动，呼吸加快。同时气道阻力增加，如果患者正处于机械通气状态，可看到气道峰压上升。在护理过程中去除诱因，减少激惹刺激，遵医嘱给予激素、解痉药物治疗，并给予加压面罩给氧。

（4）低通气：临床表现为呼吸频率减慢，潮气量小或呼吸浅快，伴随着肺泡通气下降导致的血二氧化碳分压的上升。诊断主要依据：$PaCO_2 > 45$ mmHg，血氧饱和度低于正常。针对通气不足的原因对症处理，并以辅助呼吸和控制呼吸方式进行呼吸支持。常见的原因及护理：

① 肌肉松弛剂、麻醉性镇痛剂的残余作用，常需通气支持。

② 苏醒期伤口疼痛，需给予镇痛药物缓解。

③ 胸部术后加压包扎所致，可适当减压。

（二）上呼吸道梗阻

临床表现包括：打鼾；吸气困难；可见胸骨上、肋间由于肌肉收缩而凹陷；患者通常呈深睡状态；SPO_2 明显降低。

（1）舌后坠：最有效的护理方法是患者头部尽量后仰，托起下颌，如梗阻不能解除则需经鼻或经口放置通气道，必要时行气管插管。若情况紧急而气管插管失败时，可用 12～14 号套管针在患者环甲膜进行紧急穿刺，以暂时缓解缺氧状态，也为气管切开赢得时间。

（2）喉痉挛：除使头后仰外，应及时清除分泌物，有口咽通气道者立即调整口咽通气道位置或去除面罩加压给予纯氧。症状轻者大多能缓解，若发生喉痉挛导致上呼吸道完全梗阻，应快速静脉内注射琥珀胆碱（0.15～0.3）mg/kg，同时尽快建立人工气道。

（3）气道水肿：常用方法是雾化吸入 0.25％肾上腺素 0.5～1.0 mL，必要时每 20 分钟重复使用；面罩吸入温湿的纯氧，头部抬高；使用糖皮质激素地塞米松（0.15 mg/kg），每 6 小时 1 次。若经处理梗阻症状不能缓解或喉头水肿严重者，通常需要紧急气管切开。

（三）术后心律失常

肺移植术后心律失常的常见原因是低氧血症和高碳酸血症等，最常见的心律失常为窦性心动过速、窦性心动过缓、室上性心律不齐、室性期前收缩。护理过程中应做好：

（1）心电监测，评估心律失常的类型。

（2）保持呼吸道通畅，吸氧，防止低氧血症。

（3）注意患者主诉是否创口疼痛、尿胀等，对症处理。

（四）低血压

低血压属于术后常见并发症，不及时治疗可导致脑缺血、脑血管意外、心梗、心肌缺血、肾缺血、肠梗阻及脊髓损伤。在复苏过程中一旦发现低血压应做以下护理措施：

（1）通知手术医师，根据医嘱用药，如麻黄碱等。

（2）失血失液过多者遵医嘱加大输液量，加快输入流速，监测中心静脉压的变化。

（3）伴有缺氧者增加氧气浓度，辨别是否呼吸通气不足，及时处理。

（4）体温过低者做好保暖措施、调节室内温度、温毯加温、输液加温等措施。

（5）监测血气分析，血红蛋白低于 100 g/L 者准备输血。

（6）密切观察引流量及尿量，怀疑术后继续出血者立即通知医师。

（7）心电图监测（特别注意 ST-T 变化），对于无大出血现象，胸闷痛呼吸困难者，请心内科医师会诊。

（五）谵妄和躁动

苏醒期谵妄和躁动是全麻手术患者复苏护理工作中经常碰到的问题，谵妄与躁动都是神经系统功能改变的结果，只是程度不同而已。临床表现为麻醉未苏醒突然出现烦躁、尖叫等躁动的表现，四肢和躯体肌张力增高，颤抖和扭动，发作后恢复平静，有可能再次发作，谵妄的持续时间长短不一，短则 10～13 分钟，长则可达 40～45 分钟。对于苏醒期谵妄和躁动的患者护理应注意以下几方面。

（1）密切观察病情：观察患者的血压、心率、呼吸的节律和频率、缺氧状况、血氧饱和度，注意观察患者意识状态、瞳孔、尿量，可以做动脉血气分析以防低氧血症或二氧化碳潴留。血氧饱和度低于 95% 时，应给予氧疗，可避免因缺氧导致的烦躁不安，有利于伤口的愈合。如是酸中毒、低血压等病情所致，应及时报告医生给予相应的处理。

（2）加强安全护理：患者处于复苏期，正确妥善使用约束带，固定好患者的四肢，并密切观察患者四肢血运、皮肤温度，静脉注射部位等情况，确保皮肤无受压损伤。妥善安置好各种引流管及输液装置。若患者发生躁动时，应迅速给予约束与镇静，而非训斥或强行制止，同时可以利用中间清醒阶段唤醒患者，并进行说服引导，使患者安静。

（3）气管导管护理：协助麻醉医生适时拔出气管导管，避免过度刺激。拔管前应清除呼吸道及口腔内分泌物，避免误吸，保持呼吸道通畅。若不符合拔管要求的可遵医嘱给予静脉注射小剂量咪达唑仑或少量的丙泊酚镇静，继续接呼吸机辅助通气，防止因躁动导致气管导管脱出造成患者窒息。

（4）充分镇静镇痛：减轻患者伤口疼痛的不适，根据病情给予相应的镇痛措施。

（5）减轻尿管不适：苏醒期感觉尿管不适，耐心向患者解释留置尿管的重要性，在确保导尿管不滑出的基础上减少气囊内水量，细心检查尿管是否通畅，膀胱是否充盈。

（6）其他：对于其他原因如低 SpO_2、体位不适、心理紧张、缺氧、尿潴留、冷刺激等不适引起的躁动，护理原则是去除病因，解除诱因及对症护理，避免盲目使用强制性约束，适当加以保护以防外伤及意外。对于反复发作的躁动，应做血气监测。如有酸碱失衡的患者，给予及时纠正。

（六）疼痛

术后疼痛常会增加患者肌张力，导致通气功能降低，肺顺应性下降，因惧怕疼痛限制咳

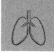

嗽影响呼吸道分泌物的排出,可能发生术后肺部感染和肺不张,还可导致术后缺氧和二氧化碳蓄积。肺移植手术创伤大,术后持续有效的镇痛是减少患者氧耗、减少呼吸机支持、加强患者术后咳嗽排痰的有效方法。对于术后急性疼痛的护理,获取患者有关疼痛信息有重要的作用,创建一个有信任感的环境能促进患者提供疼痛和治疗的信息,有助于更有效地调整疼痛的治疗方案。

(1) 观察记录术后患者的生命体征变化。

(2) 评价镇痛效果。

(3) 镇痛不全或患者需要剂量调整时,需立即汇报医师处理。

① 目前临床应用范围较广的是患者自控镇痛(PCA),是一种根据患者身体状况和疼痛程度,预先设置镇痛药物和剂量,然后予患者"自我管理"的一种疼痛技术,常用的有经静脉和硬膜外自控镇痛。

② 对于肺移植术后拟行早期拔管的患者术前可在超声引导下行硬膜外阻滞,给予罗哌卡因并在术后追加剂量,而麻醉平面通常选择在 T6 - T7 水平,有效的阻滞持续时间应达术后 72 小时左右。

③ 除应用药物外,在护理上还可采取一些镇痛方法来减轻疼痛,如舒适的体位、语言安慰、触摸、给予冷热刺激、按摩、经皮神经电刺激、想象等,但这些只能作为药物治疗的辅助,而不能替代药物治疗。

(4) 一旦发现因使用止痛药引起的并发症,应立即通知麻醉医师处理,遇到呼吸抑制、心搏骤停的紧急情况立即协助就地抢救。

(七) 恶心呕吐

手术后恶心、呕吐是常见的并发症,可造成患者的痛苦和不安。在复苏护理过程中首先要评估恶心、呕吐的风险,评估恶心、呕吐的原因,对症处理,如腹胀,给予胃肠减压等。避免患者恶心和呕吐,根据医嘱给予止吐药治疗,给予患者吸氧,并保持患者周边及口腔清洁,头偏向一侧防止患者吸入呕吐物,同时还要关注患者的情绪和心理问题,做好心理护理。

(八) 低体温

由于肺移植手术时间长、创伤大,术中可能输入未加温血制品或液体、手术创面用大量液体冲洗、低温供体植入、体外转流等因素,即使术中采取了一系列保暖的措施,患者术中的体温得以维持在 36 ℃以上,但在复苏期依然不能忽视患者正常体温的维持,防止低体温的发生。而对于患者低体温的护理要做好如下护理措施:

(1) 监测重要生理功能

① 心脏血管功能:心电图监测,血压监测,使用动脉内导管血压监测器。

② 肺脏呼吸功能:脉搏氧饱和度监测,测量动脉血气体分析及酸碱值。

③ 中枢神经功能:评估病患意识状态,进行肌松监测来确认肌肉恢复的程度。

(2) 手术伤口评估:注意手术伤口是否有不正常出血,如有出血需要测量凝血时间及出血时间。

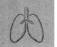

（3）积极复温措施：给予调节室温，使用加热设备（保温毯、袜、头部覆盖物），输入液体加温，减少体表暴露，以避免体温继续下降。

（4）输液：运用加热装置，气体湿化并加温。

（5）患者过度寒战：给予适量曲马朵。

（6）患者体温慢慢恢复：需给予足够的输液，以避免因血液淤积在末梢而引起心排血量不足，同时需注意患者的尿量是否减少。

七、患者转出

一般情况下，在患者拔管后观察 1 小时左右，评估患者恢复程度，评估指标包括患者疼痛耐受良好，没有明显的呼吸窘迫，动脉血气分析氧合指数 >200 mmHg，$PaCO_2 <50$ mmHg，此时即能决定是否可以安全转运至 ICU。护士及时与患者沟通，安慰患者，告知患者恢复情况，并通知家属，准备送往 ICU。记录恢复指标和即时的护理结果，通知 ICU 护士患者的情况，以便对方护士做好充分的护理准备（包括监护仪器和护理设备等）。为确保护送途中患者的安全，需确保转运床安全有效，携带必要的护理设备和抢救设备，防止途中可能出现的病情变化和紧急情况，便于处理。由手术医师、麻醉医师和护士共同转运至 ICU，待患者入 ICU 后麻醉医师和护士分别与 ICU 医师、护士详细交代病情及术中、术后情况，移交病历，包括监护与治疗记录。

参考文献

［1］刘保江，晁储璋. 麻醉护理学［M］. 北京：人民卫生出版社，2013：261-273.

［2］Wilmore D W，Kehlet H. Management of patients in fast track surgery［J］. BMJ (Clinical Research Ed.)，2001，322(7284)：473-476.

［3］Pottecher J，Falcoz P E，Massard G，et al. Does thoracic epidural analgesia improve outcome after lung transplantation? ［J］. Interactive CardioVascular and Thoracic Surgery，2011，12(1)：51-53.

［4］Felten M L，Moyer J D，Dreyfus J F，et al. Immediate postoperative extubation in bilateral lung transplantation：Predictive factors and outcomes［J］. British Journal of Anaesthesia，2016，116(6)：847-854.

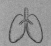

第七章　肺移植术后护理

第一节　体位管理

一、建立人工气道的患者

病情允许的情况下,上半身抬高≥30°,实施镇静镇痛状态下,更应确保卧位的有效性。神志清楚的患者,应做好患者的沟通工作,解释半卧位的重要性,即有利于血液循环,并增加肺潮气量,减少肌肉牵拉受力,减少患者的疼痛及伤口缝线张力;有利于胸腔引流,同时可避免形成膈下脓肿,让患者主动配合是最好的方法。

(1) 半卧位有三种选择:仰卧位、左侧卧位、右侧卧位三种姿势。每次变换体位时应注意协调一致,可结合翻身、拍背同时完成。

(2) 每次变换体位时应评估病情,与患者沟通,放低床头、床尾,可采用床单法、患者参与多人合作法进行,变换体位后注意头、颈部、躯体转动一致性,以达到目标体位。

二、根据肺移植术式采取正确与安全体位

(1) 首次应明确患者手术方式,双肺移植的卧位选择无特殊禁忌,在每次变换体位后应重点关注氧合及生命体征的情况,出现氧合下降,应及时查明原因,无改善立即恢复原位,汇报医生进行处理。应重点关注左单肺移植后患者体位变换的氧合情况。

(2) 对于单肺移植患者:应根据肺复张情况,选择正确卧位。伴有自体肺严重感染的患者,术后应做好严格交接,禁忌术侧在下方的卧位,防止患侧感染性痰液通过体位变换倒灌移植肺导致新的感染。

(3) 肺动脉高压实施肺移植或心肺联合移植术后患者,应保持上半身抬高≥30°体位,尽量减少患者不需要的翻动。如需要变换体位时,应评估患者心功能状态,病情允许的情况下启动翻身,密切观察患者心率、心律变化,并结合心衰指数及心超(心脏超声波)结果,制订严格的体位变换计划,以确保患者心肺功能。

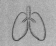

三、应用 ECMO 行心肺肾功能维护的患者

在确保血液流速的情况下,尽量保持患者上半身抬高≥30°体位,在进行体位变换时应保持置管侧肢体及动静脉导管处于通畅,至少由 4～5 名医护人员协调一致进行翻动与变换到安全体位。对比前后血液流速,如变换体位后发现氧合及流速下降,应查找原因,恢复原位,汇报医生进行紧急处置,以保证患者全身氧合。

四、术后早期肺康复体位管理

术后生命体征平稳,无活动性出血,由康复师评估后,应尽快开展早期肺康复。

(1)戴人工气道期间:应根据康复计划评估表进行评估,由医护人员全程协助,可从半卧位、床上坐位、床边坐位、床边站立的方式循序渐进式进行早期活动,如患者出现生命体征数值中单项超过 10% 比例时,应暂停活动,如患者自诉有疲惫感,可上床休息。

(2)撤除人工气道后:应根据康复计划表进行评估,由医护人员全程协助,进行早期活动,可从半卧位、床上坐位、床边坐位、床边站立、下床活动等循序渐进的方式进行活动,每次不超过 15 分钟。如患者出现生命体征数值中单项超过 10% 比例时,应暂停活动,如患者自诉疲惫感,即刻上床休息。

(3)肺移植术后戴有胸腔引流管:患者下床活动或变换体位时,应防止引流管受压、扭曲,确保引流通畅,每次下床活动或变换体位时应注意导管固定正确、妥善放置,同时积极落实安全应急措施,防止发生导管滑脱的意外,医、护、患均要掌握。

第二节　各类管道护理

一、胸腔引流管观察与护理

胸腔闭式引流是根据胸膜腔的生理特点,依靠胸腔引流瓶中的液体使胸膜腔和外界隔离,使胸膜腔内的液体和气体能及时排出,防止外界空气进入胸腔。维持胸膜腔负压,促使肺复张,改善呼吸困难和循环障碍,消除残腔,预防胸膜腔感染。

(1)患者术后常规安置上、下胸管各一根,接一次性Ⅲ型胸腔闭式引流装置,必要时接负压持续吸引,根据医嘱调节负压在 8～12 cmH$_2$O,以便迅速地排出胸腔内液体和气体,保持胸膜腔负压,促进肺复张。

(2)严密观察胸腔引流液的色、质、量及水柱波动范围,并每小时准确记录。手术后一般情况下引流量应小于 80 mL/h,开始时为血性,以后颜色逐渐变浅,不易凝血。若渗液超

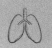

过 150 mL/h,持续 3 小时,性质较黏稠,易凝血,或术后 24 小时引流量超过 1 000 mL,引流液鲜红温热,提示有活动性出血的可能,应立即与医师联系并做好开胸止血的准备。如术后恢复进食,引流液中出现食物残渣,说明食管受损。

(3) 妥善固定引流管,给予患者坐起拍背理疗或翻身时,更应妥善放置并固定,防止引流管扭曲或脱出。引流管的长度要适宜,以患者能够翻身或在床边活动为宜,太短会影响引流,过长则易扭曲,增大死腔,影响通气。搬动时,双钳夹管,动作要轻巧,慎防引流管脱出,下床活动时,引流瓶位置应低于膝关节,保持密封。

(4) 保持管道的密闭和无菌,使用前检查引流装置的密封性,胸壁伤口引流管予无菌敷料覆盖保护严密,更换引流装置时,必须先双重夹闭引流管,以防空气进入胸膜腔,严格执行无菌操作,防止感染。一次性引流装置 7 天内更换一次,如胸液瓶内引流液大于 3/4 时应及时更换。

(5) 保持引流通畅,密闭式引流主要靠重力引流,引流瓶液面应低于引流管胸腔出口平面 60 cm。任何情况下引流瓶不应高于患者胸腔,以免引流液逆流入胸膜腔造成感染。定时挤压引流管,术后最初 4 小时,15～30 分钟挤压引流管一次,后 30～60 分钟一次,以免管口被血凝块堵塞。挤压方法为:采用弹性挤压的方法,止血钳夹闭排液管下端,两手同时挤压引流管,然后打开止血钳,使引流液流出。检查引流管是否通畅最简单的方法是观察引流管是否持续排出气体和液体,以及水柱是否随呼吸上下波动,必要时请患者深呼吸或咳嗽时观察。水柱波动的大小反映残腔的大小与胸腔内负压的大小。正常水柱上下波动 4～6 cm。如水柱无波动,患者出现胸闷、气促并伴有气管向健侧偏移等肺受压的症状,应疑为引流管被血块堵塞,需设法挤捏或使用负压间断抽吸引流瓶排气管,促使其通畅,并通知医师。

(6) 床旁常规备无菌凡士林纱布及两把专用管道钳。若引流管从胸腔滑脱,立即徒手捏闭伤口处皮肤,局部消毒后用凡士林纱布封闭伤口,协助医师做进一步处理。如引流管连接处脱落或引流瓶损坏,立即双钳夹闭胸壁导管,按无菌操作更换整个引流装置。必要时行 X 线摄片,确认肺复张情况。

(7) 48～72 小时后,引流量明显减少且颜色变淡,24 小时引流液小于 50 mL,X 线胸片示肺膨胀良好、无漏气,患者无呼吸困难即可拔管。

(8) 拔管后观察患者有无呼吸困难、漏气、渗液、出血、皮下气肿等症状。

二、胃肠营养管护理

(1) 妥善固定胃管,使用胶布蝶形固定胃肠营养管,并定期更换;保持胃管负压引流的通畅,如抽不出胃液时,应及时调整胃管的位置,检查胃管是否打折或盘在口腔内,可用生理盐水定时冲洗,以保持引流的通畅。

(2) 密切观察并记录引流液的色、质、量,若出现咖啡色液体时,应警惕术后应激性溃疡的发生,应及时向医师汇报,并遵医嘱准确给药。

（3）通过鼻肠管鼻饲给药者，应先验证管道在位通畅，再给药，给药前后用 20 mL 温开水冲洗管道。冲洗后停止负压吸引 1 小时。抗排异药物应用前应暂停肠内营养液 2 小时，用药后 1 小时再开放。输注前抬高患者床头 30°～45°，输注过程中应使用输液加温器维持肠内营养液温度（37～40 ℃），根据患者病情予以个体化、规范化营养输注，遵循循序渐进的原则，即浓度应由低到高，量由少到多，输注速度由慢到快。输注前应用注射器回抽，确保鼻肠管在位，每 4 小时冲洗鼻肠管，防止管道堵塞。在营养液输注过程中应随时询问患者有无咽喉不适、腹痛、腹胀、腹泻等，便于及时调整输注速度或营养液温度。

（4）患者拔除气管插管后，无明显腹胀，肠蠕动恢复，通过评估吞咽功能良好，可考虑拔出胃管。掌握正确的拔管方法，防止误吸。

三、导尿管护理

（1）妥善固定导尿管，防止尿管拉脱。应用高举平抬法将导尿管固定于大腿上方，减少导尿管的过度移动，减少尿管相关性的尿路感染的发生。

（2）观察并每小时记录尿液的色、质、量。应准确判断引起尿液改变的原因：由体外循环所致的尿液改变为血红蛋白尿，呈酱油色或浓茶色；尿道黏膜损伤为血尿；尿路感染时尿液呈混浊状。每周送检尿培养一次，根据检查结果进行干预处理。

（3）保持引流通畅。出现少尿或无尿时，应先查找原因，排除尿管打折、扭曲、阻塞等原因。应用利尿剂后注意观察用药后的效果。

（4）防止尿路感染，长期留置尿管者应定期更换尿管，防止导尿管相关感染的发生。移植患者，免疫功能低下，操作时严格执行无菌技术原则，每日 2 次采用聚维酮碘进行会阴护理，防止尿管相关性的尿路感染。

（5）每日评估尿管留置指征，患者全麻清醒，循环稳定，自主排尿功能恢复，应及早拔除尿管。

（6）掌握拔管时机，先放尽尿管气囊后，利用患者自行解尿方式缓慢将尿管冲出，以防损伤尿道黏膜。拔管后应观察患者解尿情况，必要时采取物理措施协助自主排尿。

四、ECMO 导管护理

（1）上机前：应落实清醒患者良好的医护患沟通，使其配合 ECMO 的使用，必要时置管下肢运用约束带有效固定。

（2）实施有效的镇静镇痛：防止因躁动而导致导管滑出、管路脱落等危险，确保 ECMO导管的安全。镇静剂一般不选用丙泊酚，因其含脂肪成分，会加剧血浆渗漏。

（3）妥善固定动静脉管路：导管置入后均采用缝线进行皮肤固定，加固定位 ECMO 导管。V－A 置管时，置管侧下肢取伸直位，V－V 置管时，颈内置管处增加塑形转接头。注意观察有无导管抖动，ECMO 整个环路有无牵拉打折、是否张力过高。在仪器和床旁设置防护

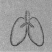

栏和警戒线。

(4)导管的日常维护:每班查看导管置入位置及导管功能,三通接头与肝素帽处衔接紧密,与 CRRT 联合应用时,注意正确连接,调整压力,保护膜肺性能。注意无菌操作,插管部位每日皮肤消毒及更换敷料,如有外渗、污染,及时更换;跟踪各项培养结果。

(5)输注管理:不得在 ECMO 管路上输注液体。

(6)基础管理:加强皮肤保护,对于易发生压力性损伤的高危患者采取预防性保护措施;置管后注意患者手术创面及插管处皮肤保护,观察有无渗血;观察插管侧肢体的皮肤颜色、皮温和远端动脉搏动;注意 ECMO 导管不可直接接触皮肤,适度减压,防止器械压力性皮肤损伤的发生。

(7)协助医生每日评估 ECMO 撤机指征:撤机时密切观察患者循环氧合,撤机后患者循环氧合有无影响,正确按压导管创口,防止出血及按压不到位形成局部血肿。

五、输液(输入性管道)管理

肺移植术后早期易发生再灌注肺水肿,术后 8～12 小时内最明显,以后逐渐减轻,所以术后应严格控制液体平衡,根据各项监测指标和每日体重决定液体的出入量,保持每日出入量的负平衡。术后每小时的液体入量应控制在每千克体重 2～3 mL。容量不足时应尽量补充胶体,同时,积极使用强效利尿剂也是防治再灌注损伤的有效措施。

(1)输液通路管理:患者术毕转入 ICU 后带有颈内静脉插管、锁骨下静脉插管两路中心静脉通路以及四肢周围静脉通路。护士必须严格交接班,仔细检查各路输液是否通畅。

(2)液体种类管理:肺移植术后需要的药物种类多,往往需要同时输入多种药物,护士必须交接清楚药液的种类、浓度、剂量,做好标记。可使用三通增加输液通路,但要注意药物的配伍禁忌。联合应用多种抗生素应合理安排补液顺序,根据间隔时间,维持有效血药浓度。

(3)掌握肺移植用药配制方法:以血管活性药物配制方法为例,体重(kg)乘以常数 3、0.3、0.03,即将药液稀释至 50 mL 溶液中,由微量泵泵入 1 mL/h 代表 1 μg/(kg·min)、0.1 μg/(kg·min)、0.01 μg/(kg·min)药物剂量,这样可使用药剂量准确,避免输入过多晶体液。血管活性药物应从中心静脉单通道输入,大剂量血管活性药物应用换泵时双泵转换不间断使用。患者进行高浓度补钾治疗时,可根据病情将 10% 氯化钾稀释到 1.5%～3.0% 不等。尤其是应用氯化钾微泵补钾时应注意药物浓度并严格从中心静脉泵入。

(4)输入高浓度药物时应注意以下几方面:

① 由中心静脉输入,以避免疼痛及静脉炎的发生。

② 微量泵用药过程中需改变用药剂量和浓度时要用泵换泵,以免发生心律失常或血压异常。

③ 静脉输入不同的药物时要更换输液器,以保证药液准确、及时进入体内,同时可避免

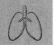

配伍禁忌。

④ 不能由此通路进行静脉注射或测量中心静脉压,以免测压时药物输入中断或输入过快引起病情变化。

(5) 严格控制液体入量,保持输液通畅:量出为入,宁少勿多,泵控要求做到每小时平衡。严密监测中心静脉压的动态变化,并结合患者血压、心率、颈静脉充盈程度、尿量、肝脏大小、循环血量(是否脱水)等情况综合进行分析,对不同的情况做出相应的处理。体外循环术后早期患者的血管处于收缩状态,中心静脉压在 $10\sim15\ cmH_2O$,对维持循环稳定具有积极的意义,补液以补入胶体为主。重点查看各输液管道连接处有无松脱、漏液、出血,滴速快慢,静脉穿刺周围有无静脉炎的发生,30 分钟查看一次,尤其是患者活动后或烦躁时。肺移植术后患者严格控制入液量,以免加重心脏负担,引起肺水肿、急性右心衰竭,而输液的滴速较慢,容易发生管道堵塞,应严密观察,保证输液通畅。

(6) 严格无菌操作:肺移植术后患者应用甲基泼尼松龙、泼尼松、塞尼哌等多种大量的免疫抑制剂,机体抵抗力低,容易发生感染,穿刺部位用聚维酮碘或氯己定溶液局部消毒并每周至少更换敷料 1 次,24 小时更换延长管、三通、肝素帽。

(7) 记录总结:准确记录每小时输液量,班班小结,每 24 小时总结 1 次。

(8) 使用利尿药物:利尿药物应在胶体溶液(如血浆、蛋白)使用过后使用。因胶体溶液能有效地提高血浆胶体渗透压使血容量增加,有利于液体的排出,减轻组织间水肿。

第三节 监测护理

一、体温监测

(一) 体温监测的意义

由于肺移植受体在术中常常处于低温状态,加之术中长时间手术暴露、失血、大量输液等,患者入室后应立即给予体温测量。体温监测是复温的依据,也是客观病情反映的重要指标。

(二) 监护要点

(1) 通过体温计直接测量,4 小时测量 1 次,或用监护仪、体温探头连续测量体温。测量的部位根据测温方式可选择口腔、腋窝、直肠、中心或体表接触。应用监护仪时,将导线探头置入患者鼻腔、直肠,监护仪屏幕上即显示出中心温度。应用容量监测仪时通过 PiCCO 导管实时显示动态中心血温;采用体温探头直接接触腹壁可每 4 分钟持续刷新一次体温,动态

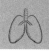

获取患者最新体温变化。

（2）注意保暖，特别是四肢末端，室温维持在 26～28 ℃。体温过低时要积极复温，可用升温仪、控温毯复温，注意水温不宜过高，不超过 40 ℃，以防烫伤，复温也不宜过急，患者体温应在 2～4 小时内上升至 36 ℃以上。术后带入 ECMO 应用患者，应立即连接加温水箱，设置水温 36.5～37 ℃，维持患者体温在 37 ℃以内，防止患者低温寒战影响 ECMO 导管性能。

（3）体温过高，腋温 38.5 ℃以上时，应采取降温措施干预。① 物理降温：用温水擦浴；头部、颈部、腋窝及腹股沟处用冰袋降温。冰袋用治疗巾包裹，以防冻伤。高热持续不退患者，根据医嘱予使用降温毯，背部予双层大单保护。② 药物降温：可用解热镇痛药予胃管内或肛塞。根据复测体温结果适时增减衣被。

二、循环监测

循环系统监测的重要内容是血流动力学监测。所有患者入 ICU 后均连续监测有创动脉压、肺动脉压和中心静脉压。

（一）无创监测

采用监护仪监测血压、心律及波形变化，判断有无心律失常。护士必须掌握心电图的基本知识。

（二）有创动脉压测定

使用动脉留置针穿刺动脉后固定，动脉测压管通过换能器连接于测压示波器，屏幕上显示动脉压力波形，并用数字显示收缩压、舒张压和平均动脉压。如监测结果波动大，超过 2.7 kPa（20 mmHg），应该检查连接管路及重新校正零点。最常用的是桡动脉，其次是足背脉或肱动脉，如周围循环灌注差，可采用 PiCCO 导管紧急穿刺测压。动脉穿刺直接测压对需要监测血气的患者更为合适，可以通过测压管反复采集血标本，避免对患者反复穿刺所致的损害和痛苦。

动脉测压管的护理：

（1）动脉测压管的各个接头（包括测压管、三通、换能器和监测仪）要紧密连接，更换三通、肝素帽及采取血标本后应立即连接并监测密闭性，避免脱开。

（2）保持动脉管的通畅，用压力袋加压匀速驱使肝素（肝素液的配制：0.9% 生理盐水 500 mL＋肝素 0.4 mL）持续冲洗，压力袋的压力应在压力袋的绿色区域范围内（200～300 mmHg）。

（3）将动脉测压管沿肢体长轴固定好，皮肤穿刺点用导管专用透明保护膜固定，根据静疗规范按时更换，敷贴若有污染、渗血或松脱应及时更换，保持动脉穿刺点妥善固定，无渗出。

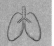

（4）测压前应校零，为保证数值的准确应始终保持换能器与心脏在同一水平。

（5）当动脉波形出现异常、低钝或消失时，应揭开透明保护膜，检查穿刺针是否打折或有血栓堵塞，并及时调整穿刺针位置，操作时严格执行无菌技术。

（6）应定时检查动脉测压管有无气泡，严禁动脉内进入气体和动脉内给药。

（7）定时观察带有测压管肢体的血液循环状况，如发现肢体肿胀、颜色或温度异常等情况，应及时向医师汇报，做出处理。

（8）为预防感染，三通接头应置于无菌治疗巾内，定时更换一次，有污染、开裂、潮湿应及时更换。

（9）注意事项：① 抽血标本时，速度要慢，管道冲洗时速度不可过快。防止速度过快而引起动脉痉挛、溶血等影响检验结果。操作时严格执行无菌技术。② 定时检查换能器、三通连接有无松动，三通方向是否正确；检查压力包的压力，保证动脉管道的通畅，观察动脉波形。

（10）每天评估拔管指征，循环稳定，应及早撤除动脉测压管，予无创监测，以避免血流相关性感染。

（三）肺动脉压（PAP）的监测与护理

肺动脉压是反映心肺功能的一个重要指标，也是判断肺移植术后肺功能恢复的重要指标之一，因此肺移植中常规应用漂浮导管技术，测定右心房压力、肺动脉压、肺动脉楔压、心排血量，从而综合判断肺移植治疗效果。

护理要点：

（1）注意观察 PAP 的波动（PAP 的正常值：收缩压 20～30 mmHg，舒张压 8～12 mmHg，平均压 10～20 mmHg）。

（2）测量时换能器应与心脏保持在同一水平，每次测压前应校零后记录数据。

（3）严格无菌技术操作。保持置管穿刺部位干燥，皮肤穿刺点用导管专用透明保护膜固定，根据静疗规范按时更换，敷贴若有污染、渗血或松脱应及时更换，保持动脉穿刺点妥善固定，无渗出。

（4）应妥善固定导管，防止脱出和移位。当波形出现异常时，应调整位置，必要时行 X 线检查，以了解导管位置。

（5）导管留置时间为 72 小时，病情需要时最长不超过 5 天，应在心电监护下及时拔除导管。拔管后压迫止血。怀疑血流相关性感染，拔管时应将导管尖端送检，进行细菌培养。

（6）严禁在患者咳嗽、烦躁、吸痰时测量 PAP（患者咳嗽、烦躁、吸痰时可使 PAP 增高）。

（四）中心静脉压（CVP）的监测

中心静脉压指右心房与上腔静脉的压力，即由锁骨下静脉、颈静脉置入导管送至腔静脉至右心房入口处所显示的压力，是反映右心房充盈压和血容量的客观指标，有助于调节补液速度和估计血容量。CVP 的正常值为 6～12 mmHg。临床上不要孤立地只观察其变化，必

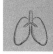

须结合动脉血压、脉搏、毛细血管充盈度、尿量及临床症状进行综合分析。

(1) 影响 CVP 测定值的相关因素

① CVP 升高的原因:中心静脉导管置入过浅;患者烦躁不安、剧烈咳嗽;肺循环阻力增加,如肺动脉高压、肺水肿等;输液、输血过量,速度过快;胸膜腔内压升高时,如使用呼吸机使用呼气末正压时、气管内吸痰等;使用强烈的收缩血管药物时。

② CVP 降低的原因:中心静脉导管置入过深;血容量不足,包括大量出血及大量利尿后容量未补足;使用扩血管药物时;使用镇静类药物时。

(2) 护理要点

① 每小时测量一次,并根据病情随时测定,同时做好记录。

② 每次测压前均应校零。零点为腋中线与腋前线之间与第 4 肋间的交叉点,体位变动时要重新调零点。

③ 在患者安静状态下测定,若咳嗽、躁动、呕吐、吸痰时,均影响测定结果。如患者在应用 PEEP 模式下进行呼吸机辅助呼吸,应将 PEEP 调整为 0,测得的压力值应减去 PEEP 值。目前临床上更主张持续 CVP 监测数据。

④ 测压管妥善固定,防止移位与脱出。调零测压时严防空气进入而发生栓塞。

⑤ 测压前应检查管道是否扭曲,管道内是否有空气,各接头是否松动、漏液,当确认无误后方可进行测压。如正在输注胶体时,应先停止输液,用肝素液冲洗管道,校零后再测压。

⑥ 应保持测压管路的通畅,严防在测压管路内使用血管活性药、镇静药及抗心律失常药。

⑦ 严格执行无菌操作技术,持续使用中的换能器可 96 小时更换一次,根据静疗规范,输液器、三通接头、肝素帽处用无菌治疗巾覆盖并定时更换一次。

⑧ 病情稳定后及时拔除 CVP 测压管。

(五) PiCCO 的监测与护理

1. PiCCO 测量

PiCCO 是脉搏轮廓连续心排血量与经肺温度稀释心排血量联合应用的一项技术,属于动态监测内容,相对全面反映血流动力学参数与心脏收缩功能的变化。置入一根中心静脉导管和一根股动脉导管,用温度指示剂注入心静脉导管,分布于胸腔内各个腔室,根据股动脉导管可连续监测动脉压力,同时监测仪通过分析动脉压力波形曲线下面积来获得连续的心排血量。动脉导管带有特殊的温度探头,用于测定注射大动脉温度变化,测得温度衰减曲线,即可得出各个腔室容量分布的情况。可反映心脏前负荷参数、后负荷参数、心肌收缩力参数、肺相关参数、氧饱和参数等。

测量开始时,从中心静脉开始匀速注入一定量的温度(2~8 ℃)指示剂(冰盐水),4 秒内注射完毕。经过上腔静脉→右心房→右心室→肺动脉→血管外肺水→左心房→左心室→升主动脉→腹主动脉→股动脉→PiCCO 导管接收端。做 3 次温度稀释心排血量测定。

2. PiCCO 护理

将 PiCCO 护理技术引入日常护理工作中,有利于加强 ICU 护理人员新知识、新技能的学习与锻炼,也能提高危重症护理工作的责任心与成就感,更好地为患者提供优质护理服务。

(1) 妥善固定,密切观察。熟悉各参数临床参考值及其意义,同时要密切观察患者病情,并记录生命体征的变化,严密观察每小时尿量,并记录 24 小时出入量,动态观察 PiCCO 的监测结果及生化指标(如血乳酸、降钙素原、钠尿肽前体等),发现异常及时报告医生调整治疗方案。护理人员还应及时观察穿刺部位,每日观察,按时更换敷贴,与导管相连的输液器、肝素帽、三通每 24 小时更换 1 次,预防脱管,保持无扭曲、无打折。保持穿刺部位无菌、干燥,被回血血迹等污染后应及时更换。注意观察动脉插管内有无回血及压力表的指针情况,若留置管路过程中出现高热、寒战不能排除其他原因时应立即拔出导管,并行外周、中心血培养和导管尖端培养加药敏实验。

(2) 配合医生,校零定标。PiCCO 的校正可通过测量单次心排血量进行。校正 PiCCO 监测仪前,先调零并暂停中心静脉输液 30 秒以上,输入中心静脉压(CVP)值后进行测量。应用热稀释法测量时,注入冰盐水要快速均匀(<4 秒),量一般为 10～15 mL,并重复测量 3 次,取其平均值来校正。

(3) 管路冲洗,定期加压。动脉导管用生理盐水 250 mL 加肝素 12 500 U 持续给予管道冲洗,应用加压袋保持压力在 300 mmHg(1 mmHg=0.133 kPa),且每 2 小时手动冲洗 1 次。有出血倾向者,股动脉穿刺处用沙袋加压 6 小时,拔管后加压 30 分钟。同时要密切观察管路留置情况,并记录导管留置的长度。

(4) 拔除导管,及时包扎。PiCCO 导管留置时间一般在 10 天以内,如留置导管期间患者病情稳定,血流动力学各项指标正常,可考虑拔管。动脉导管拔出后需按压 15～30 分钟,并用无菌敷料覆盖,局部加压包扎(用 1.0～1.5 kg 沙袋压迫)6～8 小时后解除,并观察 24 小时局部有无渗血情况。

三、呼吸监测

(一) 呼吸监测

肺移植患者由于移植肺的植入、呼吸面积的变化、长时间手术创伤,常常会发生致命性的严重并发症。因此,肺移植术后呼吸的监测和管理十分重要,呼吸功能是否恢复是决定肺移植成功与否的关键因素,尤其是术后 72 小时以内更要密切观察,及时处理,防止灌注性肺水肿、原发性移植物功能丧失(PGD)、急性排斥反应等严重并发症的发生。这些并发症的发生,不但会极大地增加护理工作量,也常因救治无效而导致肺移植失败。呼吸系统的监测包括监测呼吸幅度、胸廓运动的对称性、有无发绀、气道监测和管理等。

呼吸监测要点:

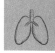

（1）呼吸频率：正常人呼吸频率为每分钟 16～20 次，观察有无呼吸过快或过慢，有无呼吸困难。

（2）呼吸运动的对称性：可通过观察胸廓运动并结合胸部叩触诊进行，判别有无新发气胸或肺不张。

（3）发绀：观察口唇与四肢末梢皮肤、黏膜的色泽，观察有无低氧血症的发生。肺移植术后 24 小时内重点关注气道分泌物性状，早期及早发现灌注性肺水肿、急性 PGD。

（4）呼吸困难：要分清几种呼吸困难。① 吸气性呼吸困难，主要表现为吸气时间显著长于呼气时间，辅助呼吸肌收缩增强，出现"三凹"征（即胸骨上窝、锁骨上窝和肋间隙或腹上角凹陷）。主要见于喉头水肿、气管或喉头异物。② 呼气性呼吸困难，主要表现为呼气不畅，患者呼气费力，呼气时间显著长于吸气时间，呈痛苦面容。③ 吸气和呼气均感费力，呼吸频率快而表浅，常见于肺部感染。通过 X 线胸片判别胸腔渗出液引流情况，经纤维支气管镜检查吻合口生长，有无血痂堵管而导致的呼吸困难。

（二）机械通气的管理

利用呼吸机进行机械通气能维持呼吸道通畅，使患者恢复有效通气并改善氧合而改善通气，纠正缺氧，防止二氧化碳在体内蓄积，为抢救提供有力的生命支持，被广泛应用于肺移植中。在移植前往往由于原发病导致严重呼吸衰竭，需要用呼吸机进行抢救治疗，以创造条件，等待肺供体。移植中需要由呼吸机来替代呼吸功能，移植后能辅助和维持早期供体肺的功能，使机体有可能度过基础疾病所致的呼吸功能衰竭。肺移植患者的呼吸机应用，既有机械通气的一般模式，也有在不同时期采用不同的通气模式。

1. 肺移植患者术后常用的通气模式

目前临床常用的机械通气模式包括分钟指令性通气、间歇指令性通气、双水平正压通气、同步间歇正压通气、压力支持通气、持续气道正压通气、间歇正压通气等。肺移植术后患者多采用双水平正压通气。

双水平正压通气（Bi - Level Positive Airway Pressure，BiPAP）为一种双水平 CPAP 的通气模式，高水平 CPAP 和低水平 CPAP 按一定规律进行切换，两者所占时间比例可调。在高压相和低压相，吸气和呼气都可以存在，做到"自主呼吸"。如果无自主呼吸，即相当于 PCV＋PEEP。该模式突破了传统控制通气与自主呼吸不能并存的难题，能实现 PCV 到 CPAP 的过渡，能够达到很好的人机协同，是新近开发出来的通气模式，是一种操作简单、适应性广、贯穿患者整个机械通气治疗过程、不需要更换通气方式的新型通气模式。奥地利 Marcel Bawn 于 1989 年提出 BiPAP 的概念：在两个不同气道压力（CPAP）水平上存在自主呼吸压力控制通气模式。其设计出发点是为了解决患者的自主呼吸不能与强制的机械通气相匹配即人机对抗的难题。

2. 肺功能的监护

（1）血气分析：机械通气开始后 30 分钟应做首次血气分析，尽可能应用较低的吸氧浓

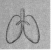

度,而使 PO_2 维持在 80 mmHg;PCO_2 为观察通气的指标,可不急于使 PCO_2 恢复至正常,最好维持在 40～50 mmHg。

(2) 呼出气监护:可监测呼气末的二氧化碳浓度,以便间接了解体内二氧化碳的变化。

(3) 呼吸功能监护:需监测潮气量、肺部顺应性、吸气峰压、气道阻力、吸氧浓度等。

(4) 胸部 X 线片:可帮助确定插管位置,发现肺水肿及并发症(气胸、皮下气肿等)、肺部感染、肺不张等,胸部创伤性检查后应常规摄胸部 X 线片。

(5) 血流动力学监测:测定心排血量以监护血容量及选择最佳 PEEP,并可测定肺动脉楔压。

(6) 肺部超声检测:临床呼吸机脱机试验失败与重症患者的不良预后直接相关。发现脱机失败的原因能够有助于进一步合理治疗,从而尽快顺利脱机。重症患者肺超声(Lung Ultrasound in Critically Ill Patients,LUCI)可以通过 B 线的变化情况从而诊断肺移植肺间质水肿。

四、代谢监测

(一) 肾功能的监测

肺移植患者术后容易发生肺水肿,需要维持内环境"宁干不湿"的原则,因此肾功能的观察十分重要,要防止水肿和血容量"过饱和"。监测项目及要点如下:

(1) 尿量:术后应严密观察尿量的变化。尿量是临床上最简单、直接反映肾血流灌注及体液平衡的重要指标。正常尿量应维持在 1 mL/(kg·h)以上。尿量<0.5 mL/(kg·h)或 24 小时尿量<400 mL,诊断少尿,提示有轻度肾功能损害,24 小时尿量<100 mL 时,提示有肾衰竭存在。体外循环下肺移植手术患者出现无尿和少尿最常见的原因为血容量不足。此时,应针对病因治疗,不可无根据地使用利尿剂,可根据 CVP、GEDV 等指标评估容量状态,及时调整血容量,提高肾的灌注。

(2) 尿比重:正常值为 1.015～1.025,尿比重升高常见于尿液浓缩,血容量不足;下降见于体外循环或 ECMO 后早期血液稀释性利尿。肺移植术后应每天测量尿比重。

(3) 尿色:体外循环或 ECMO 后,由于红细胞被破坏,可出现血红蛋白尿,这时应加强利尿,静脉滴注碳酸氢钠溶液,以碱化尿液,防止血红蛋白沉积于肾小管内引起肾衰竭。一般碱化尿液后症状很快消失,但如果持续出现血尿应查明原因。

(4) 血肌酐(Scr)与血尿素氮(BUN):急性肾损伤是目前临床中常见的严重临床综合征之一,肾小球滤过功能检查 Scr 和 BUN 浓度及每日升高幅度可反映肾功能损害程度及有无高分解代谢存在,因此,应每日监测血生化指标,以警惕急性肾损伤(AKI)的发生。

(5) 准确记录出入量:入量包括静脉输液量、饮水量、食物含水量和其他治疗时所摄入的液体量。出量包括尿量、大便、呕吐物、胃肠减压液量、出汗、呼吸等。急性肾衰竭早期主

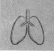

要表现为尿量减少,所以术后尿量观察极为重要,应准确记录每小时尿量,并将尿液检查结果及时报告医师。

(6)严格控制补液量:根据"量出为入、宁少勿多"的原则计算补液量,应用输液泵精确控制补液速度,禁止短时间内大量输入晶体液,减少体内水潴留及心脏负担,防止心力衰竭、肺水肿的发生。同时注意防止高血钾导致心律失常,必要时可进行血液透析。

(7)其他:若患者血压低、CVP正常、前后负荷正常,可应用多巴胺、去甲肾上腺素等正性肌力药改善心功能,增加心排血量,改善肾的灌注。在血流动力学稳定的情况下,可静脉微泵注入硝酸甘油等,以减低后负荷,增加肾的灌注。若以上治疗无效时,应及时用抑制肾小管重吸收的利尿药,如呋塞米。若反映差或无效果,可增加用药剂量或缩短用药时间。

(二)水、电解质酸碱平衡监测

水、电解质是构成人体体液的重要成分,是维持机体内环境稳定、正常新陈代谢的主要条件。出入量平衡是维持循环功能良好的基础。术后早期,末梢血管处于收缩状态,随着体温的复升,末梢血管扩张,可出现血容量不足。应注意根据胸液量、中心静脉压、血压、心率、血红蛋白、末梢循环状况判断血容量是否充盈。

1. 电解质失衡

(1)低钾血症:血清钾<3.5 mmol/L。血清钾低时,心肌兴奋性升高,易发生恶性心律失常。

[常见原因]长期使用利尿剂、代谢性或呼吸性碱中毒、钾摄入量不足,过多使用皮质激素。

[临床表现]

循环系统:以心律失常为主,如室性早搏、心房纤颤、心动过速,严重时可出现心室颤动。

消化系统:食欲不振、恶心、呕吐,严重者有腹胀、肠麻痹和肠梗阻等现象。

神经肌肉系统:全身乏力,眼睑下垂,严重时可出现肌肉麻痹、呼吸困难或呼吸骤停。

[治疗原则]按补钾公式计算及时补钾。

(2)高钾血症:血清钾>5.5 mmol/L。高血钾可使心肌的兴奋性、传导性均降低或消失,造成心肌收缩无力及传导阻滞。

[常见原因]单位时间内补钾量过多、输入过多的库存血、急性肾衰竭、酸中毒、休克、严重溶血、心功能不全、全麻时间过长等。

[临床表现]心律失常、心率减慢、传导阻滞,严重者心脏停搏、四肢麻木乏力、呼吸肌麻痹造成呼吸困难。

[治疗原则]立即停止使用含钾药物,应用钙剂拮抗,纠正酸中毒,应用利尿剂,使用胰岛素。

(3)低钠血症:血清钠<135 mmol/L。

[常见原因]长期低钠饮食、长期用利尿剂、体外循环后血液稀释、肾皮质功能不全、呕吐、腹泻、出汗过多而未及时补充钠盐等。

［临床表现］乏力、头晕、淡漠、胃肠道症状。

［治疗原则］进食时增加钠盐的摄入,静脉补充钠盐,及时复查。

（4）高钠血症:血清钠＞145 mmol/L。

［常见原因］水分摄入不够、失水过多、过多补钠且伴有肾功能不全。

［临床表现］以神经精神症状为主。

［治疗原则］补充水分或低渗液,及时监测血清钠。

（5）低钙血症:血清钙＜2.2 mmol/L。正常值为 2.25～2.75 mmol/L,游离钙为 1.15～1.35 mmol/L。

［常见原因］体外循环后血液稀释、输入较多库存血、碱中毒。

［临床表现］手足抽搐、阵发性肌痉挛、心律失常、血压下降。

［治疗原则］补钙,纠正碱中毒。

（6）低镁血症:血清镁＜0.75 mmol/L。正常值为 0.75～1.25 mmol/L。

［常见原因］血液稀释、大量利尿。

［临床表现］神经肌肉兴奋性增强、焦虑、心律失常。

［治疗原则］静脉滴注硫酸镁。

2. 酸碱平衡

（1）呼吸性酸中毒:是因为肺通气不足,二氧化碳潴留排出障碍所致。

［常见原因］① 机械通气时人工设置不当或管道漏气。② 呼吸肌无力或自主呼吸未完全恢复。③ 肺部并发症,如肺不张、肺水肿、肺部炎症等影响气体交换。

［治疗原则］① 使用呼吸机时,增加呼吸频率、潮气量或更换呼吸机管道。② 及时清除呼吸道分泌物,保持气道通畅。③ 针对肺部并发症积极采取措施,解除病因。

（2）呼吸性碱中毒:是因通气过度,二氧化碳排出过多所致。

［常见原因］① 机械通气时人工设置不当,如呼吸频率过快或潮气量过大。② 呼吸过深、过快。③ 低氧血症、发热等。④ 肺部疾病,如间质性肺炎等。

［治疗原则］① 使用呼吸机时,减少呼吸频率或潮气量。② 合理使用镇静镇痛药物。③ 积极治疗和预防原发病。

（3）代谢性酸中毒

［常见原因］① 休克、缺氧等急性循环衰竭。② 肾衰竭。③ 糖尿病。④ 碱性物质的丢失,包括腹泻、肾功能不全、大量输入生理盐水引起血液稀释等。

［治疗原则］① 应用 5% 碳酸氢钠静脉滴注。② 积极处理原发病。③ 防止纠酸后低钾低钙。

（4）代谢性碱中毒

［常见原因］① 碱性药物应用过多。② 低钾血症。③ 胃液丢失过多。④ 长期利尿。⑤ 脱水引起浓缩性碱中毒。

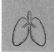

［治疗原则］① 静脉补充精氨酸等酸性制剂。② 补充钙剂,缓慢注射。③ 监测电解质并适当补充钾离子。

3. 血气分析监测

血气分析是监测呼吸机治疗效果的重要指标之一。通过血气分析可以判断血液的氧合状态,指导呼吸机的合理调节;判断机体的酸碱平衡情况;与呼吸监测结合判断肺气体交换情况;一般主要监测动脉血气分析,必要时可测混合静脉血气分析。

（1）pH

［作用］反映体液总酸度,受呼吸和代谢因素共同影响,因此单凭这一指标不能区别是代谢性或呼吸性酸碱失衡。

［pH］7.35～7.45(正常值);<7.35 为酸中毒,见于未代偿或代偿不全的原发性呼吸性或代谢性酸中毒;>7.45 为碱中毒,见于未代偿或代偿不全的原发性呼吸性或代谢性碱中毒。

（2）$PaCO_2$（血浆中物理溶解的 CO_2 分子所产生的压力）

［正常值］动脉血 35～45 mmHg。

［异常值］$PaCO_2$>45 mmHg 时,呼酸或代碱的呼吸代偿;$PaCO_2$<35 mmHg 时,呼碱或代酸的呼吸代偿。

（3）PaO_2（血浆中物理溶解的 O_2 分子所产生的压力）

［正常值］动脉血 80～100 mmHg;异常值:PaO_2<60 mmHg。

［呼吸衰竭］PaO_2<40 mmHg 重度缺氧;PaO_2<20 mmHg 危及生命。

（4）AB(实际碳酸氢盐)

［含义］是指隔绝空气的血液标本在实验条件下所测得的 HCO_3^- 血浆值。

［作用］它是反映酸碱平衡代谢因素和呼吸因素的指标。

［正常值］22～27 mmol/L;平均值:24 mmol/L。

［异常值］<22 mmol/L,可见于代酸或呼碱代偿;>27 mmol/L,可见于代碱或呼酸代偿。

（5）SB(标准碳酸氢盐)

［含义］在标准条件($PaCO_2$ 为 40 mmHg、血红蛋白完全饱和、温度为 37 ℃)测得的 HCO_3 值。

［作用］反映酸碱平衡代谢因素的指标。

［正常值］AB＝SB。

［异常值］AB↑>SB↑见于代碱或呼酸代偿;AB↓<SB↓见于代酸或呼碱代偿。

（6）BE(碱剩余)

［含义］是指在标准条件下(血红蛋白完全饱和,温度为 37 ℃,$PaCO_2$ 为 40 mmHg)将 1L 全血用酸或碱滴定至 pH＝7.40 时,所需酸或碱的量(mmol/L)。

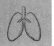

［作用］反映酸碱平衡代谢因素的指标。

［正常值］-3 mmol/L$\sim+3$ mmol/L。

［异常值］BE<-3 mmol/L 代谢性酸中毒;BE$>+3$ mmol/L 代谢性碱中毒。

（7）SaO_2（血氧饱和度）

［含义］表示动脉血氧与 Hb 结合的程度。$SaO_2=$氧合血红蛋白/全部血红蛋白$\times100\%$

［正常值］$95\%\sim100\%$。

（8）Lac（乳酸）

［含义］糖代谢的产物之一,当组织缺氧导致无氧代谢时,丙酮酸转化为乳酸,使血乳酸水平升高。

［作用］乳酸测定对指导重症患者的救治有非常重要的作用,尤其是血容量不足引起的组织缺氧。

［正常值］$0.5\sim1.5$ mmol/L。

［异常值］当 Lac>4.0 mmol/L 时需积极救治;当 Lac>9.0 mmol/L 时提示患者预后极差。

将代谢因素及呼吸因素的相关性进行分类,如表 2-7-1 所示。

表 2-7-1　代谢因素与呼吸因素的相关性分类

仅与代谢性因素相关	与代谢性和呼吸性因素均相关	仅与呼吸性因素相关
SB、BE	pH、AB、SaO_2、Lac	$PaCO_2$、PaO_2

（9）SvO_2（混合静脉血氧饱和度）

［正常值］$68\%\sim77\%$。

［异常值］当 $SvO_2<68\%$ 时,提示氧供应减少,可能为血红蛋白太低,心排血量减少,动脉氧含量减少或组织耗氧量增加;当 $SvO_2<60\%$ 时,提示氧供应严重不足;当 $SvO_2<50\%$ 时,提示将出现无氧代谢和酸中毒。这一指标在血气分析中非常重要。

第四节　关键护理技术

一、体外膜肺氧合

体外膜肺氧合(Extra Corporeal Membrane Oxygenation,ECMO),又称体外生命支持,作为一种可经皮置入的机械循环辅助技术,具有置入方便、不受地点限制、可同时提供双心室联合呼吸辅助和价格相对低廉等优点,近年来开始应用于常规生命支持无效的各种急性循环和/或呼吸衰竭。随着 ECMO 用于循环和/或呼吸辅助临床经验的积累以及生物医学工程技术的进步,更加便携、性能更加稳定的 ECMO 设备进入临床,越来越多的危重症患者从中获益。

ECMO 作为一种体外呼吸、循环支持的手段,用于治疗顽固性的呼吸或心脏功能衰竭已有 40 多年的历史。相较于传统机械通气的优越性,以及在重症肺炎广泛流行时对其辅助治疗上的积极作用,ECMO 的应用得到飞速发展,成为危重 ARDS 治疗的一项重要措施。同时 ECMO 的应用范围也不断扩大,涵盖了 ARDS、新生儿心脏和呼吸功能衰竭、心跳停搏、心脏手术后休克、心脏和/或肺移植前的过渡桥梁、手术中的心肺辅助装置、危重患者的转运等。

（一） ECMO 的原理

ECMO 是将血液从体内引到体外,经膜式氧合器(膜肺)氧合再用泵将血液灌入体内,可进行长时间心肺支持。体外膜氧合有 V－V ECMO(Veno－Venous ECMO)和 V－A(Veno－Arterial ECMO)两种。V－V ECMO 通过静脉将患者血液引流到体外,经气体交换后,再输回静脉。V－V ECMO 只取代肺的气体交换功能,对心脏功能则没有帮助,因此仅仅用于肺部疾病。V－A ECMO 通过静脉将患者的血液引流到体外,经气体交换后,回到患者的动脉,因此可同时支持心肺功能,可用于呼吸衰竭和循环衰竭的患者。V－A ECMO 根据插管部位不同,分为中心插管和外周插管两种形式。成人循环辅助最常选用股静脉-股动脉插管方式。股静脉-股动脉 ECMO 辅助时,ECMO 辅助能够引流大部分回心血量,降低右心室前负荷,进而减低左心室前负荷,但存在增加左心室后负荷和心肌氧耗的风险。少部分患者需要行左心减压措施,促进左心功能恢复,预防左心室内血栓形成和肺水肿加重。

ECMO 的功能对于肺来说:① 取代肺气体交换的功能,排出体内的二氧化碳并供应氧气;② 减少对呼吸机的要求,让肺充分休息得以恢复。肺功能不好时,为了维持同样的气体交换量,只好调高呼吸机的设定,使用较高浓度的氧气以提高血氧浓度,使用较高的吸入气道压以扩张塌陷的肺泡。但是高浓度的氧气对肺部有伤害。高吸入气道压对肺部也能产生气压伤。较高的吸入气道压往往不能撑开塌陷的肺泡,反而使原来较正常的肺泡过度扩张而造成伤害,进而出现肺水肿、肺纤维化,而失去功能。因此急性呼吸窘迫症的患者,往往会面对一个恶性循环。肺部功能不好,被迫使用较高的呼吸机设定(较高的氧气浓度,较高的吸入气道压力),以维持足够的换气量,但调高的呼吸机设定会进一步破坏肺功能,造成需要更高的呼吸机设定以维持原先的换气量,因而恶性循环导致原发病加重。由于等待肺移植均为终末期肺病患者,存在氧合功能降低、二氧化碳潴留、肺动脉高压甚至右心衰竭等各种情况,一般情况大多较差,加上供体的严重缺乏,部分患者在移植前即死亡;另外还有部分患者在等待过程中随着病情加重,失去最佳治疗时机。而 ECMO 可维持患者术前的心、肺功能,改善组织氧供,以延长终末期肺病患者的等待时间,同时还可为术前功能恢复锻炼提供更好的心肺储备条件。

（二） ECMO 在肺移植中的应用

肺移植通常选用股动脉、股静脉建立 ECMO。目前肺移植已成为终末期肺疾患,如阻塞

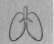

性、限制性、感染性等肺部疾病的重要治疗手段。肺移植中，在切除一侧肺脏后，或因剩下一侧的肺换气功能不足，或剩下的一侧肺阻力太大、肺动脉压力过高等，因此在肺移植手术过程中应用ECMO进行心肺支持。ECMO有以下优点：① ECMO采用肝素涂覆技术，ECMO支持期间肝素用量少，可减少患者的失血和血制品的用量，外科手术术野清晰。② 经股动脉建立的ECMO系统，插管不会影响手术操作。③ 手术开始前即有ECMO辅助支持，使手术开始阶段呼吸和血流动力学更加平稳，并能避免长时间体外循环产生的并发症。④ 手术一开始就有ECMO的心肺支持，可安全地塌陷（ollapse）肺叶，以方便剥离。⑤ ECMO在肺移植后早期进行呼吸循环支持，对维持内环境的稳定有重要作用。等术后新移植的肺发挥作用后撤离ECMO。⑥ 由于晚期肺部疾患常常伴有呼吸衰竭，此时应用ECMO维持其呼吸功能，将有利于改善呼吸功能，稳定病情，为等待供体赢得时间。

使用ECMO支持的优点多，并发症少，可放宽肺移植使用体外循环的条件，可用于较多的肺移植患者，也减少手术中的紧张性，部分原来无法进行肺移植的患者有了移植的机会，如果肺移植手术用ECMO提供所需的体外循环支持，术后如移植肺功能不能很好发挥，ECMO可继续在术后支持心肺功能，直至心肺功能恢复，并不需要其他器械和手术。

（三）ECMO护理

1. 了解患者基本信息

协助医师做好现病史、既往史的评估，了解患者性别、年龄、身高、体重、体表面积。了解入院诊断、查体结果、辅助检查（如胸片、CT、MRT、心电图、肺功能、超声心动图、心血管造影、血常规、肝肾功能、血糖、凝血功能、血气及生化指标）等。根据病史和检查结果，判断患者的心功能；根据肺部X线，判断肺内病变程度；根据肺功能，判断呼吸功能的严重程度以及肺动脉压力。同时注意是否有其他重要脏器疾病。

2. 相关要求

ECMO的使用对护理人员的要求特别高，需要熟练掌握大量的现代化监护和急救设备的操作，同时要有进行周密监视（密切监护）和紧急处理的能力。因此选用经过一定培训，具有肺移植和ICU监护经验的护士，专门配合医师进行ECMO下肺移植手术和术后护理。ECMO开始插管时，需要2名护士配合医师操作，以后每班需要1名护士专门进行监护[1]。

3. 监测设定

（1）开机设定：V-V模式下，FiO_2 60%～100%，气流10 L/min；V-A模式下，FiO_2 60%～100%，气血比（0.6～0.8）：1。每天校正监视器的血氧饱和度及监测有无溶血（检查血中的游离血红蛋白）。V-A模式血氧监测（SpO_2）指套放右手，右手的SpO_2反映患者自己的心肺功能；左手的SpO_2反映出ECMO的SpO_2，术前常规监测ACT。

（2）呼吸机设定：呼吸机参数根据$PaCO_2$进行调节，使用PEEP模式使肺部扩张，防止肺泡塌陷。并且要观察呼吸机的气道最高压力（气道峰压），并做好记录，防止气胸形成（气压伤的发生）。每天摄胸片，观察ECMO导管位置是否有移动以及肺部情况。

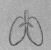

4. ECMO 使用中的监测

（1）体温监测：定时监测患者体温。通常设置 ECMO 的循环复温装置的温度为 36.5～37.3 ℃，将体温保持在 36～37 ℃。温度过高将增加耗氧量，温度过低易发生凝血机制和血流动力学紊乱。避免出现体温或高或低的波动。患者体温＞38.5 ℃，应及时汇报医生，进行相应处置，甄别其他并发症的发生。

（2）循环功能监测：① 常规监测心率、心律、有创血压、中心静脉压、血氧饱和度，每 15 分钟记录 1 次。② 监测右房压（RAP）、右室压（RVP）、肺动脉压（PAP）、肺动脉楔压（PCWP）。根据 ECMO 模式，选择监测类型，做好记录。

（3）呼吸功能监测：监测血 pH、PO_2、PCO_2、HCO_3、BEecf、SO_2 等。因常常采用低压低频的原则，术后呼吸机维持应采用双水平正压通气模式（BiPAP），气道峰压 20～24 cmH_2O，PEEP 5～10 cmH_2O，呼吸频率 10～15 次/min，FiO_2 为 30％～40％即可，因为 ECMO 已能提供足够的氧气。每 4 小时测 1 次血气分析，因使用 ECMO 后上下肢血气指标可不同，因此要分别从上下肢同时抽血送检，并通过调节 ECMO 的 FiO_2 将 PO_2 维持在 80～120 mmHg 和 PCO_2 35～45 mmHg，同时监测呼吸机模式、pH、PL 和 MV 等呼吸机指数。

（4）其他监测：每 4～6 小时测血常规、血生化、电解质、肝肾功能、ACT、PT、PTT（APTT）。半小时记录 1 次出入量，每 6 小时测尿常规，检查有无血尿，若病变严重则通知医师；若尿液在目视下呈红色，则换 ECMO 系统。

5. ECMO 基础护理

（1）伤口护理：用抗菌敷料覆盖伤口，每日更换置管处伤口敷料，有出血或渗液时要及时更换，保持切口的清洁干燥，观察有无红肿热痛等发炎反应。严格执行无菌技术操作。

（2）每班检查下肢血运：注意下肢有无苍白、肿胀，监测足背动脉搏动情况，并将左右肢体对照，有异常立刻报告医师。

（3）观察记录：每小时记录泵头转速及血流速，若转速不变而血流速下降，通知医师处理，同时要检查：管路是否有扭曲，有则先处理；管路是否有颤动，有则表示吸不到血。监测 CVP 值是否上升，上升则表示可能有心包填塞、三尖瓣闭锁不全、肺栓塞等。

（4）记录 ECMO 压力：① 测量由静脉引流出血液的压力，一般在泵头之前，压力为负压，以不超过 30 mmHg 为原则。负压变大，表示吸不到血，且负压过高易造成溶血。② 测量氧合器之前的压力，一般以不超过 300 mmHg 为原则。压力过高极可能有氧合器血液凝固现象及易造成溶血机会。③ 氧合器前后的压力差变化也可以反映氧合器内是否有血栓形成。一般维持氧合器前后压力差＜30 mmHg。

（5）卫生管理：保持口腔、鼻腔的清洁，落实专科口腔、会阴护理。定时予患者适度翻身，避免发生压力性损伤，常规给予抗生素预防感染。

（6）妥善固定动静脉管路：导管置入后均采用缝线进行皮肤固定，加固定位 ECMO 导管，V-A 置管时，置管侧下肢取伸直位，V-V 置管时，颈内置管处增加塑形转接头，妥善固定动静脉管路,清醒的患者应做好思想工作,使其配合 ECMO 的使用。

(7) 镇静镇痛管理:不合作者可适当使用镇静剂,防止因躁动而导致导管滑出、管路脱落等危险。

(8) 导管的日常维护:每班查看导管置入位置及导管功能,三通接头与肝素帽处衔接紧密。与持续肾脏替代治疗(CRRT)联合应用时,注意正确连接,调整压力,保护膜肺性能。

(9) 输注管理:不得在 ECMO 管路上输注液体。

(10) 基础管理:注意 ECMO 导管不可直接接触皮肤,适度减压,防止器械压力性皮肤损伤的发生。必要时置管下肢运用约束带有效固定。

6. 并发症的处理和护理

(1) 出血:在 ECMO 使用时,血小板往往低下,因此出血是最常见的并发症。肺移植时常常采用肝素涂层的氧合器和管路,由于 ECMO 辅助期间需继续应用肝素维持血液在 ECMO 循环中抗凝状态,该辅助治疗本身又存在血液有形成分被破坏的风险,导致血小板数目减少,进一步加重凝血功能障碍,发生肝素导致的血小板减少症(Heparin‐Induced Thrombocytopenia,HIT)。当出现 HIT 时,可考虑使用非肝素抗凝剂替代。阿加曲班因半衰期短且靶 ACT 范围与肝素相似,可以成为较好的替代抗凝剂。护理过程中要观察患者动静脉穿刺部位及全身出血情况、血压、心率、ACT 和血小板,必要时做 DIC 全套相关项目。应该维持 ACT 180～220 秒,血小板计数$>5 \times 10^9$/L。严密观察双侧胸腔闭式引流,每半小时(或每小时)记录引流液的性质和量,定时挤压胸管,保持管道通畅,以防止血块堵塞,及时发现活动性出血。观察皮肤黏膜有无出血点或瘀斑。

(2) 栓塞:ECMO 运行中凝血功能发生很大变化,与应用肝素、血液与异物表面接触、血小板活性物质释放和凝血因子被消耗有关。加之抗凝剂剂量控制有一定的难度,所以栓塞也是常见的并发症。护理上需每小时评估并记录四肢动脉,尤其是足背动脉搏动、皮温肤色、有无水肿等情况。必要时可静脉给予小剂量肝素,20～30 U/(kg·h)。

(3) 感染:由于患者肺移植术后全身有多处管道(ECMO 股动静脉切开插管、Swan‐Ganz、漂浮导管等),再加上免疫抑制剂的大量使用,因此患者感染的概率非常高。诊疗时严格无菌技术操作,进入移植隔离间的人员按净化病房要求做好隔离防护,所有物品严格消毒处理后方可入内。同时加强空气消毒和感染监测。另外,由于术后免疫抑制及抗生素应用,导致胃肠功能下降,会出现腹泻和肠功能紊乱,因此要注意合理饮食,防止肠道感染发生。改善全身状态,维持水、电解质平衡,纠正贫血、低蛋白血症,适当输血、血浆、白蛋白。

(4) 溶血发生的原因

① 静脉血引流不畅,造成离心泵前负压过大。

② 离心泵轴心产生血栓,造成泵转动不平衡,或血栓在泵内转动,直接破坏红细胞。

③ 静脉引流负压过大。

④ 长时间高流量或循环管路扭折,形成血栓。要定期检查循环管路有无血栓、扭折、变

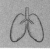

温水箱和膜前压力有无异常。

护理中要密切观察尿液色、质、量的变化,根据医嘱复查尿常规、血常规,如果血尿有异常立即报告医师进行处置。

(5)神经系统:常见的有颅内出血和栓塞。护理中要注意观察患者的意识、瞳孔、生命体征、有无颅内压增高的症状,必要时查 CT、脑诱发电位和脑部超声。尤其是停用镇静剂后仍然出现意识障碍要高度重视。ECMO 支持中出现血栓栓塞很少见,但由于输入端直接进入体循环,所以 V-A ECMO 出现此类并发症概率要高于 V-V ECMO。持续输注肝素保持 ACT 在靶范围,仔细观察循环管路有无血块形成征象,有助于降低此类并发症。

(6)肾衰竭:肾衰竭也是应用 ECMO 较常见的并发症,其发病率可在 13%～43%。维持循环稳定,密切观察尿量,必要时使用利尿剂有助于降低此类并发症。ECMO 辅助期间出现急性肾损伤时,应在充分考虑患者情况的前提下,尽早开始持续肾脏替代治疗(Continuous Renal Replacement Therapy,CRRT),CRRT 装置可连接在 ECMO 环路上,以实现快速精准控制患者容量状态的目的。

(7)V-A ECMO 相关并发症:当 V-A ECMO 输入通路为股动脉时,由于升主动脉存在逆向血流,当左室不能持续输出时,就可能因血液瘀滞导致心内血栓形成。同时,因为氧合的血液由股动脉进入体循环,其输入方向与生理方向相反,故其常常只能保证下半身氧合和辅助心功能,但很难满足心、脑和上半身的氧合,导致以上重要部位的缺氧。由于其呼吸支持效力不佳,故股动静脉通路的 ECMO 常常不是肺移植患者的优选方案。

(8)ECMO 的机械并发症

① ECMO 管道栓塞:主要原因有抗凝不足、血流缓慢、血液接触面无肝素化处理以及意外停电等,导致补体激活形成终末补体复合物,促使血栓形成。护理中要注意观察 ECMO 的血流、转流泵转速,必须有 UPS 备用电源,防止意外停电。一旦发生,应立即报告医师,并做好更换 ECMO 系统的准备。

② 插管及管道意外:如插管时损伤血管、导致静脉撕裂、主动脉内膜剥脱、插管方向错误(如动脉插管过深,进入升主动脉或降主动脉)。循环系统解剖变异也可导致插管意外。另外用有齿阻断钳钳夹管道、接头松动,长时间 ECMO 支持管道老化等因素均可导致管道破裂。操作时一定要轻柔,避免损伤血管,插管及患者体位相对固定,防止插管扭曲,接头处要用胶带固定,定期更换老化管道,避免用有齿阻断钳钳夹管道。护士要每班仔细检查所有管道情况并做好记录。

③ 气栓:主要原因有动、静脉管路部分开放或全部脱出;血氧分压过高或过度氧饱和;低压环境中运行 ECMO;静脉管道受阻产生负压,致使气体从血液中逸出;或氧合器中空纤维膜破裂,氧合器出气口被堵塞导致大量气体进入中空纤维膜内,最终进入血液循环路径。一旦发生气栓后果严重,要加强观察,氧合血 $PO_2 < 600$ mmHg,确保空氧混合器功能正常,使用 ECMO 前要认真检查氧合器是否有渗漏。在更换管路时应严防气体进入管路,并仔细

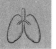

检查管路内有无气泡。静脉管路有少量气体,可抬高静脉管路使气体进入静脉储血室,从而消除循环管路中气体。当发生大量气栓时必须终止 ECMO,消除气体重新预充,或更换整个 ECMO 系统。

④ 氧合器故障:主要表现为气体交换能力下降,膜肺前后压力差增大,血液破坏增加,血小板计数下降,游离血红蛋白增高,血浆发生渗漏。一旦发生氧合器故障,立即更换,以防止气体、血浆渗出,使用中空纤维膜肺时尽量避免和乳剂接触,需长时间使用 ECMO 支持的患者,应使用硅胶膜肺。

⑤ 驱动泵失灵、变温器异常等:这些常为机械故障,或由于突然停电、电压不稳定等原因导致,或由于离心泵泵头、氧合器或管道内血栓形成所致。因此专职护理人员每班要定期检查机器和探头的使用情况,防止管路扭曲,而且还应有备用电源,使用前应该进行漏水实验,应有一定的时间和压力。发现有异常,应该及时更换异常的部件。[2-5]

二、连续性肾替代疗法

连续性肾替代疗法(Continuous Renal Replacement Therapy,CRRT)或称缓慢连续性血液净化,是以缓慢的血液流速和/或透析液流速,通过弥散和/或对流,进行溶质交换和水分清除的血液净化治疗方法的统称。连续性血液净化(CBP)是所有连续、缓慢清除水分和溶质的治疗方式的总称。CBP 核心技术是清除致病介质,维持内环境稳定,改善免疫动力学异常,重建内稳定平衡状态,达到保持和支持重要器官功能的目的,防止功能衰竭。因其不影响血流动力学的稳定,能保持患者体内液体平衡,有较高的溶质清除率,同时也能清除炎性介质,此项技术被广泛应用于 ICU 危重患者的救治,成为 ICU 抢救危重患者的一项重要技术,并与机械通气、体外膜肺合称为危重患者的"三大生命支持技术"。[6-7]

肺移植术后并发症对患者生命健康构成很大威胁,需要引起重视。原发性移植肺功能丧失(PGD)是以氧合迅速恶化为特点的并发症,可能是轻度自限性的反应,也可能发生严重的急性呼吸衰竭,发生率为 $10\% \sim 25\%$,可能在开放肺动脉后迅速发生,或术后发生。严重时可导致循环不稳定及多脏器功能衰竭。

原发性肺移植功能丧失的发生与许多因素相关,目前认为,与供者的一般情况、供肺的管理、受者的基础情况、原发病类型、手术方式以及再灌注技术有关。再灌注损伤与肺保护欠佳、淋巴引流不畅,导致炎性因子、氧自由基大量产生,进而引起肺毛细血管通透性增加,气体交换受损,表现为严重的低氧血症及肺水肿。尽早介入 CRRT 或与 ECMO 联合应用治疗原发性移植肺功能丧失(PGD)成为目前的最佳选择。

(一) 环境物品准备

行连续血液净化治疗要求备齐各种急救药(物)品,并使监护设备处于良好状态,以便及时发现和处理各种异常情况并观察疗效;心电监护仪监护,合理放置,调整好相关报警阈值,严密监测血压、心率和心律、血氧饱和度;呼吸机、吸痰物品妥善放置,便于操作,成品置换液

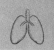

保存完好、无渗漏潮湿、在有效期内等,尽量避免人群流动,减少交叉感染的风险。

取得治疗的知情同意,签订知情同意书。取得患者及家属的配合,加强心理护理,在病情允许的范围内,尽量满足患者的合理要求,安置合适体位,准备长时间的治疗,做好预防拔管的约束护理。协助医生建立血液净化血管通路,如已经实施 ECMO 治疗,可采用导管间串联的方式进行联合应用。

（二）血液净化机的准备

连续性血液净化设备应放置在静脉置管同侧,位置尽量稳固,按使用程序开机,安装滤器要轻巧,管路连接正确,各重量秤放置平衡,预充时需排空管路及滤器中的空气。连续性血液净化治疗护理操作应当严格按血液净化标准操作规程（SOP）进行。

（三）治疗过程中的护理

1. 病情的监护

治疗过程中应密切监测患者的体温、心率、血压、呼吸、血氧饱和度,通过心电监护,及时发现和处理各种异常情况并观察疗效,监测血电解质及肾功能的变化。严密监护,预防低血压、低血糖、凝血等透析相关并发症的发生。[3]

2. 置换液的管理

据患者细胞外液电解质成分按相同方法配置,根据生化结果,按医嘱加入钾、钠、钙、镁等电解质;明确标识,以免与其他液体混淆;使用剂量要准确,严格执行查对制度,做到三查七对;严格无菌操作,现配现用,预防细菌污染;及时更换,切勿使液体走空。因置换液一旦走空,平衡秤报警,置换液泵、超滤泵将停转,治疗会自动停止;监测置换液的输入情况,确保按正确速度输入。维持血管通路的畅通,深静脉留置导管要防堵塞、防污染、防脱出、防出血。

3. ECMO 与 CRRT 联合应用时的技术难点

（1）ECMO 联合 CRRT 的主要技术难点是连接方式的选择、抗凝药物调整和管路相关并发症的监测与处理。ECMO 与 CRRT 连接方式主要有三种,即 CRRT 独立运行、CRRT 滤器串联于 ECMO 管路和 CRRT 设备连接于 ECMO 管路。这种体外生命支持设备同时运行的难点是 CRRT 与 ECMO 的连接方式选择与技术参数的调整、抗凝方式和并发症的监测,其中最重要的当属 ECMO 循环通路的压力测试与合理调整。

（2）ECMO 支持时内部管路中并非是生理压力,尤其是采用高血流参数时,CRRT 的输入和输出压力会偏离安全压力范围,这是联合 CRRT 治疗的缺陷。ECMO 离心泵前产生的负压可能会导致意外吸入空气增加,CRRT 还可能会增加 ECMO 膜氧合器损坏的风险,与此同时,来自泵后或者膜氧合器前高的正压会妨碍 CRRT 压力报警。ECMO 支持下通常需要测试以下部位压力:① 动力泵（离心泵）前压力;② 动力泵后、氧合器前压力,通常为 ECMO 管路循环中最高压力的部位;③ 氧合器后压力,通常情况下稍低于动力泵后、氧合器

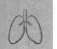

前压力。不同类型的 CRRT 机技术参数不同,以 PRISMA flex 血液净化机为例,ECMO 泵前负压不低于－50 mmHg(1 mmHg＝0.133 kPa),膜后正压不高于 150 mmHg 时,可选择 CRRT 串联于 ECMO 循环通路,通常 ECMO 管路压力为 0～150 mmHg 是 CRRT 运行的安全压力。

(3) 支持方式解析:第一种方法,CRRT 从 ECMO 氧合器后引血,经滤器滤过后血液回到 ECMO 动力泵前,此为临床常用的模式之一,CRRT 入口端在氧合器后,而出口端在动力泵前并回到 ECMO 环路。CRRT 环路中均为氧合血,并可获得稳定的持续血流量。但此方法需确保循环环路无空气进入,否则容易引起空气栓塞。同时此连接产生氧合血的部分分流,有时需要适当提高离心泵的转速,提高血流量。第二种方法,CRRT 从 ECMO 氧合器后引血,经滤器滤过后血液回到 ECMO 氧合器前、动力泵后。此方式连接因离心泵后和氧合器前压力较高,通常在 150～250 mmHg,而且随着 ECMO 的血流量、插管大小不同,氧合器前的压力可能更大,这种高压将阻碍 CRRT 血液回输,CRRT 的输出端连接于 ECMO 氧合器前很容易超过 CRRT 滤器报警的最大范围(小于 300 mmHg)。反复报警导致暂停 CRRT 容易引起滤器堵塞和血栓形成。第三种方法,如果动力泵后压力高于 200～250 mmHg,超过 CRRT 滤器设计压力,可以考虑采用 CRRT 滤器进血与回血均连接于 ECMO 动力泵前。

(四) 抗凝管理

有观点认为 ECMO 与 CRRT 联用,无须改变抗凝药物的使用。ECMO 氧合器和管路通常有肝素涂层,虽然不调整抗凝对 ECMO 循环影响不大,但 CRRT 滤器抗凝需求比 ECMO 高,CRRT 滤器容易凝固和堵塞,并产生小凝血块等影响氧合器寿命。因此,在维持 ECMO 循环通路基本抗凝目标(ACT 维持在 180～220 秒)的前提下,可以考虑在 CRRT 局部循环通路中适当提高肝素剂量,同时降低 ECMO 局部通路肝素剂量,使得整体使用肝素剂量不变。特殊情况下,如患者本身存在凝血机制障碍或者出血倾向,排除枸橼酸禁忌证(严重肝衰竭、肝硬化、乳酸酸中毒等),可以考虑 CRRT 管路采用枸橼酸抗凝。

(五) ECMO 联合 CRRT 并发症的监测与处理

1. 急性溶血

ECMO 联合 CRRT 时由于非内皮细胞化的管路增加和血流对管壁的冲击力,压力和机械性破坏增高导致溶血的发生率升高。溶血发生时血液游离血红蛋白和间接胆红素增高,发生血红蛋白尿和贫血。急性溶血主要与离心泵转速及血流通畅程度有关,转速超过 3 000 转/min、负压＞300 mmHg 时需高度警惕急性溶血的发生。氧合器或管路血栓是 ECMO 支持过程中发生严重溶血的独立危险因素。急性溶血有诱发 AKI 的危险,循环中过多的游离血红蛋白不利于心功能恢复,容易导致氧合器堵塞,导致 ECMO 运行突然中断,甚至造成意外死亡。

发生急性溶血时应首先降低 ECMO 离心泵转速(一般 2 500 转/min 以下时溶血风险明

显降低)并输入血浆稀释溶血,或适当液体输入后使用利尿剂。如无改善需尽快启动血浆置换。每次血浆置换剂量为 $1\sim1.5$ 倍血浆容量,为 $60\sim75$ mL/kg。

2. 出血

出血是 ECMO 的常见并发症,尤其是伴有凝血功能障碍或血小板减少症的患者。大量出血不仅导致红细胞下降,同时凝血因子水平降低,加重凝血功能障碍,形成恶性循环。ECMO 联合 CRRT 治疗时,血红蛋白下降更明显,出血风险比单独 ECMO 组高,尤其是颅内出血和胃肠道出血,输入浓缩红细胞、血浆等血制品的需求显著增加。因此,当 AKI 好转或液体超载等减轻时,应及时暂停或终止 CRRT。

3. 感染

包括管路相关性感染和操作不当导致的感染。体外生命支持过程中需间隔2~4小时采血监测凝血功能和内环境等,采血部位大多选择在体外循环管路的连接处。体外循环管道连接处、取样处和管道外露部分成为细菌侵入的部位,一旦细菌侵入即可发生脓毒症。此外,污染的透析液中的内毒素可从透析膜小孔进入体内。血液暴露在体外循环回路非内皮化表面易引起固有免疫系统广泛激活,增加感染风险,导致全身炎症反应综合征和器官损伤。避免多次单次抽血,集中采血,减少体外循环血液和外界接触的时间和次数,缩短CRRT 和 ECMO 之间连接管路长度等可减少医源性感染的发生。

4. 生物相容性和过敏反应

目前临床上多使用高度生物相容性的生物膜,以最大限度地避免这类并发症的发生。当 ECMO 与 CRRT 等体外循环中的血液长时间与人工膜及塑料导管接触,可能激活多种细胞因子、补体系统,甚至引发全身炎症反应综合征与过敏反应。当突然出现血流动力学指标不稳定或皮疹时,需警惕这种不良反应。

(六)加强基础护理

治疗时间较长,应加强基础护理,做好口腔护理,预防感染;保持呼吸道通畅,及时排出痰液,通过湿化、雾化、叩背、吸痰等手段清除呼吸道痰液,预防肺部感染;保持床单元整洁,勤翻身、勤按摩、勤更换,预防褥疮发生。治疗过程输入了大量液体,常常造成患者体温下降,如患者出现畏寒,手脚冰凉,需调节加温挡,增加保温措施,使患者舒适;而大量置换液的输入更可能发生热源反应,这需要护士在配制和更换置换液时仔细检查并进行无菌操作,注意区别。患者因疼痛、焦虑、紧张和各种机器的噪声而存在心理应激源,应加强对患者的心理护理。

(七)治疗记录

正确记录、统计各种出入量数据、生命体征及病情变化,为设定机器参数、临床治疗提供依据。正确书写护理文书,准确记录相关的治疗数据。

（八）并发症的观察与预防

1. 出血

CBP 治疗中抗凝剂的应用使出血明显增加或加重出血，因此应注意观察引流液、大便、创口、牙龈等出血情况，并做好记录，及早发现并调整抗凝剂的使用或使用无肝素技术，以避免出现由此引起的严重并发症。

2. 凝血

观察滤器两端的血液分布是否均匀，滤器纤维颜色有无变深，管路内有无血液分层，密切监测静脉压、跨膜压（TMP）值及波动范围，是否进行性升高等，并做好记录。判断滤器是否凝血，如有可疑凝血，用等渗盐水或置换液冲管，如有严重凝血时，应更换滤器及血液管路。在进行各项护理操作时，都应严格执行无菌技术操作原则。

三、PiCCO

肺移植手术创伤大、时间长，围手术期血流动力学变化急剧，对移植肺的病理生理改变、呼吸功能影响极大。脉搏指示连续心排血量（PiCCO）技术是一种经肺温度稀释法与动脉搏动曲线分析技术相结合的新监测方法。PiCCO 技术用于肺移植围手术期，反映血流动力学变化的同时，更能准确地反映心脏前负荷以及血管外肺水的变化，正确及时反映肺移植患者的生理、病理变化，全面评估患者心肺功能，并做出及时有效处理，指导临床治疗。

（一）基本原理

心搏量同主动脉压力曲线的收缩面积呈正比。主动脉阻力不同，用冷稀释动脉心排血量均值作为参考校正常数：置入中心静脉导管，置入带温度感知器的特制动脉导管，将导管与 PiCCO 心排血量模块和压力传感器相连，进行 3 次热稀释法测定心排血量，对脉搏轮廓心排血量进行测定。

（二）监测参数

PiCCO 可以监测：连续心排血量；每搏量；每搏量变量；体循环阻力心排血量；胸腔内血容量（ITBV）；血管外肺水量（EVLW）。可得到定量指标：心排血量（CO）；胸腔内血容量（ITBV）；心功能指数（CFI）。

总的肺水量＝肺血含水量＋血管外肺水量

EVLW：分布于血管外的液体，任何原因引起的肺毛细血管滤出过多或液体排出受阻都会导致 EVLW 增加，＞2 倍的 EVLW 影响气体弥散和肺的功能。正常 EVLW＜500 mL，是反映肺渗透性损伤的定量指标，且可从床旁获得参数。评价肺水肿，是预示疾病严重程度的指标，帮助了解肺循环的生理及病理改变及气体弥散功能，指导肺水肿的液体治疗，判断利尿疗效，评价降低毛细血管通透性、消炎以及机械通气对其的影响。

PiCCO 方法进行血流动力学监测比传统测量 CO 相关性好，创伤小，代替肺动脉导管可用于儿童与婴儿。ITBV 与 EVLW 均为血流动力学敏感指标,可潜在提高危重患者治疗有效率,降低医疗费用。从动脉压曲线分析出每搏量的变量,可提供更多有价值的信息。

（三）监测影响因素

1. 影响温度稀释因素

指示剂注入量不当;注入部位不当(贵要静脉、股静脉);心内分流、主动脉瘤、动脉狭窄、肺叶切除等。

2. 影响脉搏轮廓因素

动脉压力监测管路中有气泡;严重主动脉瓣关闭不全;心律失常;主动脉气囊反搏全身血管阻力变化超过 20% 时、SVV 超过 10% 应重新校正。

（四）PiCCO 导管的护理

1. 协助医生准备置管用物

包括:深静脉置管包、PiCCO 套包＋肝素冲管液、消毒用品等。根据患者可选择的置管部位进行皮肤及体位准备,PiCCO 置管部位应避开 ECMO、血滤管。

2. 保持管道的通畅

持续给予肝素液冲洗(0.9% 氯化钠注射液 500 mL＋肝素 2 500U)。

3. 体位改变时及时校零,为保证监测数据的准确性,换能器和心脏置同一水平,当压力波形改变时,检查导管是否出现移位或管腔阻塞。

4. 妥善固定各管道

保证各三通、肝素帽、换能器、连接管紧密连接,观察连接管内有无血液反流现象。

5. 保证有效

严格执行无菌操作技术,确保置入性监测导管在有效期内发挥作用。PiCCO 动脉置管有效期为 13 天,连续使用的换能器每 96 小时更换一次。

6. 注意事项

在监测期间绝对不允许调整日期和时间,以免导致日期丢失或数据趋势显示错误。抽取 0.9% 氯化钠注射液时注意手温的影响,避免用力抓握注射器,尽量减少注射器在手中的时间。推注时速度快而平稳,在 6 秒内推完,每次推注的速度尽可能一致。注意无菌操作,避免感染。若疑导管内感染,应立即拔出导管,并留培养。为确保数据准确,重复 3 次,取其均值。每次执行完校正后,都需要通过热稀释测量方法,对脉搏轮廓分析进行校正。

7. 异常问题分析

数据测不出的原因:

（1）患者本身心排血量低;导管在血管内打圈,使注入的 0.9% 氯化钠注射液对血流到肺动脉的时间延长,温差减小。

（2）导管放置不正确。

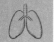

（3）感受器或接头连接不紧密。

（4）电磁干扰。

每天评估患者血流动力学情况，循环稳定，及时撤除有创监测，选择无创监测，避免血流相关性感染的发生。动脉拔管处应至少按压 30 分钟，凝血机制差的患者增加按压时间，局部予无菌辅料覆盖。

四、有创呼吸机

（一）呼吸机通气模式的选择

1. 肺移植患者术后常用的通气模式

目前临床常用的机械通气模式包括分钟指令性通气、间歇指令性通气、双水平正压通气、同步间歇正压通气、压力支持通气、持续气道正压通气、间歇正压通气等。肺移植术后患者多采用双水平正压通气 BiAP。

Hormann 根据传统通气定名学和机械通气成分在通气支持过程中所占的比重描述了 BiPAP 的四种分类。

（1）IPPV - BiPAP：患者无自主呼吸动作，整个通气由呼吸机提供的依时间切换的压力控制通气来完成。

（2）SIMV - BiPAP：自主呼吸较弱，仅在低压水平存在，高压水平完全由机械通气提供气流。

（3）单纯 BiPAP：自主呼吸较强，高低压水平均存在呼吸动作，机械通气叠加在自主呼吸之上产生压力变化，但自主呼吸未被阻断。

（4）CPAP：高低两个水平压力相同，自主呼吸继续存在，但患者结束机械通气支持。

与传统的机械通气模式相比，BiPAP 的自主呼吸不至于使肺的顺应性下降，反而提高了通气量，同时患者独立的自主呼吸具有治疗价值，它改善了背部区域肺的通气血流分布，也减少了镇静药物的应用，从而降低了坠积性肺炎和肺不张等的发生概率。故在肺移植中应用 BiPAP 可贯穿术后机械通气的整个过程，且无须更改模式，便于脱机。

2. PEEP 的应用

呼气末正压（Positive End Expiratory Pressure，PEEP），呼气末借助于呼气管路中的阻力阀等装置使呼气相气道压高于大气压水平即获得 PEEP。临床应用 PEEP 的主要目的在于改善氧合和通气，但应注意其并发症。

（1）改善氧合：PEEP 使平均气道压升高，功能残气量增加，使萎陷肺泡重新开放，肺表面活性物质释放增加，气体分布在各肺区间趋于一致，分流减少，V/Q 改善，弥散增加。较高水平的 PEEP 多用于换气功能障碍的疾病，如 ARDS 心源性肺水肿、间质性肺疾病等。

（2）改善通气：一定水平的 PEEP 除可通过对小气道和肺泡的机械性扩张作用，使肺顺应性增加和气道阻力降低外，对于存在内源性呼气末正压（PEEPi）患者，还可以有效减少因

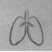

存在 PEEPi 所致显著增加的呼吸功,从而改善通气。一般认为不高于 80% PEEPi 水平的 PEEP 能明显减少 COPD 患者的呼吸功。

（3）并发症:PEEP 过高除对血流动力学产生不利影响外,还使肺泡处于过度扩张的状态,顺应性下降,持久会引起肺泡上皮和毛细血管内皮受损,形成肺损伤。

最佳的 PEEP 应是肺移植术后机械通气的重点。肺气肿患者术后给予 0.294～0.490 kPa（3～5 cmH$_2$O）的 PEEP,肺纤维化患者给予 0.490～0.686 kPa（5～8 cmH$_2$O）的 PEEP。主要取决于原发病和移植类型,限制性肺疾病或肺血管病,可用一定水平的呼气末正压,以提高血氧饱和度,防止肺水肿和肺泡萎陷。但 COPD 患者单肺移植后尽可能用较低的 PEEP,以免未移植的对侧肺过度膨胀,导致纵隔移位。通常控制吸气峰压<2.94 kPa（30 cmH$_2$O）,FiO$_2$<60%。为了使所有的肺泡都处于开放状态,最佳的 PEEP 应是肺移植术后机械通气的重点。肺气肿患者术后给予 0.294～0.490 kPa（3～5 cmH$_2$O）的 PEEP,肺纤维化患者给予 0.490～0.686 kPa（5～8 cmH$_2$O）的 PEEP。

（二）呼吸机参数的设置

需根据不同病情、不同的病理生理状态以及治疗后的患者反应及时调整通气方式和参数,掌握各种通气方式和参数的生理效应和特点,尽量减少副作用,并设置安全有效的报警范围。

（1）潮气量:6～8 mL/kg。根据患者肺复张情况选择最适潮气。

（2）呼吸频率:16～20 次/min。

（3）呼吸比:1∶（1.5～2）。

（4）吸气压力:20～30 cmH$_2$O,应小于 40 cmH$_2$O。

（5）吸气流速和波形选择。

（6）氧浓度:手术后回 ICU 可给予 60% 的氧气吸入,然后根据血气分析结果调节氧浓度。大于 50% 时需警惕氧中毒。原则是在保证氧合的情况下使用较低的给氧浓度。

（三）机械通气监护

1. 呼吸机运转的监护

定容型呼吸机,应观察输入压力的变化。在每分钟通气量不变时,如压力增加,表示呼吸道或管道阻塞或肺部病变加重;压力减低,表示有漏气或肺部病变好转。定压型呼吸机需监测潮气量或每分钟通气量。

2. 临床观察

（1）一般情况:缺氧或二氧化碳潴留时,患者可有烦躁、意识障碍、惊厥等症状。

（2）皮肤变化:观察面部皮肤颜色,四肢末端是否湿冷,口唇、甲床有无青紫,颈静脉有无怒张,有无球结膜、踝部水肿,有无静脉炎。

（3）肺部检查:机械通气时,检查呼吸频率、胸廓的起伏、两侧胸廓活动是否对称、呼吸

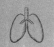

肌的运动情况、有无呼吸困难的表现、自主呼吸与机械通气是否协调等。胸部听诊注意呼吸音的性质、长短、强弱等,呼吸音是否一致。

（4）循环系统:通过静态监测观察心率、心律、血压、CVP 和心电图的变化,通过动态监测患者容量反应性,通过超声进一步了解患者左右心腔的功能状态,有效鉴别 ECMO 应用与撤离指征。

（5）体温的变化:对 HAP/VAP 提供依据。

（6）肾功能:正确记录每小时尿量,24 小时总量不少于 2 000 mL,同时监测尿比重、尿素氮等。

3. 肺功能的监护

（1）血气分析:机械通气开始后 30 分钟应作首次血气分析,尽可能应用较低的吸氧浓度,而使 PO_2 维持在 80 mmHg;PCO_2 为观察通气的指标,可不急于使 PCO_2 恢复至正常,最好维持在 40～50 mmHg。

（2）呼出气监护:可监测呼气末的二氧化碳浓度,以便间接了解体内二氧化碳的变化。

（3）呼吸功能监护:需监测潮气量、肺部顺应性、吸气峰压、气道阻力、吸氧浓度等。

（4）胸部 X 线片:可帮助确定插管位置,发现肺水肿及并发症(气胸、皮下气肿等)、肺部感染、肺不张等,胸部创伤性检查后应常规摄胸部 X 线片。

（5）血流动力学监测:测定心排血量以监护血容量及选择最佳 PEEP,并可测定肺动脉楔压。

（6）肺部超声检测:临床呼吸机脱机试验失败与重症患者的不良预后直接相关。发现脱机失败的原因能够有助于进一步合理治疗,从而尽快顺利脱机。重症患者肺超声(LUCI)可以通过 B 线的变化情况诊断肺移植肺间质水肿。

（四）人工气道的管理

肺移植患者由于病情和手术需要,均需建立人工气体通道。建立人工气道可以改善患者的缺氧状态,改善通气功能,有效地清除气道分泌物,与多功能呼吸机连接,可通过监测通气量、呼吸力学等参数,了解患者的呼吸功能。

1. 导管的管理

确保导管位置正确,必要时可摄 X 线片、纤维支气管镜进一步确定导管位置。妥善固定并详细记录插管外露长度,护士每班检查,如有变化要及时调整。术后患者神志清醒后应做好沟通和解释工作,告知注意事项和配合要点。对于意识不清者,应加强护理,根据医嘱实施良好的镇静镇痛,采取适当肢体约束。如果遇到气管套管脱出,要及时处理。如果套管脱出在 5 cm 以内,可吸净患者口鼻及气囊上的滞留物,放出气囊内气体,将套管慢慢地插回原来的深度,并立即摄 X 线片,确认位置。如果套管脱出大于 5 cm 时,应立即放开气囊,拔除气管插管,给予无创呼吸机、高流量鼻导管或面罩吸氧,密切观察病情,如有需要则重新插管。

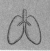

2. 气囊的管理

（1）气囊充气后，压迫在气管上，达到密闭固定的目的，保证潮气量的供给，预防口腔和胃内容物的误吸。使用中最关键的是正确掌握气囊的充气量，应维持气囊压力在 $25\sim30$ cm H_2O，每班监测一次，过多和过少均会影响效果和导致并发症发生。

（2）要定期清除气囊上的滞留物，保证气囊的最佳效果。方法：充分吸引气管内、口鼻内分泌物，在患者开始吸气时用力挤压简易呼吸，使肺充分膨胀；同时另一名护士放出气囊内的气，并在患者呼气时迅速给气囊充气。再次吸清口、鼻腔内的分泌物，如此反复 $2\sim3$ 次。

（3）使用声门下滞留物吸引导管清除，使用特殊的带声门下滞留物吸引（Subglotic Secreion Drainage，SSD)的导管，无论是持续 SSD 还是间断 SSD，与不引流对比，均可降低 VAP 发生率。从卫生经济学角度，尽管使用带 SSD 功能的人工气道可能增加医疗成本，但与发生 VAP 所造成的医疗成本大幅增高相比，仍有很高的价值，特别是机械通气时间＞72 小时的患者。因此，目前多项 VAP 预防指南已推荐机械通气时间＞72 小时的患者使用 SSD 预防 VAP。然而 SSD 在使用过程中仍存在一定局限性：a. SSD 可造成气道黏膜损伤，特别是持续 SSD。因此，目前倾向于使用间断 SSD。b. SSD 的引流导管较细，容易发生堵塞，使引流效果不佳，有人针对此问题提出应用盐水或抗生素间断冲洗引流管，但这样做容易将气囊上滞留物冲洗至下呼吸道，造成下呼吸道感染。c. 带 SSD 的人工气道直径较小，造成气道阻力增大，痰液引流不畅。d. 带 SSD 人工气道较普通人工气道昂贵。

（4）当气囊完全充气时，患者的通气只能通过导管完成。若将气囊完全放气，患者呼气的气流除了从导管内呼出外，还可以从导管周围呼出，此时积聚在气囊上方的分泌物可被呼出的气流冲出至口腔内。然而，这些分泌物黏稠，潮式呼吸的呼气流量不足以将所有的分泌物冲出，可导致一部分分泌物下流至气道造成患者呛咳以及感染。因此，在患者呼气开始同时再经过导管给予一股较大气流，两股气流相冲共同形成一股向外的合流，增大冲出气流的流量从而将气囊上滞留物完全冲出至口腔内，此时用吸痰管自口腔内将分泌物吸净即可。若未及时吸出，分泌物将重新流回气道，故需在送气末立即将气囊充气防止分泌物重新流入下气道。本操作关键点在于：① 在患者吸气末呼气初用力挤压简易呼吸器，产生高流速大通气量送气；② 气囊在大通气量送气同时放气，在送气末重新充气。

（5）注意事项：目前临床常用的气管插管和气管切开套管上的气囊属于高容量、低压气囊，所以不需常规气囊放气、充气。如有特殊要求需气囊放气，应在放气时适当加大潮气量来弥补漏气所致的潮气量不足。放气时必须先吸净气道内和气囊上的滞留物。进食时应将气囊充分充气，取半卧位，防止误吸。如果发生气囊破裂，应立即通知医师，并做好更换管道的准备。

3. 患者头位的管理

（1）头部位置：建立人工气道的患者头部位置应相对固定，可以减少导管和套管与气管

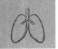

的摩擦,能减少套管滑出气道的机会,防止气道堵塞,还可减少气囊的耗损和破裂。如果病情允许,做好患者的沟通工作,让患者主动配合是最好的方法。选择患者合适和舒服的姿势,并适当地抬高或充填头颈部,防止颈后部腾空所造成的不适。

(2)头位的调换:经常调换头、颈部位置的目的,是改变人工气道与气管黏膜的接触面,减少气道损伤。可取仰卧、左转、右转三种姿势。注意头、颈部转动一致性,否则没有效果。

4. 人工气道内分泌物的管理

建立人工气道的患者,因会厌失去作用,咳嗽反射完整性在一定程度上遭到破坏,使咳嗽能力丧失,分泌物不易咳出。因此,积极地人工清除气道内分泌物十分重要。

(1)气道湿化:建立人工气道后,气体直接进入气道内,并且机械通气时容易使呼吸道失水,痰液变黏稠,损伤纤毛系统的功能,使得清除气道分泌物的能力大大降低,痰液不易排除。因此气道的加温湿化非常重要。要保证足够的液体摄入量,防止全身性失水。肺移植患者术后因灌注肺水肿可采用前72小时内人工鼻被动湿化方式,72小时后根据肺水肿消退程度,实施主动湿化方法,呼吸机湿化器内有足够的蒸馏水,湿化罐温度39～40 ℃,湿度100%。机械通气可促使呼吸道失水,纤毛运动功能减弱,造成分泌物排出不畅,因此可根据病情每日雾化3～4次,肺移植患者雾化液选用祛痰药、抗真菌药等。目前肺移植术后人工呼吸机建立患者,临床气道内给药的治疗推荐雾化加湿。雾化加湿给药器是利用射流原理将水滴撞击成微小颗粒,悬浮于吸入气流中一起进入气道达到湿化目的。

(2)吸痰:吸痰前可加大吸氧浓度或潮气量等参数;根据痰液潴留的部位调整患者体位,使痰液潴留的肺区域在上;无禁忌证情况下医护人员可采用叩拍患者的背部、胸部,自下而上、自边缘到中央顺序进行;密切观察患者呼吸和痰液堵塞的情况,发现喉头有痰鸣音、呼吸频率加快或呼吸困难、排痰不畅时,应及时吸痰。严格掌握气道内吸痰的指征与操作流程。

如有重度肺动脉高压的患者,应延长使用呼吸机的时间(大于72小时),吸痰时要严密观察有无缺氧和肺动脉压力的变化。吸痰时若肺动脉压力升高应立即停止,以免引起肺动脉高压危象。重度肺高压患者在吸痰时对吸痰反应强烈,可在吸痰前给予肌松剂,防止吸痰诱发严重缺氧。吸痰时如因缺氧可导致肺动脉痉挛,减少回心血量,严重时甚至可出现心搏骤停。

(3)纤维支气管镜下吸痰及护理:肺移植患者,术后常规需进行纤维支气管镜检查,同时肺移植患者由于移植肺功能恢复不良,咳嗽反射弱,术前伴有肺部感染,加上长时间手术,术后体质虚弱等原因,患者肺深部的痰液用常规方法无法全部吸清,常可在异丙酚/咪达唑仑镇静下进行纤维支气管镜吸痰,效果较好。ICU医护合作技术要求高,必须在监护室医师带领和责任护士的监测配合下操作,必须有能随时应对气管镜严重并发症的急救能力。

① 吸痰检查前肠内营养患者暂停当天胃肠营养,禁食6小时,禁水4小时。多数患者不了解吸痰过程,会产生恐惧焦虑的心理,因此操作前应根据个体差异详细介绍检查方法、体位、吸痰方式等。

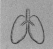

② 患者取去枕平卧位,呼吸机患者更换为辅助通气模式以保障患者的基本通气或单鼻导管 5 L/min 吸氧,根据患者的体重,静脉内予镇静药物应用。患者意识消失后,由医师进行纤维支气管镜吸痰。吸痰过程中根据时间需要追加镇静剂剂量。检查中密切监测患者的 ABP、HR、RR、SpO_2,分别于检查前、检查中及检查后记录各项数值。RASS 评分为−4 分时,记录诱导后眼睑反射消失、检查时间、恢复时呼之睁眼出现的准确时间,同时记录用药过程中出现的不良反应及其他变化。

③ 因是在全麻下进行操作,必须做好抢救准备,如急救药品、器械等。密切观察患者面色、血压、心率、血氧饱和度的变化,并保持呼吸道的通畅,头偏向一侧。严密观察患者气道出血、心跳呼吸骤停等严重并发症,随时配合抢救。

④ 吸痰检查结束后,严密观察生命体征及神志的变化,监测血压、心率、呼吸、SpO_2,出现异常情况及时处置。保持呼吸道的通畅,平卧,头偏向一侧,协助患者咳嗽排痰。未清醒患者,床边加护栏防坠床。待患者完全清醒后,能与之正常交谈,给予心理安慰,询问有无头晕、无力等不适,继续禁食、禁水 2 小时,并卧床休息。

⑤ 气管镜彻底清洗消毒处置后备用。

（五）机械通气的并发症

1. 通气不足

管道漏气或阻塞均可造成潮气量下降,肺部顺应性下降的患者,如使用潮气量偏小,可造成通气不足;自主呼吸与呼吸机拮抗时,通气量也下降。

2. 通气过度

潮气量过大、呼吸频率太快可造成通气过度,短期内排出大量 CO_2,导致 PCO_2 骤降和呼吸性碱中毒。

3. 低血压

机械通气时,因心排血量的下降可发生低血压。对血压明显下降的患者,除适当调节潮气量、吸/呼比及选用最佳 PEEP 外,还可选用下述措施:① 适当补充血容量,使静脉回流量增加,恢复正常的心输出量;② 应用增强心肌收缩的药物,如选用多巴胺、多巴酚丁胺等增强心肌收缩力。

4. 肺部气压伤

机械通气时,如气道压力过高或潮气量过大,或患者肺部顺应性差,原患肺气肿、肺大泡等,易发生肺部气压伤。包括肺间质水肿、纵隔气肿、气胸等。为预防肺部气压伤,可采用较低的吸气峰压。

5. 肺部感染

应用呼吸机可使原有的肺部感染加重或继发感染。这与气管插管或切开后,上呼吸道失去应有的防卫机制及与吸引导管、呼吸机和湿化器消毒不严有关。

6. 胃肠道并发症

如气囊充气不足,吸入气体可从气囊旁经口鼻逸出,引起吞咽反射亢进,导致胃肠充气。

7. 少尿

长期机械通气的患者,可影响肾功能,出现少尿与水、钠潴留。

(六) 机械通气的停用

1. 停用机械通气的标准

机械通气治疗后患者病情改善、呼吸功能逐渐恢复,需考虑停用呼吸机。许多肺移植患者可在术后 1～3 天停止机械通气。符合下述标准者可停用机械通气:

(1) 患者神志清楚唤醒容易,咳嗽和吞咽反射满意。

(2) 血气指标:当 $FiO_2 < 50\%$,$PEEP < 0.588$ kPa(6 mmHg),$PaO_2 > 9.975$ kPa(75 mmHg),$PaCO_2 < 5.32$ kPa(40 mmHg),自主呼吸潮气量 > 10 mL/kg,用力吸气峰压 > 2.45 kPa(25 mmHg),在机械通气进行减弱时患者自主通气可满足需要。

(3) 胸片合格。

(4) 血流动学稳定:指未应用心血管药物具有稳定的心率和合格的血流动力学指标。

(5) 肌力正常:表现为胸部活动度正常,患者必须能够将头部抬离枕头。

(6) 良好的酸碱平衡:拔管前如有显著代谢性酸中毒则必须纠正。

(7) 良好的体液平衡:谨防体液过多,拔管前可使用利尿剂。

2. 停用呼吸机的方法

采用持续气道正压(CPAP)方式间断脱机。CPAP 属于一种自主通气方式,它可以使气道内压始终保持在正压范围内,从而促进氧的弥散,防止肺泡萎陷,增加功能残气量,纠正 PEEPi,在肺顺应性差时减少一部分弹性呼吸功。使用 CPAP 时不直接向病室开放气道,从而可以保证吸入气质量。在撤机中可以交替使用 CPAP 和撤机前的控制或辅助通气方式(亦可在 IMV、PSV 等方式下加用 PEEP),逐渐增加 CPAP 条件下自主呼吸的时间并降低气道正压水平,最后过渡到完全自主呼吸状态。一般当 CPAP 水平减至 3～5 cmH_2O 以下,患者能较长时间(2～4 小时以上)地维持良好自主呼吸时,即提示撤机已基本成功。

脱离呼吸机并不就意味着已经具备了拔除气管内导管的条件。因为气管内导管除用于连接呼吸机外,还有保持气道通畅,防止误吸和便于清除气道内分泌物的作用。拔管前应确认患者咳嗽吞咽反射能力可以有效地清除气管内分泌物和防止误吸,无明显的发生舌后坠或喉水肿等可致气道阻塞的临床倾向后方可考虑拔管,否则应继续保留气管内导管一段时间,直至具备上述条件。拔管前宜禁食,留置胃管患者应吸空胃内容物;对长期气管内导管压迫喉和气管内壁的患者,可考虑在拔管前 1～2 小时肌注地塞米松 5～10 mg 以预防拔管后气管黏膜水肿;拔管前充分吸除气管内分泌物和气囊上滞留物。拔管时患者取坐位或半坐位,抽出气囊内气体,再次吸除气管内分泌物,然后嘱患者深吸气,于深吸气末顺气道自然曲度迅速地将导管拔出。

对于气管切开病例,拔管后可用蝶形胶布对合创口或直接以纱布覆盖,待其自然愈合。拔管后需注意给患者吸氧,吸氧浓度可酌情较原机械通气时的浓度调高10%,鼓励患者咳嗽排痰,另可采用拍背、雾化吸入等措施帮助患者排痰;至少2小时内不能进食,防止在会厌反射未完全恢复的情况下将食物吸入气管;注意患者主诉,密切观察患者呼吸、心率情况,半小时后复查血气;对高危病例做好再插管准备,若出现气道阻塞、呼吸窘迫、喘鸣、血气严重恶化等情况及时再行插管。

(1)短暂停机试验法:呼吸机依赖患者,开始停用呼吸机时,每日停用3～5次,每次5～10分钟。停用时多观察生命体征,如无异常逐渐增加停用次数和时间,直到完全停用。

(2)停用呼吸机之后,暂时保留气管插管,可继续通过气管插管或气管切开套管给予氧气吸入,采用文丘里加温方式保持气道湿化,同时观察一般情况、血气,以证实患者不再需要机械再通气治疗,即可拔管。对停用呼吸机无呼吸困难者只需观察1小时左右,但长期通气治疗的患者,停用呼吸机后至少观察24小时。

(3)拔管之前需对患者做适当解释。患者取半坐位,呼吸机予患者肺部充分扩张,同时吸氧。然后吸引气道、口腔内的分泌物,尤其要吸引套囊周围的分泌物。再抽尽套囊内的气体,即可迅速拔管。拔管后立即让患者咳嗽,使呼吸道保持通畅。拔管的时间,一般应选择在上午,以便监护患者。有些患者拔管之后可出现喉部水肿,表现为吸气性呼吸困难,临床上可发现患者在吸气时,胸骨上窝及气管和软组织发生回缩,伴吸气性哮鸣音。如发生此类情况时,可令患者取坐位,临时静脉推注地塞米松10 mg,可必特2 mg雾化吸入每日4次。如无效或出现威胁生命的气管阻塞,则需立即重新插管,或作气管切开。

(4)拔管后,根据序贯脱机方式采用高流量鼻导管吸入FiO_2为50%的氧气,30分钟后测血气。

五、无创呼吸机

无创正压通气(Noninvasive Positive Pressure Ventilation,NPPV)即仅使用面罩或鼻罩而无须气管切开或气管插管便可实施正压机械通气的一种通气模式。常用的通气模式有持续气道正压通气(CPAP)和双水平气道正压通气(BiPAP)。

患者肺移植拔除气管插管后,有的患者需要使用无创呼吸机间断辅助,逐步过渡。且经常会出现各种并发症,如肺不张、呼吸衰竭、肺部感染等。实施NPPV可以使患者肺容积增加,达到预防肺不张的目的,另外还对呼吸肌疲劳有缓解作用,可有效预防术后呼吸衰竭。

(一)无创正压通气的特点

(1)无创性和操作简便,易于实施和撤除,能延缓或终止疾病的发展,大大减少患者的气管插管和气管切开的概率,避免气管插管引起的阻力功。

(2)人机配合良好,可以间歇使用,能提高患者的舒适感,避免镇静剂的使用。

(3)避免气管插管引起的并发症。

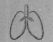

（4）并发呼吸机相关性肺炎的发生概率少。

（5）治疗期间患者能讲话和吞咽，减少鼻饲，保留有效咳嗽，易于口腔护理。

（二）无创正压通气的实施

NPPV常用两种通气模式。CPAP是指在面罩下患者整个呼吸周期中气道均存在一定的正压，一般常用的压力为5～10 cmH$_2$O，较少超过15 cmH$_2$O。BiPAP是在患者吸气时提供一个较高的吸气压帮助患者克服气道阻塞以增加通气量，呼气时压力下降患者较容易将气体呼出，常用初始吸气压8～11 cmH$_2$O，呼气压3～5 cmH$_2$O。在使用上述两种通气模式的同时均可同时配合应用压力支持通气（PSV）。

NPPV可使用鼻罩或面罩，但由于ICU内均为危重病患者，鼻罩多不能有效实施通气，因此ICU内无创通气较多使用面罩。通过弹性束带将面罩与患者面部紧密接触，以减少气体泄漏。为防止气道干燥，在NPPV同时应予湿化治疗，但无须加热，因NPPV尚未破坏呼吸道正常解剖结构。

（三）无创通气的护理

1. 面罩的护理

使用前先将呼吸机主管道与面罩管道相通，为患者戴上头带，避免压迫耳郭，调节松紧度，防止因固定太紧等原因引起面部皮肤损伤、炎症、坏死。肺移植患者应用免疫抑制剂导致抵抗力低，容易发生感染。应每6小时检查1次面罩充气情况，发现漏气应及时调整面罩并重新固定。要仔细观察病情，当患者呕吐时，防止造成误吸。应十分重视保持呼吸道通畅，根据患者病情进行适时吸痰，及时清除分泌物。

2. 无创通气不耐受的护理

人机不协调是患者不能耐受无创通气的主要原因。其中呼吸机与面罩不匹配，漏气对呼吸机触发，吸气向呼气的转换的影响以及呼吸机模式和参数的设置是常见的因素。如果病患的病情相对稳定，不需要24小时持续使用无创呼吸机，可采取间断性地让患者脱机。有利于减少面罩对病患面部的压力，防止因压力过大而出现面部损伤和胃肠胀气，也有利于病患与护士的沟通，并可以减少病患的躁动。

（四）并发症护理

1. 咽喉部不适

这主要由于人工通气所致，常不需特殊处理。

2. 呼吸道干燥，咳痰不畅

应用无创通气时，常会因漏气引起患者皮肤和气道干燥，确保面罩佩戴良好，并定时给予饮水补充水分，另外，良好的气道湿化也很重要。

3. 胃肠胀气

尤其是在较高的气体压力下，气体进入胃肠后会引起病患打嗝、胀气和腹痛。处理以尽

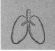

量减少吸气压力,降低气体流量。经过腹部热敷,适当调整营养液的种类和流量,保持大便通畅,减轻腹胀情况。

4. 鼻梁、颊部压痛

鼻梁、颊部压痛患者及时调整面罩松紧程度并在鼻梁两侧粘贴保护性敷料。

5. 其他

主要有紧张恐惧心理、幽闭恐惧症和不易耐受倾向,经心理疏导、耐心沟通后症状会缓解或消失。

无创呼吸机操作简单,患者容易接受,且安全有效,不良反应少,不仅能改善心力衰竭患者的通气功能,也能改善心功能。熟练掌握呼吸机的性能和操作方法,在病情稳定后间歇使用,做好护理观察和管理,和患者建立良好的沟通方式,消除患者心理障碍,可提高治疗效果,减少无创通气的并发症,从而提高肺移植手术的成功率。

六、经鼻高流量氧疗

经鼻高流量氧疗在肺移植中的应用:肺移植术后第 1 周是发生肺部并发症(低氧血症或高碳酸血症)的高峰期。因此,在呼吸机撤除及气管导管拔除后,仍需进行适当的氧疗以缓解患者的氧合障碍。经鼻高流量氧疗(HFNC)是通过无须密封的鼻塞导管直接将一定氧浓度的空氧混合高流量气体输送给患者的一种氧疗方式,作为一种无创呼吸支持的形式,可以减少吸气阻力和呼吸做功、降低气道压力、减少死腔通气、改善通气功能,并且不影响患者交流、进食,不易引起面部皮肤不适,能明显提高患者舒适性和依从性。

(一) 经鼻高流量氧疗的优势

1. 吸氧的温度和湿度控制良好

正常人鼻腔具有加温、滤过和湿化气体的功能,气体进入鼻腔,可加温到 $30\sim34$ ℃,相对湿度达 $80\%\sim90\%$。呼吸道内保持温度 37 ℃、相对湿度 $95\%\sim100\%$ 是维持黏液-纤毛正常活动的必要条件。干冷气体会使吸氧者呼吸道黏膜干燥,损伤呼吸道黏膜上皮细胞,影响呼吸道黏液分泌和纤毛活动,痰液黏稠不易咳出,痰痂形成,造成排痰困难等。加温加湿高流量鼻导管吸氧装置能将外界气体有效温化湿化到最佳的温度和湿度。提供与人体温度相近的加温加湿气体,符合气道生理,良好的温湿化可以维持呼吸道的纤毛功能,稀释痰液,利于分泌物的清除,减轻干冷气体对呼吸道的刺激,保护呼吸道自我生理调节机制,增加患者的舒适感。

2. 冲洗鼻咽部解剖死腔

持续给予高流量气体能够冲出上气道潴留的二氧化碳,避免重新吸入呼出气体,因为死腔无法测量,体外试验研究,持续给予高流量氧疗鼻导管输送 30 L/min 的新鲜气体可以冲刷鼻咽部死腔和提高 FiO_2。研究显示流速的增加在鼻咽死腔的冲刷作用比压力增加更强大。

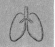

3. 持续正压通气改善肺泡功能

高流量鼻导管吸氧提供一定的肺泡外和肺泡压力,有类似呼气末正压(PEEP)的作用,可以产生呼气末正压,且有流量依赖性。随着气体流量的增加而增加。在加温加湿鼻导管吸氧气体传递过程中对气道产生的正压维持相对稳定的呼气末正压,增加肺的功能性残气量,使塌陷的肺泡张开,在呼气过程中使肺泡保持开放状态,增加气血交换,改善氧合,维持呼气末肺泡的稳定性,防止肺不张的发生。

4. 降低呼吸的能量消耗

鼻气道温化吸入气体至体温 37 ℃,湿化吸入气体至 100% 相对湿度,是呼吸道正常的生理功能之一。需要消耗相应的能量,高流量吸氧提供氧气接近体温 37 ℃,湿化至相对湿度 100%,替代了鼻黏膜所做的代谢功,降低了所需的热量消耗。高流量吸氧还可通过维持黏膜纤毛功能的完整性并易化气道分泌物的排出,有助于减少排痰的代谢消耗。高流量吸氧可以提高吸气能力,可能与增加肺泡复张和降低气道阻力有关。

(二)经鼻高流量氧疗的临床应用

1. 增加氧疗的耐受性

氧疗是拔管后患者的常规治疗。在对拔除气管插管患者的研究显示,加温加湿高流量鼻导管吸氧效果好于传统吸氧,比无创通气的舒适性更好。另外,高流量鼻导管吸氧的刺激会小于经面罩或特殊闭合式面罩。不仅能够避免来自面罩材质与绑带可能引起的脸部皮肤损伤,也可减少治疗引起的患者的异物感和焦虑等不适。

2. 减少再次气管插管的风险

研究表明经鼻高流量氧疗可以降低拔管 72 小时插管率与拔管后呼吸衰竭。由于拔管后,经鼻加温加湿高流量氧疗可以减少呼吸做功,缓解呼吸肌疲劳,有利于提高患者的舒适度和改善氧合,从而降低重新插管概率。

3. 改善预后,减少住院时间,降低病死率

国外研究显示在拔管后出现呼吸衰竭的患者中,加温加湿鼻导管吸氧改善氧合功能的效果与无创机械通气相当,但前者能缩短患者的 ICU 住院时间。人工气道的有效温湿化与氧疗,是重症患者成功撤机的前提。高流量吸氧可减少患者呼吸做功,提供有效的脱机策略,减少患者肺部并发症,促进患者早日康复。

(三)经鼻高流量氧疗效果

经鼻高流量氧疗作为一种新的氧疗方式,能有效改善氧合,减少有创以及无创机械通气概率,作为肺移植术后拔除气管插管后过渡性氧疗方式或与无创通气交替使用,取得良好的临床效果。

（四）经鼻高流量氧疗临床操作

1. 参数设置

（1）Ⅰ型呼吸衰竭：气体流量（Flow）初始设置 $30\sim40$ L/min；滴定 FiO_2 维持脉氧饱和度（SpO_2）在 $92\%\sim96\%$，结合血气分析动态调整；若没有达到氧合目标，可以逐渐增加吸气流量和提高 FiO_2 最高至 100%；温度设置范围 $31\sim37$ ℃，依据患者舒适性和耐受度，以及痰液黏稠度适当调节。

（2）Ⅱ型呼吸衰竭：气体流量初始设置 $20\sim30$ L/min，根据患者耐受性和依从性调节；如果患者二氧化碳潴留明显，流量可设置在 $45\sim55$ L/min 甚至更高，达到患者能耐受的最大流量；滴定 FiO_2 维持 SpO_2 在 $88\%\sim92\%$，结合血气分析动态调整；温度设置范围 $31\sim37$ ℃，依据患者舒适性和耐受度，以及痰液黏稠度适当调节。

2. 撤离标准

原发病控制后逐渐降低 NHF 参数，如果达到以下标准即可考虑撤离：吸气流量 < 20 L/min 且 $FiO_2 < 30\%$。

3. 治疗过程中的护理

（1）上机前应和患者充分交流，说明治疗目的的同时取得患者配合，建议半卧位或头高位（> $20°$）。

（2）选择合适型号的鼻塞，建议选取小于鼻孔内径 50% 的鼻导管。

（3）严密监测患者生命体征、呼吸形式运动及血气分析的变化，及时做出针对性调整。

（4）张口呼吸患者需嘱其配合闭口呼吸，如不能配合者且不伴有二氧化碳潴留，可应用转接头将鼻塞转变为鼻/面罩方式进行氧疗。

（5）舌后坠伴 HFNC 效果不佳者，先予以口咽通气道打开上气道，后将 HFNC 鼻塞与口咽通气道开口处连通，如仍不能改善，可考虑无创通气其他呼吸支持方式。

（6）避免湿化过度或湿化不足，密切关注气道分泌物性状变化，按需吸痰，防止痰堵窒息等紧急事件的发生。

（7）注意管路积水现象并及时处理，警惕误入气道引起呛咳和误吸，应注意患者鼻塞位置高度高于机器和管路水平，一旦报警，应及时处理管路冷凝水。

（8）如若出现患者无法耐受的异常高温，应停机检测，避免灼伤气道。

（9）为克服呼吸管路阻力，建议最低流量最好不小于 15 L/min。

（10）注意调节鼻塞固定带松紧，避免固定带过紧引起颜面部皮肤损伤。

（11）使用过程中如有机器报警，及时查看并处理，直至报警消除。

（12）使用过程中出现任何机器故障报错，应及时更换并记录报错代码提供厂家售后，严禁报错机器继续使用。

4. 感染预防控制

为避免交叉感染，每次使用完毕后应为 NHF 装置进行终末消毒，HFNC 消毒连接仪器

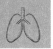

自带的消毒回路进行仪器内部消毒即可。NHF 的表面应用 75% 酒精或 0.1% 有效氯进行擦拭消毒，HFNC 鼻导管、湿化罐及管路为一次性物品，按医疗垃圾丢弃。HFNC 的空气过滤纸片应定期更换，建议 3 个月或 1 000 小时更换 1 次。

七、纤维支气管镜

纤维支气管镜检查是利用光学纤维内镜对气管支气管腔进行的检查。纤维支气管镜可经口腔、鼻腔、人工气道进入气管及支气管远端并在直视下行活检或刷检、钳取异物、吸引或清除阻塞物，并可作支气管肺泡灌洗，行细胞学或液体成分的分析。ICU 患者常使用人工气道、机械通气等，气道分泌物多，由于长期卧床，加之意识障碍导致咳嗽、吞咽反射减弱或消失，患者排痰能力下降，极易引发肺部感染。当气道通气发生障碍，支气管出现阻塞，空气不能进入肺部，而原来肺泡的空气又被吸收，所属肺部极度萎缩，极易发生肺不张。普通吸痰为盲吸下进行，一般只能清除大气道痰液，无法对黏稠部位进行针对性稀释，有效率低。纤维支气管镜可直视病灶部位，准确清除气道内炎性分泌物，其目标性强，创伤小，吸痰效率高，其吸痰范围可以扩至小气道，并能直视下冲洗吸出痰栓，迅速改善患者呼吸功能，在危重病急救中发挥重要作用，尤其于外科术后肺不张、肺部感染及机械通气时应用纤支镜吸痰可取得较好效果。

移植肺及受者气管的纤毛结构在手术过程中被破坏，导致纤毛的清除能力大大降低，最终导致受者呼吸道分泌物清除受到障碍；术后膈肌活动幅度、肺顺应性明显降低，同时免疫抑制剂的应用极易导致受者肺不张和肺炎等呼吸道并发症的产生，肺移植术后纤维支气管检查和治疗是处理肺移植术后并发症的重要手段。术后常规检查和吸痰检查时间：患者于完成支气管吻合术后即刻，术后第 1 天，脱离呼吸机前，术后第 2 周和第 4 周及第 3 个月、第 6 个月、第 9 个月和第 12 个月做常规纤支镜检查，若出现临床症状，包括胸闷、气急、低氧血症等表现时，则随时再做纤支镜检查。[8-10]

（一）检查前护理

（1）检查手术同意书：术前需签署知情同意书。

（2）胃肠道准备：术前禁食 6 小时、禁水 4 小时。

（3）心理护理：由责任护士主动、耐心、细致地向患者解释检查的目的及配合注意事项，及时解答患者提出的各种问题。使患者充分理解检查的必要性，减少焦虑、恐惧感，并积极配合检查。

（4）物品准备：纤维支气管镜、活检钳、细胞刷、冷光源、75% 酒精、石蜡油、治疗巾、灭菌手套、20 mL 注射器、氧气，确保心电监护仪、吸痰器性能良好。

（5）药物准备：2% 利多卡因、肾上腺素、0.9% 氯化钠 250 mL、灭菌用水，做球囊扩张术的患者备好冰盐水（0.9% 氯化钠 250 mL）、盐酸肾上腺素（1 mg）1~2 支。

（6）术前用药：检查前 30 分钟予肌内注射阿托品 0.5 mg、苯巴比妥 0.1 g，其主要目的

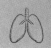

是使患者情绪安定、减少麻醉意外、降低基础代谢、减少呼吸道分泌物。2%利多卡因 5～7 mL 雾化吸入 10～15 分钟,雾化时嘱患者用口吸气,以鼻呼气,使气道充分麻醉。

（二）检查中护理

（1）病情观察:观察患者的意识、心率、血压、血氧饱和度、面色。少量出血无须处理,若吸出血性液体较多,应遵医嘱局部给予盐酸肾上腺素或注射用巴曲酶止血。

（2）常规检查和吸痰的护理。

（3）在患者有充分的准备及麻醉起效后,将纤维支气管镜经鼻（或经口）缓慢进入患者的气管,操作过程中密切观察患者生命体征、面色、表情、呼吸道分泌物颜色、血氧饱和度等情况。手术过程中可根据血氧饱和度调节氧流量。术中可能出现较频繁的咳嗽,通过向支气管镜腔内注入 2%的利多卡因 2～5 mL,同时握住患者的双手给予心理支持,患者咳嗽减轻后继续操作。如果痰液较多,可用 37 ℃左右的生理盐水 10～20 mL/次,反复进行灌洗,直至将痰吸清。气管灌洗液送细菌学检查。

（4）无痛纤维支气管镜、球囊扩张术:给药后由责任护士对患者进行评估,采用 Richmond 躁动-镇静量表（RASS 评分）评估镇静程度,目标评分 0～－2 分,RASS 评分 －1 分,开始进行治疗。球囊扩张术的患者特别观察血压、SpO_2、气道出血情况,备好冷 0.9%氯化钠 20 mL 和肾上腺素 1 mg 以防气道出血。

（三）检查后护理

（1）术后禁食、禁饮 2 小时,抬高床头 30°,评估患者意识、生命体征、血氧饱和度,出现异常及时报告医生。应多休息少说话,不可用力咳嗽、咳痰。若出现声音嘶哑、吞咽不畅、略有胸闷感等,一般休息后会自行缓解。若出现少量痰中带血切勿紧张,若痰血多时或有活动性出血应立即通知临床医师处理。术后低热多观察,高热汇报医生,按发热护理常规护理。

（2）行球囊扩张术的患者观察胸闷、心率、SpO_2、痰色情况,评价观察气道充血、水肿情况。

（四）支气管镜临床应用的并发症观察

（1）喉、气管、支气管痉挛:出现该情况应立即停止患者的检查,并吸氧,待缓解后再酌情决定是否继续进行操作。

（2）出血是最常见的并发症:一般血量不大,可自行缓解,偶尔有大出血,甚至引起窒息危及生命。检查前要了解患者是否有凝血功能障碍,活检时要尽量避开血管。出血较多可给予1∶1 000 肾上腺素和/或 10 U/mL 凝血酶局部止血,并保持出血侧低位,防止血液灌入健侧,并充分抽吸凝血块,以防窒息,内镜下见出血停止后方可退镜。

（3）心律失常、心搏骤停:是支气管镜操作时的刺激引起迷走神经反射和缺氧所致,此时应立即进行抢救。

（五）纤维支气管镜的清洗、消毒

详见 2016 年《中华人民共和国卫生行业标准软式内镜清洗消毒规范》纤维支气管镜的

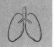

清洗消毒。

1. 注意事项

（1）内镜使用后应按以下要求测漏：

① 宜每次清洗前测漏；

② 条件不允许时，应至少每天测漏 1 次。

（2）内镜消毒或灭菌前应进行彻底清洗。

（3）清洗剂和消毒剂的作用时间应遵循产品说明书。确诊或疑似分枝杆菌感染患者使用过的内镜及附件，其消毒时间应遵循产品的使用说明。

（4）消毒后的内镜应采用纯化水或无菌水进行终末漂洗，采用浸泡灭菌的内镜应采用无菌水进行终末漂洗。

（5）内镜应储存于清洁、干燥的环境中。

（6）每日诊疗工作开始前，应对当日拟使用的消毒类内镜进行再次消毒、终末漂洗、干燥后，方可用于患者诊疗。

2. 手工操作流程

（1）预处理流程如下：

① 内镜从患者体内取出后，在与光源和视频处理器拆离之前，应立即用含有清洗液的湿巾或湿纱布擦去外表面污物，擦拭用品应一次性使用；

② 反复送气与送水至少 10 秒；

③ 将内镜的先端置入装有清洗液的容器中，启动吸引功能，抽吸清洗液直至其流入吸引管；

④ 盖好内镜防水盖；

⑤ 放入运送容器，送至清洗消毒室。

（2）测漏流程如下：

① 取下各类按钮和阀门；

② 连接好测漏装置，并注入压力；

③ 将内镜全浸没于水中，使用注射器向各个管道注水，以排出管道内气体；

④ 首先向各个方向弯曲内镜先端，观察有无气泡冒出；再观察插入部、操作部、连接部等部分是否有气泡冒出；

⑤ 如发现渗漏，应及时保修送检；

⑥ 测漏情况应有记录；

⑦ 也可采用其他有效的测漏方法。

（3）清洗流程如下：

① 在清洗槽内配制清洗液，将内镜、按钮和阀门完全浸没于清洗液中；

② 用擦拭布反复擦洗镜身，应重点擦洗插入部和操作部。擦拭布应一用一更换；

③ 刷洗软式内镜的所有管道，刷洗时应两头见刷头，并洗净刷头上的污物，反复刷洗至

没有可见污染物；

④ 连接全管道灌流器，使用动力泵或注射器将各管道内充满清洗液，浸泡时间应遵循产品说明书；

⑤ 刷洗按钮和阀门，适合超声清洗的按钮和阀门应遵循生产厂家的使用说明进行超声清洗；

⑥ 每清洗 1 条内镜后清洗液应更换；

⑦ 将清洗刷清洗干净，高水平消毒后备用。

（4）漂洗流程如下：

① 将清洗后的内镜连同全管道灌流器、按钮、阀门移入漂洗槽内；

② 使用动力泵或压力水枪充分冲洗内镜各管道至无清洗液残留；

③ 用流动水冲洗内镜的外表面、按钮和阀门；

④ 使用动力泵或压力气枪向各管道充气至少 30 秒，去除管道内的水分；

⑤ 用擦拭布擦干内镜外表面、按钮和阀门，擦拭布应一用一更换。

（5）消毒（灭菌）流程如下：

① 将内镜连同全管道灌流器，以及按钮、阀门移入消毒槽，并全部浸没于消毒液中；

② 使用动力泵或注射器，将各管道内充满消毒液，消毒方式和时间应遵循产品说明书；

③ 更换手套，向各管道至少充气 30 秒，去除管道内的消毒液；

④ 使用灭菌设备对软式内镜灭菌时，应遵循设备使用说明书。

（6）终末漂洗流程如下：

① 将内镜连同全管道灌流器，以及按钮、阀门移入终末漂洗槽；

② 使用动力泵或压力水枪，用纯化水或无菌水冲洗内镜各管道至少 2 分钟，直至无消毒剂残留；

③ 用纯化水或无菌水冲洗内镜的外表面、按钮和阀门；

④ 采用浸泡灭菌的内镜应在专用终末漂洗槽内使用无菌水进行终末漂洗；

⑤ 取下全管道灌流器。

3. 内镜清洗消毒机操作流程

（1）使用内镜清洗消毒机前应先遵循相关规定对内镜进行预处理、测漏、清洗和漂洗。

（2）清洗和漂洗可在同一清洗槽内进行。

（3）内镜清洗消毒机的使用应遵循产品使用说明。

（4）无干燥功能的内镜清洗消毒机，应遵循相关规定进行干燥。干燥流程如下：

① 将内镜、按钮和阀门置于铺设无菌巾的专用干燥台，无菌巾应每 4 小时更换 1 次；

② 用 75％～95％乙醇或异丙醇灌注所有管道；

③ 使用压力气枪，用洁净压缩空气向所有管道充气至少 30 秒，至其完全干燥；

④ 用无菌擦拭布、压力气枪干燥内镜外表面、按钮和阀门。

4. 复用附件的清洗消毒与灭菌

（1）附件使用后应及时浸泡在清洗液里或使用保湿剂保湿，如为管腔类附件应向管腔内注入清洗液。

（2）附件的内外表面及关节处应仔细刷洗，直至无可见污染物。

（3）采用超声清洗的附件，应遵循附件的产品说明书使用医用清洗剂进行超声清洗。清洗后用流动水漂洗干净并干燥。

（4）附件的润滑应遵循生产厂家的使用说明。

（5）软式内镜及重复使用的附件、诊疗用品

① 分类处理原则

a. 进入人体无菌组织、器官，或解除破损皮肤、破损黏膜的软式内镜及附件应进行灭菌；

b. 写完整黏膜相接触，而不进入人体无菌组织、器官，也不接触破损皮肤、破损黏膜的软式内镜及附属物品、器具，应进行高水平消毒；

c. 与完整皮肤接触而不与黏膜接触的用品宜低水平消毒或清洁。

② 选择消毒或灭菌方法

a. 耐湿、耐热附件的消毒：

a）可选用热力消毒，也可采用消毒剂进行消毒；

b）消毒剂的使用方法应遵循产品使用说明书；

c）使用消毒剂消毒后，应采用纯化水或无菌水漂洗干净，干燥备用。

b. 耐湿、耐热附件的灭菌首选压力蒸汽灭菌；不耐热的附件应采用低温灭菌设备或化学灭菌剂浸泡灭菌，采用化学灭菌剂浸泡灭菌后应使用无菌水漂洗干净，干燥备用。

5. 储存

（1）内镜干燥后应储存于内镜与附件储存库（柜）内，镜体应悬挂，弯角固定钮应置于自由位，并将取下的各类按钮和阀门单独储存。

（2）内镜与附件储存库（柜）应每周清洁消毒 1 次，遇污染时应随时清洁消毒。

（3）灭菌后的内镜、附件及相关物品应遵循无菌物品储存要求进行储存。

参考文献

［1］许萍.肺移植专科护士团队建设的实践与思考［J］.中国护理管理，2007，7（9）：16－18.

［2］Shargall Y，Guenther G，Ahya V N，et al. Report of the ISHLT working group on primary lung graft dysfunction part Ⅵ：Treatment［J］. The Journal of Heart and Lung Transplantation，2005，24（10）：1489－1500.

［3］成守珍. ICU临床护理思维与实践［M］.北京：人民卫生出版社，2012.

［4］丁嘉安，姜格宁，王兴安，等.肺移植［M］.上海：上海科学技术出版社，2010.

［5］陆承，张亚军.体外膜肺氧合在肺移植中的应用［J］.中日友好医院学报，2018，32（4）：227－230.

［6］中国医师协会体外生命支持专业委员会.成人体外膜氧合循环辅助专家共识［J］.中华重症医学电

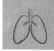

子杂志(网络版),2018,4(2)：114－122.

[7]中国医师协会体外生命支持专业委员会.成人体外膜氧合循环辅助专家共识[J].中华医学杂志,2018,98(12)：886－894.

[8]支气管镜在急危重症临床应用专家共识组.支气管镜在急危重症临床应用的专家共识[J].中华急诊医学杂志,2016,25(5)：568－572.

[9]刘运喜,邢玉斌,巩玉秀,等.软式内镜清洗消毒技术规范 WS507－2016[J].中国感染控制杂志,2017,16(6)：587－592.

[10]中国康复医学会重症康复专业委员会呼吸重症康复学组,中国老年保健医学研究会老龄健康服务与标准化分会,《中国老年保健医学》杂志编辑委员会,等.中国呼吸重症康复治疗技术专家共识[J].中国老年保健医学,2018,16(5)：3－11.

第五节　常见并发症

肺移植术后常见并发症按照时相分布分为：即刻(<24 小时)、早期(24 小时至 1 周)、中期(8 天至 2 个月)、后期(2～4 个月)和远期(>4 个月)。此外,并发症还主要包括免疫抑制剂的毒副作用,如肾功能不全、骨质疏松、术后远期胃肠道并发症、神经系统并发症、心血管系统并发症等。

一、即刻发生并发症(<24 小时)

（一）监护相关操作引起的并发症

气管插管引起的纵隔气肿、气胸、肺气肿,机械通气导致的气压伤,放置中央静脉导管或 Swan－Ganz 导管可能导致气胸、血胸、胸腔外血肿以及心律不齐。胸管放置不当导致无效引流。

（二）供受体大小不匹配

供受体之间肺或胸腔的大小不匹配,会导致机械并发症,如肺不张。这些并发症在术后是立即显现的。因肺气肿而接受单肺移植的患者,会感到供肺相对患者的胸腔而显得小,但供肺和受者胸腔大小差异在 10％～25％之间是可以接受的。

（三）超急性排斥反应

受体体内预存的针对供体 ABO 血型抗原和同种异体 HLA 抗原的抗体,在超急性排斥反应中发挥重要作用。在肺移植术后可立即出现,并迅速发展,甚至导致死亡。

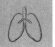

二、早期并发症(24 小时至 1 周)

(一) 缺血再灌注损伤

缺血再灌注损伤是一种非心源性肺水肿,临床上表现为原发性移植物功能障碍(Primarygraft dysfunction,PGD),是移植后早期发病和死亡的首要原因,通常发生于移植后 24 小时,高峰可延迟至术后第 4 天,大部分患者在术后 1 周开始明显缓解。水肿可能会持续到术后 6 个月,但大多数肺移植受者在术后 2 个月左右完全清除。缺血再灌注损伤有许多可能的原因,包括手术创伤、供肺缺血、支气管动脉循环中断、淋巴循环中断以及供肺失神经支配等。病理机制为肺血管内皮细胞和上皮细胞的活性氧直接损伤,产生炎症级联反应,黏附分子表达上调,是 PGD 发生和加重的相关危险因素。目前缺血再灌注损伤的治疗以采用保护性呼吸机支持、积极利尿等,吸入一氧化氮具有预防和治疗 PGD 的潜力,可保护肺毛细血管完整性,预防白细胞和血小板黏附聚集,在紧急情况下可用体外膜肺氧合支持。

(二) 急性胸腔并发症

气胸、血胸、胸腔积液、脓胸、持续或临时漏气是肺移植术后早期常见并发症,发生率为 22% 左右。其中最常见的是气胸。一般来说,术后胸腔积液往往在 2 周内改善。漏气的原因很多,包括气道缺血和支气管裂开。漏气超过 7 天即定义为持续漏气,表现为持续性气胸、纵隔气肿或皮下气肿。漏气和脓胸与死亡率增加有关。

三、中期并发症(8 天到 2 个月)

(一) 急性排斥反应

急性排斥反应通常由细胞免疫介导,发生在术后第 2 周。反复发作的急性排斥反应被认为是闭塞性细支气管炎的诱发因素。胸部高分辨率 CT 表现为小叶间隔增厚、胸腔积液和毛玻璃样影,在急性排斥反应的诊断中具有 35%~65% 的敏感性。尤其是经甲泼尼龙治疗后,48 小时内影像学明显改善者更倾向为急性排斥反应。经支气管肺活检,明确血管、气管周围炎症或淋巴细胞浸润是诊断的金标准。

(二) 气道并发症

虽然近年来在供体获取、器官保存、手术技术、免疫抑制药物、感染控制等方面取得了飞速发展,大大减少了气道并发症的发病率,但是全球大部分移植中心报道各种气道并发症的发病率仍有 7%~18% 不等,相应死亡率为 2%~4%。

肺移植术后气道并发症分类较为复杂,至今还没有一种方法能够被广泛接受。一般认为,肺移植术后气道并发症有六种基本类型:吻合口狭窄、裂开、肉芽增生、气管支气管软化、吻合口瘘、吻合口感染。有报道把气道并发症分为早期(<3 个月)和晚期(>3 个月)。吻合口黏膜坏死裂开一般发生于早期;支气管狭窄和软化则一般发生于晚期。

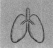

各种危险因素在气道并发症的发病机制中的作用地位不同。手术技术中支气管吻合技术可能是减少气道并发症的关键因素。尽可能缩短供体支气管长度以及望远镜式吻合已经被证明在预防气道并发症方面是有效的。但是,也有一些研究表明望远镜式吻合并不比端端连续吻合更有利。

支气管缺血在气道并发症的发病机制中起着主要作用。由于供体获取时,支气管动脉循环的丢失,术后早期支气管主要依靠压力较低的肺动脉逆行供血。国外有人尝试应用直接支气管动脉重建术,然而,至今尚无证据支持其优越性。另外,有人认为在供体获取时,采取双正向及逆向灌注,可保护支气管循环,有利于支气管恢复,从而降低吻合口并发症发生率。

既往认为围手术期皮质激素应用不利于恢复。然而,有研究认为皮质激素有预防排异和减轻再灌注损伤的作用,因此低剂量皮质激素(15 mg/d)可能是有益的。

支气管狭窄有多种治疗方法。对于吻合口肉芽组织增生,可使用硬质气管镜和激光消融治疗,还可以采用支架植入。吻合口及远端的瘢痕缺血性狭窄(非肉芽肿性单纯狭窄)可通过反复应用经硬质气管镜或纤维支气管镜下球囊扩张术治疗。另外行袖式切除狭窄支气管肺叶可取得良好效果,特别当狭窄延伸至上叶或下叶支气管,肺叶切除、全肺切除或再移植可能是唯一的解决方法。支气管裂开是肺移植术后严重的并发症,一般发生于术后早期,治疗困难,死亡率高。

(三) 感染

感染是肺移植术后发病和死亡率居首位的原因,并可发生于移植后任何时间。易患因素包括病原体定殖、肺叶膨胀不全、纤毛运动功能受损、供体肺失去神经支配、淋巴回流中断、接受免疫抑制治疗等。术后早期感染的危险因素包括供体肺过度缺血(>76 小时),器官获取前没有足够动脉氧分压(<350 mmHg),受者年龄超过 40 岁,长期通气支持和大量的气管分泌物。细菌是肺移植术后肺部感染的最常见的原因,特别是革兰氏阴性菌,如铜绿假单胞菌、克雷伯菌属。

近几十年来,由于术后常规抗感染药物的应用,使细菌感染的发生率发生了很大变化。西班牙的一项前瞻性多中心的研究包括了 236 名肺移植受者,平均随访期为 180 天,显示平均每 100 个肺移植受者中每年有 72 个肺炎[1]。三分之二的(57 例)患者有病原学依据,82% 为细菌感染。24.6% 分离到铜绿假单胞菌($n=14$),鲍曼不动杆菌和金黄色葡萄球菌为 14%。大肠埃希氏菌、肺炎克雷伯菌和嗜麦芽窄食单胞菌分别为 5.3%,恶臭假单胞菌、粘质沙雷氏菌、洋葱假单胞菌分别为 1.8%($n=1$)。分枝杆菌为 5.3%(3.5% 为结核杆菌, 1.8% 为鸟分枝杆菌)。

肺移植术后第一个月是肺部感染发生的高峰,6 个月后风险随之下降。早期的细菌性肺炎主要来自供体肺。在对供体肺进行微生物学普查的同时进行术后预防性抗感染治疗,可改善预后。后期发生的感染与闭塞性细支气管炎有关。对于肺移植术后诊断为闭塞性细支气管炎综合征的患者,感染可急性加重病情,甚至导致死亡。

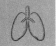

四、原发性晚期并发症(2~4 个月)

(一) 支气管狭窄、气管软化和支气管吻合口狭窄

通常出现在肺移植术后 4 个月。

(二) 巨细胞病毒感染

巨细胞病毒(CMV)是肺移植术后最重要的病原微生物。像其他疱疹病毒一样,巨细胞病毒可终身潜伏于宿主体内,有复发可能。CMV 阳性的肺移植供体是重要的传播途径。有 CMV 潜伏的肺移植受者具有肺移植术后发病的风险,然而受者 CMV 血清学阴性,但供体 CMV 阳性者具有更高的发病风险。

CMV 的发病率及发病时间随着预防措施的改变,近 10 年来发生了很多变化。预防措施下,CMV 感染在肺移植术后出现得更晚。而没有经过预防的患者,典型的 CMV 症状出现于术后第 1 个月至第 4 个月。进行 CMV 预防治疗具有出现耐药毒株的可能,基因型主要分为两类:UL97 和 UL54。耐更昔洛韦病毒株最常发生的突变位点是磷酸转移酶基因(UL97),在该处出现的突变抑制了药物的合成代谢,降低了更昔洛韦的磷酸化作用,因而抑制其转化成有活性的细胞内三磷酸盐复合物。导致 CMV 耐药的危险因素有:CMV 错配(CMV 阴性血清的受者和 CMV 阳性血清的供体),过长时间地口服更昔洛韦预防治疗,免疫抑制过度。

CMV 除了带来直接器官损伤,还能引起免疫系统的改变,称为 CMV 感染的间接效应。CMV 的间接效应能导致感染机会的增多,可引起急性排斥反应和慢性排斥反应。

(三) 其他呼吸道病毒感染

社区获得性呼吸道病毒(CARV)包括多种病毒,如:小 RNA 病毒(鼻病毒和肠病毒),冠状病毒科(冠状病毒),副粘病毒科(呼吸道合胞病毒、副流感病毒、肺炎病毒),正粘病毒科(流行性感冒样病毒 A、B),腺病毒科(腺病毒)。肺移植术后患者的 CARV 发病率很高,出现明显气道症状者可达 57%。CARV 感染的气道症状表现不一,可以从无症状到轻度上呼吸道感染,一直到重症肺炎。感染的严重程度也和感染的病毒类型有关。腺病毒感染移植肺可引起相当高的死亡率。在 CARV 基础上再继发细菌和真菌感染是其严重的并发症。

CARV 移植肺感染与急、慢性排斥反应有关。多伦多一项前瞻性的研究包括 50 例具有呼吸道病毒感染的肺移植受者(痰培养阳性或巨细胞病毒抗原阳性者除外),对照组为 50 个稳定的肺移植术后受者。有呼吸道症状的患者中 66% 经鼻咽或口咽拭子进行 CARV 检测为阳性(包括:呼吸道合胞病毒,副流感病毒 1-3,流感病毒 A 和 B,腺病毒,人肺病毒,鼻病毒,肠病毒,冠状病毒)。对照组中仅 8%(4 例)患者出现鼻病毒阳性。3 个月后上述感染组患者,急性排斥反应发生率为 16%,18% 患者出现 FEV1 下降 20% 以上。而上述对照组中没有病例出现急性排斥反应或 FEV1 下降 20% 以上。

然而,另一项由 Milstone 和同事进行的前瞻性研究显示:CARV 引起的呼吸道感染并没有增加肺移植术后患者闭塞性细支气管炎的发生率。他们的研究包括 50 例肺移植受者,历经一个单一的呼吸道病毒季节(11 月至次年 3 月)。其中 32 例患者出现呼吸道感染症状。17 例患者经检测为 CARV 阳性(包括呼吸道合胞病毒 A 和 B 型,副流感病毒 1 - 3,流感病毒 A 和 B,腺病毒)。1 年后这 17 例 CARV 阳性患者中,出现 1 例闭塞性细支气管炎(BOS),而在 33 例 CARV 阴性患者中有 3 例 BOS。

　　(四) 曲霉菌感染

　　曲霉菌感染可以进一步分为:支气管吻合口感染、支气管感染、侵袭性肺部感染或播散感染。Singh 和 Husain 总结前人经验发现肺移植术后受者曲霉菌感染的发生率为6.2%。58%的患者有支气管或者吻合口感染,而 32%的患者有肺部侵袭性感染,10%有浸润性播散。肺移植术后曲霉菌感染的高峰集中在头 3 个月,75%的曲霉菌感染出现在气道,而 18%为肺实质侵袭性感染,7%为全身播散性感染。有趣的是,单肺移植受者发病较双肺移植受者晚。

　　最常见的曲霉菌是烟曲霉(91%),黄曲霉和黑曲霉感染的发生率为 2%,不同种类曲霉菌混合感染达 5%。侵袭性曲霉菌感染的总体死亡率为 52%,而肺侵袭性曲霉菌感染的死亡率为 82%。

　　侵袭性曲霉菌的感染诊断困难。55%的肺移植术后患者气道内有曲霉菌定殖。肺移植术后曲霉菌感染的检测方法灵敏度较低,痰培养的阳性率为 8%~34%,BAL 分离和培养的阳性率也仅为 62%。

　　侵袭性肺曲霉菌感染患者的 CT 可表现为结节影和实变,但并非特异性表现。Halo 晕轮征是侵袭性曲霉菌性肺炎的特征性改变,但肺移植患者中罕见。实验室的发展带来曲霉菌诊断的新方法。半乳糖甘露聚糖是曲霉菌的细胞壁成分,并在其生长过程中释放。在肺移植患者血清半乳糖甘露聚糖检测的阳性率较低(30%)。目前对 BAL 中半乳糖甘露聚糖的分析似乎更有意义。通过酶免实验证实,BAL 中半乳糖甘露聚糖分析用于诊断侵袭性曲霉菌病的灵敏度为 60%,特异性为 98%。然而,抗真菌预防(假阴性)和三唑巴坦＋哌拉西林抗感染治疗(假阳性)能影响实验结果的质量。另用实验采用血将 1,3-β-D 葡聚糖用于诊断。真菌细胞壁多糖成分并非特异性存在于曲霉菌,目前尚无肺移植受者的相关研究报道。

　　最后,常规纤维支气管镜检查对于侵袭性曲霉菌感染的诊断非常重要。气管、支气管和吻合口附近的曲霉菌感染可以通过气管镜看到病灶,并获取标本进行培养和组织学检查。

　　(五) 肺动脉栓塞和梗死

　　肺动脉栓塞和梗死肺血栓栓塞事件往往发生在移植后 4 个月内,据报道发病率为 27%。术后早期延长机械通气时间(超过 48 小时)被认为是危险因素,推测机制可能是机械通气增加了移植肺的血流灌注,而动脉吻合口的创面为血栓好发部位。CT 肺动脉造影可辅助诊断。

五、远期并发症(＞4个月)

(一)分枝杆菌感染

典型或非典型结核分枝杆菌感染均相对罕见,通常出现的时间较迟,在手术后4个月或以上。在这方面,原发或继发病例均有报道。影像学表现为多个小结节集群,结节性磨玻璃混浊或渗透,空洞,小叶间隔增厚,胸膜增厚,单侧或双侧胸腔积液及淋巴结肿大。

(二)慢性排斥反应

慢性排斥反应通常发生在肺移植后6个月,是引起肺移植术后晚期发病率和死亡率的主要原因。闭塞性细支气管炎综合征(BOS)是一种慢性肺移植排斥反应的表现,由于小气道纤维化闭塞呈进行性不可逆的发展,使移植肺的功能逐渐丧失,出现胸闷、气急,呈进行性的、不可逆的阻塞性通气功能障碍,直接影响了患者的生活质量和长期生存。肺移植术后生存期超过5年的患者中,50％～60％会发生BOS,因BOS而死亡的病例占到了肺移植术后长期生存患者死亡率的30％以上。闭塞性细支气管炎的病理变化为小气道上皮细胞损伤、上皮基底膜增厚、气道炎性细胞浸润、进行性纤维化和胶原组织沉积导致小气道闭塞。导致BOS的原因包括急性排斥、巨细胞病毒感染、HLA错配等。移植后10年,25.0％的患者出现严重肾功能不全,6.4％的患者需要透析,3.6％的患者接受肾移植。

目前治疗方法有吸入环孢素A用于局部气道的抗炎,口服他克莫司替代环孢素可稳定肺功能,阿奇霉素抑制炎症介质,他汀类药物免疫调节,减轻BOS的严重程度(改善肺功能),改善生存率。

(三)隐源性机化性肺炎

隐源性机化性肺炎在肺移植术后发生率为10％～28％,其特点是小气道、肺泡腔内炎症,肉芽组织浸润。虽然机化性肺炎和BOS都被报道与细菌和巨细胞病毒感染有关,但其实最常见于急性排斥反应,且对大剂量皮质激素治疗敏感。

(四)移植后淋巴组织增生症

淋巴增生症常见于移植术后第一年。它主要是B淋巴细胞来源,且90％的患者同时伴有EB病毒血清阳性。移植术后1年该病的发病率为2.8％～6.1％。该病若发生在术后早期,往往对抗病毒治疗和免疫抑制减量反应良好。晚期病变可使胸腔外受累,往往需要化疗及放疗。

(五)糖尿病

随着术后时间的推移,肺移植后糖尿病比例显著增加。

参考文献

[1] Aguilar-Guisado M, Givaldá J, Ussetti P, et al. Pneuminia after lung transplantation in the RESITRA Cohort: a multicenter prospective study [J]. Am J Transplant, 2007, 7(8): 1989-1996.

第三部分　康复篇

第一章　药物治疗与护理

一、常用免疫抑制剂应用护理

(1) 他克莫司(FK506)常用胶囊制剂,包装为每粒 0.5 mg 或 1.0 mg。可口服或管饲,常规口服剂量每次 0.15～0.3 mg/kg,每 12 小时一次,调整血药谷值浓度为 10～15 ng/L。空腹或餐前 1 小时或餐后 2～3 小时服用胶囊,以使药物最大吸收。

(2) 环孢素(CsA)静脉制剂,包装为 250 mg 或 5 mL。术后早期静脉持续泵入,成人开始剂量为每日 1～2 mg/kg,一般加入 5% GS 250 mL 中,8 mL/h 持续泵入,每 24 小时一次。直至患者拔除胃管改为口服。口服的为胶囊,规格有 100 mg、50 mg、25 mg,每日 2 次,调整血药浓度为谷值浓度:250～300 ng/L,峰值浓度 1 000～1 200 ng/L。胶囊内为油剂,应尽量避免管饲,防止油剂吸附在管壁而影响药物浓度。

(3) 吗替麦考酚酯(MMF)胶囊制剂,包装为每粒 250 mg,可口服或管饲,每日 2 次,每 12 小时一次,空腹时服用。吗替麦考酚酯治疗的第一个月,应每周完成一次全血细胞计数检查。

(4) 麦考酚钠肠溶片(米芙)片剂,规格有 180 mg、360 mg,口服,每日 2 次,起始剂量为每次 720 mg,在进食前 1 小时或进食后 2 小时空腹服用,随后根据患者的临床表现及医生的判断进行剂量调整。

(5) 甲泼尼龙琥珀酸钠针剂,40 mg/mL,术中 1 000 mg,分 2 次;术后 250～500 mg 起量,逐步减量。

(6) 泼尼松片剂,包装为每片 5 mg,口服。一般术后 3 天开始,从每日总量 100 mg 开始递减,术后 10 日减至 30 mg/d,半年内维持量为 25 mg/d,半年后可减至 10～15 mg/d。一般终身与其他免疫抑制剂合用。

二、常用抗真菌药物应用护理

（1）泊沙康唑口服混悬液，包装为每瓶 105 mL（1 mL 含 40 mg 泊沙康唑），使用前充分振摇。必须在进餐期间服用，对于无法进食的患者，可以伴随营养液或碳酸饮料服用。

（2）伏立康唑静脉滴注为每支 200 mg 注射用无菌粉末，口服为片剂，每粒 200 mg。至少在饭前 1 小时或者饭后 1 小时后服用。无论是静脉滴注或口服给药，首次给药时第一天均应给予首次负荷剂量，以使其血药浓度在给药第一天即接近于稳态浓度。

（3）醋酸卡泊芬净粉剂，规格有 50 mg、70 mg，稀释液须经静脉缓慢滴注，时间大于 1 小时。

（4）两性霉素 B 脂质体每支 10 mg，每日 2 次，雾化吸入用，不可使用生理盐水溶解。术后常规雾化吸入 3 个月以预防真菌感染。

三、常用抗病毒药物应用护理

（1）注射用更昔洛韦每支 0.5 g，用于预防和治疗危及生命或受巨细胞病毒感染的免疫缺陷患者，以及预防与巨细胞病毒感染有关的器官移植患者。诱导治疗：肾功能正常的患者，5 mg/kg，静脉输注 1 小时以上，每 12 小时 1 次，疗程 7～14 天；维持治疗：5 mg/kg，静脉输注 1 小时以上，每天 1 次，每周 7 次，或 6 mg/kg，每天 1 次，每周 5 次。

（2）缬更昔洛韦 450 mg 一粒，口服给药，应与食物同服，每天 1 次，每次 900 mg，从移植后 10 天内开始，直至移植后 100 天。用于预防高危实体器官移植患者的 CMV 感染。

四、监测药物不良反应

（1）CsA 和 FK506 不良反应：主要有肾毒性、高血压及精神症状等（表 3-1-1）。

表 3-1-1　CsA 和 FK506 不良反应

作用环节	不良反应
心血管	高血压、缺血性冠状动脉疾病、心动过速
神经系统	震颤、头痛、疼痛性痉挛、感觉异常、失眠
胃肠道	腹泻、恶心、呕吐、胃肠道炎
肾脏	肾损害和肾功能衰竭、高钾血症、低镁血症
皮肤	多毛症、痤疮、瘙痒症、脱发
肝胆	肝酶和肝功能异常、胆汁淤积、黄疸
血液	贫血、白细胞异常、血小板减少
视力	视力模糊、畏光、眼睛不适
新陈代谢	糖尿病、高脂血症
其他	骨病

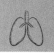

（2）吗替麦考酚酯不良反应：虚弱无力、发热、头痛、感染、疼痛（包括腹部、背部、胸部）；血液和淋巴系统：贫血（包括低色素性贫血）、白细胞增多症、白细胞减少症、血小板减少症；泌尿系统：血尿、肾小管坏死、泌尿道感染、肾功能异常；心血管系统：高血压、心律失常、心动过缓、心力衰竭、高血压、低血压。代谢营养：高胆固醇血症、高血糖血症、高钾血症、低钾血症、低磷酸血症、酸中毒、胆红素血症、肌酐升高。胃肠道系统：便秘、腹泻、消化不良、恶心、呕吐、口腔念珠菌病、肝功能检查值升高；呼吸系统：咳嗽增多、呼吸困难、咽炎、肺炎、胸腔积液。

（3）麦考酚钠肠溶片（米芙）不良反应：常见不良反应有感染、白细胞减少症、低钙血症、低钾血症、高尿酸血症、焦虑、头晕、头痛、高血压、低血压、咳嗽、呼吸困难、腹泻、关节痛、无力、肌痛、血肌酐升高、疲倦、外周性水肿、发热。

（4）皮质类固醇急性不良反应：骨质疏松是主要问题，容易发生脊柱和股骨骨折、股骨头无菌性坏死、肌病、肌肉疲劳等。维持剂量超过 10 mg/d 的患者应定期监测骨质疏松的出现。其他还表现为：水、钠潴留，高血压；糖类耐受不良、库欣面容、生长迟缓、继发肾上腺皮质和垂体反应低下；后囊下白内障、眼压增高、青光眼、突眼；情绪改变、头痛、假瘤；易挫伤、脆性皮肤、伤口延迟愈合；胰腺炎、消化性溃疡等。

（5）泊沙康唑不良反应：发热、头痛、寒战、疲劳、腿部水肿、头晕；心血管疾病：高血压、低血压、心动过速；血液和淋巴系统：贫血、中性粒细胞减少症、血小板减少症；生殖系统和乳房：阴道出血；胃肠道系统：腹泻、恶心、呕吐、腹痛、便秘；感染性疾病：菌血症、单纯性疱疹、巨细胞病毒感染；代谢性和营养性疾病：低钾血症、高钾血症、高血糖症、低钙血症；肌肉骨骼系统：肌肉骨骼疼痛、关节痛、骨痛；精神疾病：失眠、焦虑症；呼吸系统：咳嗽、呼吸困难、鼻衄。

（6）伏立康唑不良反应：视觉障碍、发热、恶心、皮疹、呕吐、寒战、头痛、肝功能检查值升高、心动过速、幻觉。

（7）醋酸卡泊芬净不良反应：常见的一般情况有发热、头痛、腹痛、疼痛、寒战；其他表现为恶心、腹泻、呕吐、肝酶水平升高、血清肌酐升高、贫血、心动过速、静脉炎、呼吸困难等。

（8）注射用更昔洛韦（赛美维）常见不良反应：血液和淋巴系统：全血细胞减少症、白细胞减少症；全身系统：头痛、黏膜病变、发热；胃肠道系统：腹泻、恶心；代谢和营养障碍：血肌酐升高、肝功能异常、血镁降低；心血管系统：心动过速。

（9）缬更昔洛韦片不良反应：腹泻、震颤、移植物排斥、恶心、头痛、下肢水肿、便秘、背痛、失眠、高血压、呕吐。

五、药物之间相互作用

与免疫抑制药相互配伍的药物如表 3-1-2 所示。

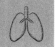

表 3 - 1 - 2　与免疫抑制药相互配伍的药物

作用特点	药　物	
	种　类	名　称
增加 CsA 或 FK506 水平	抗真菌药物 抗生素 糖皮质激素 钙通道阻滞药 其他	伏立康唑、泊沙康唑、氟康唑、酮康唑、两性霉素 B 红霉素、甲基红霉素 尼卡地平 五味子甲素、黄连、小檗碱、兰索拉唑、盐酸甲氧氯普胺
降低 CsA 或 FK506 水平	抗惊厥药 抗生素 其他	苯巴比妥、苯妥英钠、卡马西平、安乃近 利福平、异烟肼 贯叶连翘、血小板抑制药、蛋白酶抑制药

六、血药浓度监测

使用免疫抑制剂,必须要维持有效的血药浓度,也只有通过血药浓度的监测,才能指导医生及时调整药物服用的剂量,才能有效防止排斥反应的发生,同时最低限度地减轻药物的毒副作用。监测肺移植患者全血免疫抑制剂血药浓度与临床病情变化的关系,寻找理想的治疗窗浓度范围。针对免疫抑制剂药物浓度异常,浓度/剂量太高、危重患者进行药物动力学实验,求得相应的药动学参数,找出异常原因,为临床提供治疗参考,制订个体化给药方案。所以,定期临床血药浓度的监测工作非常重要[1]。

(1) FK506 术后早期,一个月内每周监测血药浓度一次。早上服药前 30 分钟内抽血查谷浓度。通常只监测谷浓度。

(2) CsA 术后早期,一个月内每周监测血药浓度一次。早上服药前 30 分钟内抽血查谷浓度(C_0),抽血后服用 CsA,2 小时后再次抽血查峰浓度(C_2)。

(3) MMF 术后监测血药浓度,早上服药前 30 分钟内抽查谷浓度,抽血后服用 MMF,0.5 小时后抽取第二次血,2 小时后抽取第三次血。

七、免疫抑制药物浓度标准(表 3 - 1 - 3)

表 3 - 1 - 3　免疫抑制药物浓度标准

术后时间	1～3 个月	3～6 个月	6～9 个月	9～12 个月	＞12 个月
CsA(C_0) ＜55 y(ng/mL)	250～350	250～300	200～250		150～200
＞55 y(ng/mL)	200～250		150～200		
CsA(C_2) ＜55 y(ng/mL)	1 200～1 600	1 200～1 400	1 000～1 200		800～1 000
＞55 y(ng/mL)	1 000～1 200		800～1 000		

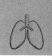

术后时间	1～3 个月	3～6 个月	6～9 个月	9～12 个月	>12 个月
泼尼松(mg/kg)	0.25	0.25/0.15	0.15	0.15/0	
他克莫司谷浓度 (ng/mL)	15～20		10～15		
他克莫司谷浓度 > 55 y(ng/mL)	10～15		8～10		

参考文献

[1] 朱雪芬,黄云娟,王芳,等. 血药浓度监测联合护理干预提高肺移植患者服药依从性的研究[J]. 中华现代护理杂志,2015,21(13):1516 - 1519.

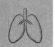

第二章 肺移植患者康复护理

第一节 肺移植患者康复概述

一、肺康复与肺移植患者康复意义

（1）美国胸科协会（ATS）对综合肺康复的最新定义为：以循证医学为基础，综合多学科内容，为慢性呼吸系统疾病患者制订个体化综合干预方案。为患者设计个体化综合治疗方案，旨在改善其呼吸功能、减轻疾病症状、提高日常活动耐力和促进疾病趋于稳定。ATS 列出了肺康复的两个基本目标：① 尽可能控制和缓解呼吸道受损的症状和病理生理并发症；② 指导患者在力所能及的范围内最大限度地完成日常生活活动。肺移植患者的肺康复是综合性康复的结合，主要包括：吞咽能力训练、胸部物理治疗、体能训练、健康宣教、言语训练、心理支持等。

（2）肺移植康复目的：① 运用胸部物理治疗改善肺通气，促进气道廓清和气体交换，减少痰液潴留，减少并发症，提高呼吸能力；② 对患者进行个体化的运动训练和健康教育，以有效减少呼吸困难症状，提高运动耐力，提高患者的生活质量，减少住院时间及入院次数、费用；③ 对患者家属进行健康宣教，督促患者主动进行康复训练并给予心理支持，患者早日生活自理，回归家庭，回归社会。

（3）肺移植康复工作模式：肺移植康复治疗的工作模式是多科合作的团队模式，由多名医护人员组成，包括：肺移植科医生、康复科医生、呼吸治疗师（RT）、言语治疗师（ST）、物理治疗师（PT）、麻醉医师、检验科医师、营养师、护士等。

（4）肺移植康复治疗的会诊制度：肺移植医生开会诊单，康复科医生和治疗师共同进行会诊，评估有无禁忌证、适应证等，总结康复问题，制订个体化综合康复治疗计划及长短期康复目标。治疗一周后，康复医生与治疗师再进行评估，评估治疗效果与现有的康复问题，再制订合理的治疗方案。

（5）肺移植康复四个阶段：① 移植术前；② 围手术期及术后急性期；③ 术后门诊阶段；

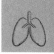

④ 社区-家庭康复阶段。移植患者的康复评估是在充分了解患者病情的基础上进行评估，主要包括意识及配合度评估、吞咽评估、气道廓清能力评估、体能评估、心理评估等，根据评估及存在康复问题，制订个体化综合康复治疗处方。

（6）知情同意：肺移植康复开始治疗前，治疗师跟康复科医生应跟患者及家属进行详细的沟通，包括治疗的目的、治疗方法、疗效、可能出现的症状、费用等。同意治疗的患者应签署康复治疗知情同意书并进行必要的康复宣教。

二、肺移植康复对象和康复内容

肺移植康复评估和治疗以已确定进入肺移植等待中的患者和移植后的患者作为对象，在每个时期的康复涉及不同的康复评定项目。

（1）术前预康复：术前预康复包括术前宣教、术前肺功能、6分钟步行测试（6MWT）、肌力、心理评估及生活质量的评定，根据评定制订相应的心肺康复运动处方、呼吸治疗及心理家庭支持。

（2）围手术期评估与治疗：包括觉醒能力评估、肌肉力量的评估、机械通气评估、语音阀、呼吸机支持下呼吸能力评估、脱机能力评估、膈肌能力检测与膈肌刺激、脱机训练、试脱机等。

（3）术后普通病房时期评估与治疗：术后管理（如良肢位摆放、神经肌肉电刺激、呼吸机支持等）、言语能力评估、吞咽能力评估、呼吸能力评估、咳嗽能力评估、心肺能力评估、重新评估氧需求、平衡能力、上肢和下肢活动度、疼痛评估；体位适应性训练、气道廓清、吞咽功能评估与治疗、言语训练、呼吸训练、咳嗽训练（包含体位引流、ACPT、辅助咳痰等技术）、运动能力评估与训练等、心理评估与治疗。

（4）术后回归家庭期：心肺运动能力评估与训练、居家肺移植康复、生活质量及心理评估与治疗。

三、肺移植康复团队组成

肺移植康复团队包含：肺移植科医生（手术医师和肺移植内科医师）、麻醉医师、康复医学科医师、麻醉医师、营养师、肺移植呼吸康复治疗师（包括呼吸治疗师、物理治疗师、言语治疗师等）、肺移植护理团队、数据管理与质控人员等。

（1）医师团队：负责评估患者是否符合移植的条件，负责患者肺移植的手术过程，术前术后的临床治疗及管理，术后患者门诊随访等职责。

（2）麻醉医师：对患者术前麻醉评估、术中进行麻醉管理及术后疼痛管理。

（3）康复医学科医师：全面了解患者临床信息，负责评估患者是否符合康复训练的适应证，对患者进行详细的评估，和康复治疗师共同制订康复治疗方案及长短期康复目标，定期跟踪督查，再评估，确定治疗方案直至患者出院。及时跟临床医生、康复治疗师和患者沟通。

（4）肺移植呼吸康复治疗师：负责移植患者术前、术后的康复评估，康复运动处方的制

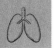

定,及时跟临床医生、康复科医师、护士沟通病情,更改治疗方案。

（5）护理团队:对患者进行全面护理,及时了解患者病情变化,及时沟通。

（6）营养医师:评估患者的营养状况,根据临床指标,给予患者每日的能量摄入数据及营养途径。

（7）数据管理质控人员:对移植受者和供者的数据进行统计和质控分析,收集全国肺移植大数据。

四、肺移植康复体系构建

肺移植康复是一个多团队协作的模式,其治疗方案的建立也是一个循环过程(图3-2-1、图3-2-2)。

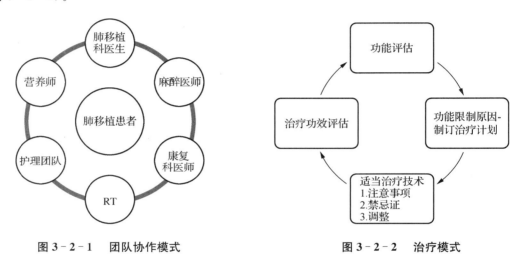

图3-2-1　团队协作模式　　　　　　　图3-2-2　治疗模式

第二节　肺移植患者康复评估

一、康复会诊制度

首诊负责制度:康复科医师和治疗师先了解患者的既往病史、检查报告、检验报告等基本情况,在24小时内对患者进行临床会诊评估,判断患者目前的功能状态是否可以康复训练。如患者情况不稳定,跟临床医师进行沟通,择期后再次评定。遇到疑难杂症患者,则采用团队模式按图3-2-1进行综合会诊。康复科医师和治疗师要同时对重症患者进行每日评估,普通患者则进行每周评估责任制。

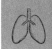

二、康复患者评估流程

危重症患者首诊制度:① 会诊医生和治疗师先了解患者的既往病史、检查报告、检验报告等基本情况,再对患者进行临床评估,判断患者目前的功能状态是否有禁忌证;② 如有跟临床医生进行沟通,择期后再次评定;若无,再根据肺移植综合评估量表进行详细的评定;③ 遇到疑难杂症患者,则采用团队模式按康复会诊治疗流程进行综合会诊。康复治疗流程图如图 3 - 2 - 3 所示。

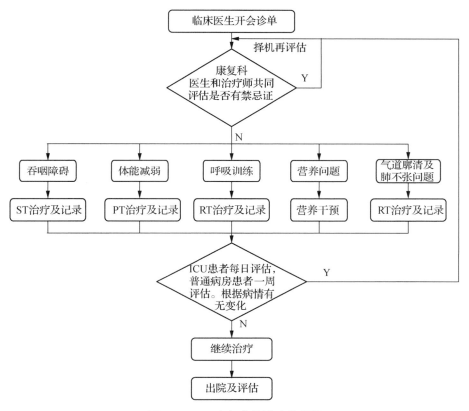

图 3 - 2 - 3 康复会诊治疗流程图

三、肺移植综合评定量表

首先要详细了解患者的病情、诊断、基础疾病、各种影像学报告、检查报告、生命体征。排查有无禁忌证,是否符合适应证。

(一)意识水平觉醒评定

需要机械通气和/或体外生命支持(ECLS)肺移植候选者和接受者通常需要用药物来减少觉醒,为了达到治疗的最佳效果并使患者积极配合治疗,尽可能保持患者意识清醒。用 RASS 躁动镇静评分量表(表 3 - 2 - 1)量化觉醒状态,指导康复治疗的 5 个标准问题评估患

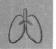

者意识恢复水平,通过康复治疗配合程度、意识模糊评估法(CAM 或 CAM - ICU)评估谵妄程度。

5 个标准化问题:① 张开眼睛(闭上);② 看着我;③ 张开嘴巴,伸出舌头;④ 点头;⑤ 抬眉。每个问题正确回应得 1 分,可重复两次,可轻推患者让患者集中注意力。如患者完全清醒并合作得分应为 5 分,评定患者主动肌力需达到 5 分。

表 3 - 2 - 1　RASS 镇静程度评估表

+4	有攻击性	有暴力行为
+3	非常躁动	试着拔出呼吸管、胃管或静脉点滴
+2	躁动焦虑	身体激烈移动,无法配合呼吸机
+1	不安焦虑	焦虑紧张但身体只有轻微的移动
0	清醒平静	清醒自然状态
-1	昏昏欲睡	没有完全清醒,但可保持清醒超过十秒
-2	轻度镇静	无法维持清醒超过十秒
-3	中度镇静	对声音有反应
-4	重度镇静	对身体刺激有反应
-5	昏迷	对声音及身体刺激都无反应

(二)意识模糊评估法(CAM 或 CAM - ICU)

意识模糊评估法见表表 3 - 2 - 2 和图 3 - 2 - 4 所示。

表 3 - 2 - 2　ICU 患者意识模糊评估单(CAM - ICU)

特征	阳性标准	如阳性在这里打"√"
特征 1:意识状态急性改变或波动		
意识状态是否与其基线状况不同? 或 在过去的 24 小时内,患者的意识状态是否有任何波动?表现为镇静量表(如 RASS)、GCS 或既往谵妄评估得分的波动	任何问题答案为"是"	☐
特征 2:注意力障碍		
数字法检查注意力(用图片法替代请参照培训手册) 指导语:跟患者说,"我要给您读 10 个数字,任何时候当您听到数字'8',就捏一下我的手表示。"然后用正常的语调朗读下列数字,每个间隔 3 秒。 　　6 8 5 9 8 3 8 8 4 7 当读到数字"8"患者没有捏手或读其他数字时患者做出捏手动作均计为错误	错误数>2	☐
特征 3:意识水平改变		
如果 RASS 的实际得分不是清醒且平静(0 分)为阳性	RASS 不为"0"	☐

续表 3 - 2 - 2

特征	阳性标准	如阳性在这里打"√"
特征 4:思维混乱 是非题(需更换另一套问题请参照培训手册) 1. 石头是否能浮在水面上? 2. 海里是否有鱼? 3. 1 斤是否比 2 斤重? 4. 您是否能用榔头钉钉子? 当患者回答错误时记录错误的个数 执行指令 跟患者说:"伸出这几根手指"(检查者在患者面前伸出 2 根手指),然后说:"现在用另一只手伸出同样多的手指"(这次检查者不做示范) ＊如果患者只有一只手能动,第二个指令改为要求患者"再增加一个手指" 如果患者不能成功执行全部指令,记录 1 个错误	错误总数 >1	□
CAM - ICU 总体评估 特征 1 加 2 和特征 3 或 4 阳性 = CAM - ICU 阳性	符合标准→	CAM - ICU 阳性 (谵妄存在)
	不符合标准→	CAM - ICU 阴性 (无谵妄)

CAM - ICU 总分			
是	阳性	存在	谵妄
否	阴性	缺失	非谵妄
无法评估	无法评估	无法评估	无法评估

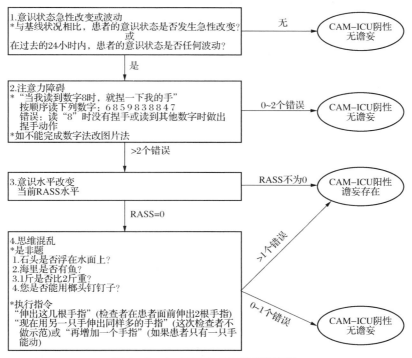

图 3 - 2 - 4　ICU 患者意识模糊评估

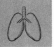

(三) 吞咽功能的评定

对于肺移植患者,吞咽评估很重要,大多数患者术后存在呛咳和隐性误吸。术后气管插管拔除后,早期吞咽治疗的介入,能够减少患者的呛咳和隐性误吸,尽早拔除胃管。通常我们会在术后气管拔管 24 小时后给予床旁的吞咽器官筛查评估、洼田饮水试验、反复唾液试验、吞咽功能性交流测试来判断患者是否存在吞咽障碍,或用容积黏度吞咽测试判断患者可否进食。有条件患者也可以用吞咽造影检查(VFSS)或软管喉内镜吞咽功能评估(FEES)。

1. 洼田饮水试验

患者取坐位,将 30 mL 温水咽下:

Ⅰ. 可一口喝完,无噎呛;

Ⅱ. 分两次以上喝完,无噎呛;

Ⅲ. 能一次喝完,但有噎呛;

Ⅳ. 分两次以上喝完,且有噎呛;

Ⅴ. 常常呛住,难以全部喝完。

情况Ⅰ,若 5 秒内喝完,为正常,超过 5 秒,则可疑有吞咽障碍;情况Ⅱ,也为可疑;情况Ⅲ、Ⅳ、Ⅴ,则确定有吞咽障碍。

2. 染料测试

染料测试对于吞咽障碍尤其是术前术后气管切开患者,可以利用果绿、亚果蓝等测试,是筛查有无误吸的一种方法。给患者进食一定量的蓝色染料混合物,吞咽后,观察或用吸痰器在气管套管中抽吸,确认是否有蓝色染料食物。若有咳出蓝色染料食物或从气管套管中吸出有蓝色染料食物,应安排做吞咽造影检查。同时注意假阳性的结果。

3. 床旁吞咽器官筛查

以无锡市人民医院为例(见附录一:无锡市人民医院康复医学科吞咽功能评估量表(一)、(二))。

4. 吞咽功能性交流测试评分

1 级:患者不能安全吞咽任何东西。所有的营养品和水不能经口摄入。

2 级:患者不能安全地经口进食营养品和水,但是可以仅在治疗时进食一定稠度的食物。

3 级:当患者经口摄入的营养和水分不到 50% 时需要进食的代偿方法。吞烟时使用适当的吞咽代偿方法治疗和最大限度的饮食改变是安全的。

4 级:至少需要以下一个帮助吞咽才是安全的。适当的代偿方式、适当的饮食改变、鼻饲管或增稠剂。

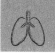

5级：通过少量的饮食改变或较小的吞咽代偿方式改变吞咽时安全的，少量个体可以自愈。全部营养和水分都可以经口摄入。

6级：患者独立摄入食物和水都是安全的，患者通常可以自愈，少量患者需要轻微的治疗。当有吞咽障碍时需要特定的食物以及进食时间的延长。

7级：患者可以独立进食，无吞咽功能障碍。吞咽是安全有效的，如有需要可以采用吞咽代偿方式。

1～3级是严重的吞咽功能障碍，必须插鼻饲管进食全部或部分流质食物；4～6级为采用某个稠度的食物吞咽或采用代偿方法吞咽是安全的；7级表明吞咽功能完全未受损，可正常进食。

（四）通气设置评估

呼吸机模式、吸氧分压、参数、血气分析；High Flow 的参数设置；给予氧疗的方式或者参数（由肺移植医师与康复治疗团队共同参与）。

（五）疼痛评估

肺移植患者术后伤口和管道会增加他们的不适和疼痛，因此，在康复管理中评估疼痛很重要。疼痛作为持续评估的一部分，呼吸治疗师需要对不适和疼痛进行监控，这样不仅可确保患者舒服，也可以确保康复治疗干预措施不会由于疼痛而导致患者不配合、氧气输送缺乏，同时也能保证患者的睡眠和恢复不受干扰。应该尽可能多地使用进一步的非侵入性干预来减少药物治疗的必要性，药物治疗会影响患者对治疗的配合。只有准确、持续地评估才能实现优化管理。

（1）WHO 将疼痛分为 4 级。0 级：无痛；1 级（轻度疼痛）：平卧时无疼痛，翻身咳嗽时有轻度疼痛，但可以忍受，睡眠不受影响。2 级（中度疼痛）：静卧时痛，翻身咳嗽时加剧，不能忍受，睡眠受干扰，要求用镇痛药。3 级（重度疼痛）：静卧时疼痛剧烈，不能忍受，睡眠严重受干扰，需要用镇静药。

Prince - Henry 评分法主要用于胸腹部手术后疼痛的测量。0 分：咳嗽时无疼痛；1 分：咳嗽时才有疼痛发生；2 分：深呼吸时即有疼痛发生，安静时无疼痛；3 分：静息状态下即有疼痛，但较轻，可忍受；4 分：静息状态下即有剧烈疼痛，难以忍受。

此外，还有数字评分法（Numeric Rating Scale，NRS）。疼痛评估工具包括 Mcgill 疼痛问卷、疼痛模拟量表、Baker Faces 疼痛量表等，治疗师应该选择患者最容易回应的量表。并在治疗的前后对患者进行评估来判断康复治疗对患者的影响。

常见疼痛评估工具：

① 视觉模拟评分法（Visual Analogue Scales，VAS）：一条长 10 cm 的标尺，一端标示

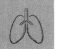

"无痛",另一端标示"最剧烈的疼痛",患者根据疼痛的强度标定相应的位置。

② 数字等级评定量表(图 3-2-5):用 0～10 数字的刻度标示出不同程度的疼痛强度等级,"0"为无痛,"10"为最剧烈疼痛,4 以下为轻度痛(疼痛不影响睡眠),4～7 为中度痛,7 以上为重度痛(疼痛导致不能睡眠或从睡眠中痛醒)。

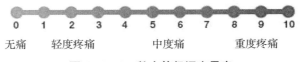

图 3-2-5　数字等级评定量表

③ 语言等级评定量表:将描绘疼痛强度的词汇通过口述表达为无痛、轻度痛、中度痛、重度痛。

④ Wong-Baker 面部表情量表(Wong-Baker Faces Pain Rating Scale)(图 3-2-6):由六张从微笑或幸福直至流泪的不同表情的面部象形图组成。这种方法适用于交流困难(如儿童、老年人、意识不清)或不能用言语准确表达的患者。

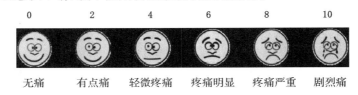

图 3-2-6　语言等级评定量表

(2) 目前国际上较为公认的危重症患者行为疼痛评估工具主要有:行为疼痛量表(Behavioral Pain Scale,BPS)、重症监护疼痛观察工具(CriticalPain Observation Tool,CPOT)及修订版非语言疼痛评估工具(Revised Adult Nonverbal Pain Scale,NVPS-R)等。BPS 是由 Payen 等于 2001 年专为危重症患者疼痛评估研究设计的,包括面部表情、上肢运动和通气依从性 3 个测量条目,评估患者疼痛强度时,每个条目根据患者的反应情况分别赋予 1～4 分,总分 3～12 分,总分越高说明患者的疼痛程度越剧烈。CPOT 由 Gélinas 等于 2006 年设计,包括面部表情、肢体活动、肌肉紧张度和通气依从性(气管插管患者)或发声(无气管插管患者)4 个测量条目,每个条目根据患者的反应情况分别赋予 0～2 分,总分为 0～8 分,总分越高说明患者的疼痛程度越剧烈。NVPS-R 是 Barr 等为评估气管插管和镇静患者疼痛而建立的,包括 3 个行为条目(面部表情、活动运动、保护动作)、1 个生理指标(收缩压、心率)和 1 个呼吸情况(血氧饱和度、呼吸频率、呼吸机报警),每个条目分别赋予 0～2 分,总分为 0～10 分,总分越高说明患者的疼痛程度越高。并在治疗的前后对患者进行评估来判断康复治疗对患者的影响。

① 疼痛行为列表(表 3-2-3):总分 3～12 分,3 分无痛,分值越高疼痛越重,12 分最痛。

表 3-2-3 疼痛行为列表

	分值	描述
面部表情	1	放松
	2	面部部分绷紧(比如皱眉)
	3	面部完全绷紧(比如眼睑紧闭)
	4	做鬼脸,表情疼痛
上肢	1	无活动
	2	部分弯动(移动身体或很小心地移动身体)
	3	完全弯曲(手指伸展)
	4	肢体处于一种紧张状态(permanently retracted)
呼吸机的顺应性	1	耐受良好
	2	大多数时候耐受良好,偶有呛咳
	3	人机对抗
	4	没法继续使用呼吸机

② 重症监护疼痛观察工具(表 3-2-4)

表 3-2-4 重症监护疼痛观察工具

指标	描述		分值
面部表情	无肌肉紧张表现	放松	0
	皱眉,眼轮匝肌紧固	紧张	1
	皱眉,眼轮匝肌紧固,眼睑紧闭	痛苦	2
身体运动	完全无运动	无运动	0
	缓慢谨慎地运动,触摸或摩擦痛点,通过运动寻求关注	保护性运动	1
	拽管,试图坐起,捶打,不遵嘱,撞击床柱,试图下床	烦躁不安	2
肌张力(对上肢被动伸屈评估)	对被动运动无抵抗	放松	0
	对被动运动有抵抗	紧张,僵硬	1
	对被动运动有抵抗并不能停止	非常紧张,僵硬	2
机械通气的顺应性	未报警,机械通气顺畅	可耐受机械通气或移动	0
	自主呼吸报警	呛咳,但可耐受	1
	与呼吸机不同步,抵抗呼吸机,频繁报警	抵抗机械通气	2
发声(拔管患者)	言语正常或不发声	言语正常或不发声	0
	叹气呻吟	叹气呻吟	1
	喊叫,啜泣	喊叫,啜泣	2

（六）呼吸功能及咳嗽能力的评估

肺功能检查是检测肺通气功能最有用和最常用的测试。将患者进行测试的实际结果（实测值）与其同性别、身高、年龄人群的预测值相比较，可以判断其是否落在正常范围内或是基于该测试来判断其是否具有限制性、阻塞性或混合性肺疾病。如果患者的实测值不在正常范围内，应给予支气管扩张剂并重复测试，观察其肺功能是否显著改善。肺功能检查分为容积、流速和扩散等方面的检查。对肺部疾病或功能障碍的诊断和疗效评估需要在对患者进行肺功能测试后进行。通过肺活量测定，以评估患者和评价康复的疗效。

呼吸肌力量评估：通过测试最大吸气压（PI_{max}）及最大呼气压（PE_{max}）来判断呼吸肌力量及治疗效果。

（1）气促或疲劳 Borg 指数（表 3-2-5）

表 3-2-5　气促或疲劳 Borg 指数

分值	描述
0 分	一点也不觉得呼吸困难或疲劳
0.5 分	非常非常轻微的呼吸困难或疲劳，几乎难以察觉
1 分	非常轻微的呼吸困难或疲劳
2 分	轻度的呼吸困难或疲劳
3 分	中度的呼吸困难或疲劳
4 分	略严重的呼吸困难或疲劳
5 分	严重的呼吸困难或疲劳
6~8 分	非常严重的呼吸困难或疲劳
9 分	非常非常严重的呼吸困难或疲劳
10 分	极度的呼吸困难或疲劳，达到极限

（2）MMRC 呼吸困难评分

0 分：仅在用力运动时出现呼吸困难。

1 分：平地快步行走或步行爬小坡时出现气短。

2 分：由于气短，平地行走时比同龄人慢或者需要停下来休息。

3 分：在平地行走 100 米左右或数分钟后需要停下来喘气。

4 分：因严重呼吸困难以至于不能离开家，或在穿衣服、脱衣服时出现呼吸困难。

（3）MMRC 咳痰能力评估（经口）

1 分：有气从气道里出来，但无咳嗽声音。

2 分：咳嗽声微弱。

3 分：听到明显咳嗽声。

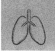

4分:听到较大之咳嗽声。

5分:连续较大之咳嗽。

（4）Miller痰液分级（经口）

M1:黏液状,无肉眼可见脓液。

M2:大部分黏液状液体,含肉眼可见脓液。

P1:1/3脓液,2/3黏液。

P2:2/3脓液,1/3黏液。

P3:大于2/3脓液痰。

（5）咳嗽能力分为4级（气切）

0级:没有咳嗽反应。

1级:可以通过人工气道听见气流声但无咳嗽声音。

2级:强力咳嗽,人工气道内可见痰液。

3级:强力咳嗽,痰液喷出人工气道。

（6）痰液分级（吸痰管）

1度:痰液如米汤或泡沫样,吸痰后玻璃接头内壁上无痰液滞留。

2度:痰的外观较1度黏稠,吸痰后有少量痰液在玻璃接头内壁滞留,但容易被水冲净。

3度:痰的外观明显黏稠,呈黄色,吸痰管常因负压过大而塌陷,玻璃接头内壁上常滞留大量痰液且不易被水冲净。

（七）心功能评估(NYHA心功能分级)

Ⅰ级:患者有心脏病,但日常活动量不受限制,一般体力活动不引起过度疲劳、心悸、气喘或心绞痛。

Ⅱ级:患者有心脏病,体力活动轻度受限制。休息时无自觉症状,一般体力活动引起过度疲劳、心悸、气喘或心绞痛。

Ⅲ级:患者有心脏病,以致体力活动明显受限制。休息时无症状,但小于一般体力活动即可引起过度疲劳、心悸、气喘或心绞痛。

Ⅳ级:患者有心脏病,不能从事任何体力活动,休息状态下也出现心衰症状,体力活动后加重。

（八）运动能力评估

（1）ICU-MRC评分　肌力评估（表3-2-6）

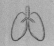

表3-2-6 ICU-MRC评分 肌力评估

肌	左	右
肩外展肌		
肘屈肌		
腕伸肌		
髋屈肌		
膝伸肌		
踝关节背屈肌		

（2）PFIT（物理功能测试）（表3-2-7）

表3-2-7 物理功能测试

PFIT 得分	0	1	2	3	积分
坐到站辅助程度	完全不能	2人辅助	1人辅助	独立进行	
节奏（步/分钟）	完全不能	0～49（离地）	50～80	80＋	
肩前屈（左/右）	0、1、2	3	4	5	
伸膝（左/右）	0、1、2	3	4	5	

（3）FSS-ICU危重患者功能状态评分（表3-2-8）

表3-2-8 FSS-ICU危重患者功能状态评分

评估内容	基本活动			行走	
	翻身	从仰卧转移到坐位	从坐位转移到站立	坐在床边	走路
0 分为执行无效					
1 分为完全辅助					
2 分为最大辅助					
3 分为中等辅助					
4 分为最小辅助					
5 分为监督					
6 分为中度独立					
7 分为完全独立					
总分					

（4）简易体能状况量表（SPPB，见附录二）

在移植前阶段，身体性能和移动性的简短测试可能是对功能评估的有益补充。简易体能状况量表（SPPB）和定时起动（TUG）上的功能表现可对肺移植候选者进行评估对比。SPPB被用作肺移植前虚弱的标志，并被证明是残疾、除名和等候名单死亡率的预测因子。

（5）6分钟步行试验（6MWT）

运动能力是跨疾病类别移植前等待名单能否生存的主要预测因子，也与移植后健康结果

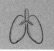

相关,包括机械通气天数、住院时间和生存期。6分钟步行试验(6MWT)是加拿大肺移植候选者和接受者运动能力最常见的功能测试,并在国际上广泛使用。它是反映疾病严重程度和功能障碍程度的健康状况的全球标志,并已被发现与肺移植候选者的 VO_{2max} 相关。6分钟步行距离(6MWD)被纳入几个综合评分,可以确定肺移植的紧迫性,包括 BODE 和肺分配评分。肺移植候选者的 6MWT 多小于 400 米或介于预测距离的 45%～55%。移植后 6MWD 显著改善,达到预测值的 65%～85%,前3～4个月增幅最大。其他已用于慢性肺病的基于现场的步行测试,如增量和耐力穿梭步行测试(ISWT 和 ESWT)也可用于量化肺移植候选者和接受者的运动能力。6分钟步行试验的适应证如表3-2-9所示。

表3-2-9　6分钟步行试验的适应证

治疗前和治疗后的比较
肺移植
肺切除
肺减容术
肺的康复
COPD
肺循环高压
心力衰竭
评价功能状态(单一测量)
COPD
肺囊性纤维化
心力衰竭
周围血管疾病
纤维肌痛
老年患者
预测发病率和死亡率
心力衰竭
COPD
特发性肺动脉高压

6分钟步行试验的禁忌证:6MWT 的绝对禁忌证包括1个月内有不稳定性心绞痛或心肌梗死。相对禁忌证包括静息状态心率超过 120 次/min,收缩压超过 180 mmHg,舒张压超过 100 mmHg。具有上述任何情况的患者都应该告知申请或指导检查的医师,以便于他们临床评价和决定是否进行该检查。6个月内的心电图结果也应该在检查前进行回顾。稳定的劳力性心绞痛不是 6MWT 的绝对禁忌证,但患者应在使用治疗心绞痛药物后进行试验,并且应备好急救用硝酸酯类药。

(九) 生活质量及心理评估

(1) 日常生活活动能力评定量表(ADL)见表3-2-10所示。

表 3-2-10　日常生活活动能力评定量表（ADL）

项　目	评分标准	得分
1. 大便	0＝失禁或昏迷 5＝偶尔失禁（每周＜1 次） 10＝能控制	
2. 小便	0＝失禁或昏迷或需要人导尿 5＝偶尔失禁（每 24 小时＜1 次，每周＞1 次） 10＝能控制	
3. 修饰	0＝需帮助 5＝独立洗脸、梳头、刷牙、剃须	
4. 用厕	0＝依赖别人 5＝需部分帮助 10＝自理	
5. 吃饭	0＝依赖别人 5＝需部分帮助（夹饭、盛饭、切面包） 10＝自理	
6. 转移 （床↔椅）	0＝完全依赖别人，不能坐 5＝需大量帮助（2 人），能坐 10＝需少量帮助（1 人）或指导 15＝自理	
7. 活动（主要指步行，即在病房及其周围，不包括走远路）	0＝不能动 5＝在轮椅上独立行动 10＝需 1 人帮助步行（体力或语言指导） 15＝独立步行（可用辅助器）	
8. 穿衣	0＝依赖 5＝需一半帮助 10＝自理（系解纽扣，关、开拉锁和穿鞋）	
9. 上楼梯（上下一段楼梯，用手杖也算独立）	0＝不能 5＝需帮助（体力或语言指导） 10＝自理	
10. 洗澡	0＝依赖 5＝自理	
总　　结		
评 定 者		

（2）生活质量评估量表（SF-36）见表 3-2-11 所示。

表 3-2-11　生活质量评估量表

生活质量评定　　编号：

　　下面的问题是要了解您对自己生活状况的看法，如果您没有把握回答的问题，尽量选一个最好的答案，请在所选序列号处打"√"，并在最后空白处写上您的建议。我们承诺绝不会泄露您的隐私，我们的调查仅用于医学研究，这将有助于医学的发展和进步，为更多患者带来福利。谢谢您的合作！

您的性别:① 男　　② 女　　　年龄

1. 总体来讲,您的健康状况是:(权重依次为 5,4.4,3.4,2 和 1)

　① 非常好　　② 很好　　　③ 好　　　④ 一般　　　⑤ 差

2. 跟 1 年以前比,您觉得自己的健康状况是:(权重依次为 1,2,3,4,5)

　① 比 1 年前好多了　　② 比 1 年前好一些　　　③ 跟 1 年前差不多

　④ 比 1 年前差一些　　　⑤ 比 1 年前差多了

3. 健康和日常活动:以下这些问题都和日常活动有关。请您想一想,您的健康状况是否限制了这些活动?如果有限制,程度如何?(权重依次为 1,2,3)

　(1) 重体力活动。如跑步、举重、参加剧烈运动等:

　① 限制很大　　　　　② 有些限制　　　　　③ 毫无限制

　(2) 适度的活动。如移动一张桌子、扫地、打太极拳、做简单体操等:

　① 限制很大　　　　　② 有些限制　　　　　③ 毫无限制

　(3) 手提日用品。如买菜、购物等:

　① 限制很大　　　　　② 有些限制　　　　　③ 毫无限制

　(4) 上几层楼梯:

　① 限制很大　　　　　② 有些限制　　　　　③ 毫无限制

　(5) 上一层楼梯:

　① 限制很大　　　　　② 有些限制　　　　　③ 毫无限制

　(6) 弯腰、屈膝、下蹲:

　① 限制很大　　　　　② 有些限制　　　　　③ 毫无限制

　(7) 步行 1 500 米以上的路程:

　① 限制很大　　　　　② 有些限制　　　　　③ 毫无限制

　(8) 步行 1 000 米的路程:

　① 限制很大　　　　　② 有些限制　　　　　③ 毫无限制

　(9) 步行 100 米的路程:

　① 限制很大　　　　　② 有些限制　　　　　③ 毫无限制

　(10) 自己洗澡、穿衣:

　① 限制很大　　　　　② 有些限制　　　　　③ 毫无限制

4. 在过去 4 个星期里,您的工作和日常活动有无因为身体健康的原因而出现以下这些问题?(权重依次为 1,2)

　(1) 减少了工作或其他活动时间:

　① 是　　　　　　　　② 不是

　(2) 本来想要做的事情只能完成一部分:

　① 是　　　　　　　　② 不是

　(3) 想要干的工作或活动种类受到限制:

　① 是　　　　　　　　② 不是

（4）完成工作或其他活动困难增多（比如需要额外的努力）：

① 是　　　　　　　　　② 不是

5. 在过去 4 个星期里，您的工作和日常活动有无因为情绪的原因（如压抑或忧虑）而出现以下这些问题？（权重依次为 1,2）

（1）减少了工作或活动时间：

① 是　　　　　　　　　② 不是

（2）本来想要做的事情只能完成一部分：

① 是　　　　　　　　　② 不是

（3）干事情不如平时仔细：

① 是　　　　　　　　　② 不是

6. 在过去 4 个星期里，您的健康或情绪不好在多大程度上影响了您与家人、朋友、邻居或集体的正常社会交往？（权重依次为 5,4,3,2,1）

① 完全没有影响　　　　　② 有一点影响　　　　　③ 中等影响

④ 影响很大　　　　　　　⑤ 影响非常大

7. 在过去 4 个星期里，您有身体疼痛吗？（权重或得分依次为 6,5.4,4.2,3.1,2.2,1）

① 完全没有疼痛　　　　　② 有很轻微疼痛　　　　③ 有一点疼痛

④ 中等疼痛　　　　　　　⑤ 严重疼痛　　　　　　⑥ 很严重疼痛

8. 在过去 4 个星期里，您的身体疼痛影响了您的工作和家务吗？（如果 7 无 8 无，权重或得分依次为 6,4.75,3.5,2.25,1.0；如果为 7 有 8 无，则为 5,4,3,2,1）

① 完全没有影响　　　　　② 有一点影响　　　　　③ 中等影响

④ 影响很大　　　　　　　⑤ 影响非常大

9. 您的感觉：以下这些问题是关于过去 4 个星期里您自己的感觉，对每一条问题所说的事情，您的情况是什么样的？（权重依次为 6,5,4,3,2,1）

（1）您觉得生活充实：

① 所有的时间　　　　　② 大部分时间　　　　　③ 比较多时间

④ 一部分时间　　　　　⑤ 小部分时间　　　　　⑥ 没有这种感觉

（2）您是一个敏感的人：（权重依次为 1,2,3,4,5,6）

① 所有的时间　　　　　② 大部分时间　　　　　③ 比较多时间

④ 一部分时间　　　　　⑤ 小部分时间　　　　　⑥ 没有这种感觉

（3）您的情绪非常不好，什么事都不能使您高兴起来：（权重依次为 1,2,3,4,5,6）

① 所有的时间　　　　　② 大部分时间　　　　　③ 比较多时间

④ 一部分时间　　　　　⑤ 小部分时间　　　　　⑥ 没有这种感觉

（4）您的心里很平静：（权重依次为 6,5,4,3,2,1）

① 所有的时间　　　　　② 大部分时间　　　　　③ 比较多时间

④ 一部分时间　　　　　⑤ 小部分时间　　　　　⑥ 没有这种感觉

(5) 您做事精力充沛:(权重依次为 6,5,4,3,2,1)

① 所有的时间   ② 大部分时间   ③ 比较多时间

④ 一部分时间   ⑤ 小部分时间   ⑥ 没有这种感觉

(6) 您的情绪低落:(权重依次为 1,2,3,4,5,6)

① 所有的时间   ② 大部分时间   ③ 比较多时间

④ 一部分时间   ⑤ 小部分时间   ⑥ 没有这种感觉

(7) 您觉得筋疲力尽:(权重依次为 1,2,3,4,5,6)

① 所有的时间   ② 大部分时间   ③ 比较多时间

④ 一部分时间   ⑤ 小部分时间   ⑥ 没有这种感觉

(8) 您是个快乐的人:(权重依次为 6,5,4,3,2,1)

① 所有的时间   ② 大部分时间   ③ 比较多时间

④ 一部分时间   ⑤ 小部分时间   ⑥ 没有这种感觉

(9) 您感觉厌烦:(权重依次为 1,2,3,4,5,6)

① 所有的时间   ② 大部分时间   ③ 比较多时间

④ 一部分时间   ⑤ 小部分时间   ⑥ 没有这种感觉

(10) 不健康影响了您的社会活动(如走亲访友):(权重依次为 1,2,3,4,5,6)

① 所有的时间   ② 大部分时间   ③ 比较多时间

④ 一部分时间   ⑤ 小部分时间   ⑥ 没有这种感觉

10. 总体健康情况:请看下列每一条问题,哪一种答案最符合您的情况?

(1) 我好像比别人容易生病:(权重依次为 1,2,3,4,5)

① 绝对正确   ② 大部分正确   ③ 不能肯定

④ 大部分错误   ⑤ 绝对错误

(2) 我跟周围人一样健康:(权重依次为 5,4,3,2,1)

① 绝对正确   ② 大部分正确   ③ 不能肯定

④ 大部分错误   ⑤ 绝对错误

(3) 我认为我的健康状况在变坏:(权重依次为 1,2,3,4,5)

① 绝对正确   ② 大部分正确   ③ 不能肯定

④ 大部分错误   ⑤ 绝对错误

(4) 我的健康状况非常好:(权重或得分依次为 5,4,3,2,1)

① 绝对正确   ② 大部分正确   ③ 不能肯定

④ 大部分错误   ⑤ 绝对错误

再次感谢您的合作! 祝您生活愉快!

（3）焦虑自评量表（SAS）见表 3-2-12 所示。

表 3-2-12　焦虑自评量表（SAS）

姓名：　　　　　　性别：　　　　　　年龄：

填表注意事项：下面有 20 条文字，请仔细阅读每一条，把意思弄明白。然后根据您最近一周的实际情况，在适当的方格里面画一个"√"。每一条文字后的四个方格，表示：没有或很少时间；小部分时间；相当多时间；绝大部分或全部时间。

	没有或很少时间	小部分时间	相当多时间	绝大部分或全部时间
1. 我觉得比平时容易紧张和着急。	□	□	□	□
2. 我无缘无故地感到害怕。	□	□	□	□
3. 我容易心里烦乱或觉得惊恐。	□	□	□	□
4. 我觉得我可能将要发疯。	□	□	□	□
5. 我觉得一切都很好，也不会发生什么不幸。	□	□	□	□
6. 我手脚发抖打颤。	□	□	□	□
7. 我因为头疼、头颈痛和背痛而苦恼。	□	□	□	□
8. 我感觉容易衰弱和疲乏。	□	□	□	□
9. 我觉得心平气和，并且容易安静坐着。	□	□	□	□
10. 我觉得心跳得很快。	□	□	□	□
11. 我因为一阵阵头晕而苦恼。	□	□	□	□
12. 我有晕倒发作或觉得要晕倒似的。	□	□	□	□
13. 我呼气、吸气都感到很容易。	□	□	□	□
14. 我手脚麻木和刺痛。	□	□	□	□
15. 我因为胃痛和消化不良而苦恼。	□	□	□	□
16. 我常常要小便。	□	□	□	□
17. 我的手脚常常是干燥温暖的。	□	□	□	□
18. 我脸红发热。	□	□	□	□
19. 我容易入睡，并且一夜睡得很好。	□	□	□	□
20. 我做噩梦。	□	□	□	□

（4）抑郁自评量表（SDS）见表 3-2-13 所示。

表 3-2-13　抑郁自评量表（SDS）

姓名：　　　　　　性别：　　　　　　年龄：

填表注意事项：下面有 20 条文字，请仔细阅读每一条，把意思弄明白。然后根据您最近一周的实际情况，在适当的方格里面画一个"√"。每一条文字后的四个方格，表示：没有或很少时间；小部分时间；相当多时间；绝大部分或全部时间。

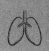

续表 3－2－13

	没有或很少时间	小部分时间	相当多时间	绝大部分或全部时间
1. 我觉得闷闷不乐,情绪低沉。	□	□	□	□
2. 我觉得一天之中早晨最好。	□	□	□	□
3. 我一阵阵哭出来或觉得想哭。	□	□	□	□
4. 我晚上睡眠不好。	□	□	□	□
5. 我吃得跟平常一样多。	□	□	□	□
6. 我与异性密切接触时和以往一样感到愉快。	□	□	□	□
7. 我发觉我的体重在下降。	□	□	□	□
8. 我有便秘的苦恼。	□	□	□	□
9. 我心跳比平时快。	□	□	□	□
10. 我无缘无故地感到疲乏。	□	□	□	□
11. 我的头脑跟平常一样清楚。	□	□	□	□
12. 我觉得做经常做的事情并没有困难。	□	□	□	□
13. 我觉得不安而平静不下来。	□	□	□	□
14. 我对将来抱有希望。	□	□	□	□
15. 我比平常容易生气激动。	□	□	□	□
16. 我觉得做出决定是容易的。	□	□	□	□
17. 我觉得自己是个有用的人,有人需要我。	□	□	□	□
18. 我的生活过得很有意思。	□	□	□	□
19. 我认为如果我死了,别人会生活得好些。	□	□	□	□
20. 平常感兴趣的事我仍然感兴趣。	□	□	□	□

（十）说话瓣膜评估量表见表 3－2－14 所示。

表 3－2－14　说话瓣膜评估量表

姓名:_____　年龄:____　性别:____　床号:____　科室:_____　住院号:_____

临床诊断:

影像学诊断:

气切日期:_____　　　　评估日期:_____

主观资料(S):

病史:

曾经是否行言语训练:_____　气管切开处是否有疼痛:_____

说话瓣膜佩戴时有何反应:

客观资料(O):

气管套管管径大小:_____ 分泌物情况:_____

血氧饱和度:_____ 通气情况:_____

心率:_____ 吞咽障碍:_____

试戴说话瓣膜:

放气后:成功/失败 上气道开放:成功/失败 发音:成功/失败

测压结果:_____ 吸氧情况:_____

说话瓣膜试戴结果:

	开始时	1分钟	5分钟	15分钟
观察指标				
血氧饱和度				
心率				
呼吸				
主观反应				
一样				
好转				
更差				

分析(A):

试戴是否成功 是/否 试戴说话瓣膜的持续时间:_____

患者是否可独立佩戴或撤除说话瓣膜_____

建议(P):

请患者选择需要:

◆ 气囊放气后使用说话瓣膜

◆ 睡觉时撤除说话瓣膜

◆ 需在家属监护下使用说话瓣膜

◆ 经口进食时使用说话瓣膜

◆ 使用说话瓣膜前吸痰

◆ 只能在语言治疗师监护下使用说话瓣膜

治疗师签名:_____

注意:说话瓣膜为单通道瓣膜,适合于气管切开患者,可帮助患者发音来达到沟通。但说话瓣膜仅限于气管气囊放气后使用。

第三节 肺移植康复治疗

一、肺移植康复治疗项目

（一）吞咽治疗

吞咽治疗流程图如图 3-2-7 所示。

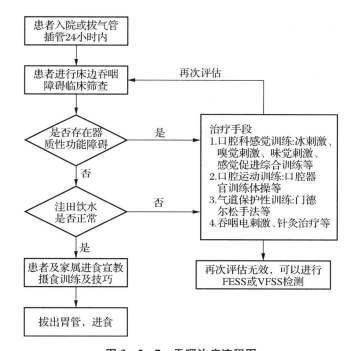

图 3-2-7 吞咽治疗流程图

备注：

（1）吞咽的评估与治疗都要基于患者意识状态清楚且能配合，评估及治疗需要患者的床头大于 30°。

（2）评估的结果及治疗的目标要跟医生、患者、家属、护士、营养师、护工等进行沟通。

① 洼田饮水试验：1 分正常，2 分可疑，3、4、5 分有障碍。

② 容-黏度吞咽测试——VFSS 或 FESS。

安全性受损：有可能误吸，注意患者摄入口中的食物形状，选取最安全的稠度。

有效性受损：可安全吞咽，但可能摄入不足，营养、饮水摄入不足。

③ 每次进行治疗前要对患者之前的进食情况进行了解询问。查询患者及家属有无异常进食等。

④ 本方法适合评定无机械通气患者。若有插管切开患者，请评估患者的机械通气情况。

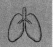

（二）咳嗽训练与气道廓清治疗

气道廓清技术（Airway Clearance Technology，ACT）是利用物理或机械方式作用于气流，帮助气管、支气管内的痰液排出或诱发咳嗽使痰液排出，其诊疗流程图如图 3-2-8 所示。

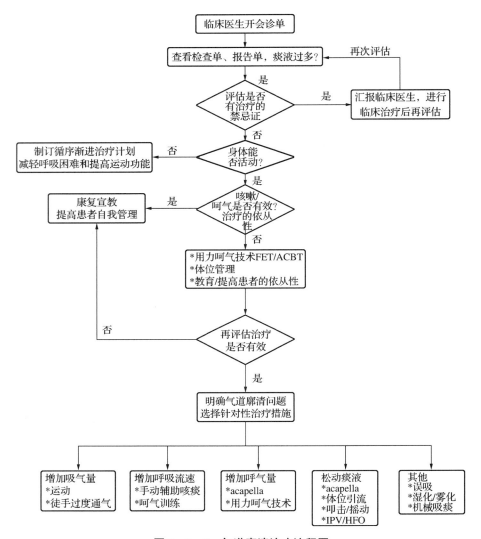

图 3-2-8　气道廓清诊疗流程图

备注：

① 进行气道廓清等治疗时，应观察患者管线，比如胸管、鼻饲管等。进行体位引流时应在患者进食半小时以后。

② 胸腔引流瓶在活动时不可超过胸管出体腔的高度，活动时观察患者引流液是否变多。拔管后 2 小时内不可活动。

③ 询问患者当天有无支气管镜检查，检查前不宜做治疗，之后应询问医生，或者询问患者感觉以及观察生命体征。

④ 排痰体位要适合患者，不可过度劳累，时间控制在 20 分钟以内，或当患者不耐受则停止。

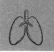

目的是加强气道分泌物清除的能力,改善肺功能和气体交换,预防肺不张和感染。研究表明,早期诊断结合 ACT 运用,加上感染和气道炎症的临床管理,可以降低囊性纤维化、慢性阻塞性肺疾病和支气管扩张呼吸疾病相关的发病率和死亡率。气道廓清的治疗基于患者处于生命体征稳定,无绝对禁忌证,评估相对禁忌证可适合做治疗的患者。在进行治疗时,若患者出现其他异常症状,如:呼吸急促、出血、咯血,生命体征不稳定等情况,需要立即停止训练,并喊医生或护士进行查询,直至患者情况稳定 3 分钟以上才可离开。

气道廓清的适应证:① 产生大量痰液的患者(>30 mL/天),易产生大量痰液的疾病,如囊性纤维化、支气管扩张症、纤毛运动障碍症候群、慢性支气管炎等。② 预防痰液滞留的患者,如长期卧床、胸腹部术后、COPD、神经肌肉疾病致咳嗽能力减弱的患者等。

1. 主动循环呼吸技术(Active circular breathing technique,ACBT)

ACBT 目前在肺移植运用尚无报道。已经证实 ACBT 的气道清除技术在支气管扩张、囊性纤维化、肺部术后运用中效果显著。荟萃分析表明,ACBT 与其他气道清除技术效果相当,可短期改善分泌物。对于肺移植患者,可在术前根据疾病及检查进行 ACBT 治疗,提高术前的分泌物清除能力及减少肺部感染等。术后早期患者伴随疼痛、无力、谵妄、镇静、咳嗽反射减弱、睡眠、肠胃异常等问题,可在物理治疗师的协助下进行,增加依从性及有效性,常与自主引流一起进行。

2. 自主引流(Autonomic Drainage,AD)

目前未有 AD 技术在肺移植患者中运用的相关报道。但将 AD 与其他 ACT 在 CF 患者中运用进行了荟萃分析,发现 AD 没有优于其他的 ACT,但是 AD 比体位引流和叩击更受欢迎。对于肺移植患者,AD 可在术前、术后使用。特别是术后多根胸管、尿管、胃管等未拔除的患者,相比找到合适体位的体位引流和引起伤口疼痛的叩击技术,AD 更舒适,依从性更高。对于术后胃食管反流的患者,AD 优于体位引流。但 AD 是最难掌握的气道清除技术,需要患者大量配合,只推荐给自我呼吸感觉良好的患者。

3. 体位引流(Postural Drainage,PD)

有文献指出 PD 结合其他技术可改善术后患者感染、肺不张等并发症。PD 已经被证实在支气管扩张、CF 和其他肺部疾病中能够有效地清除分泌物。配合叩击时与 AD 技术相比,效果相同。肺移植术后患者因卧床久、体能差、咳嗽弱、分泌物黏稠、管道过多等问题,痰液易沉积在肺背部或下部。体位引流可有效改善短期分泌物清除障碍的问题,操作中应注意血氧饱和度的变化,尽量避免头低脚高体位,避免增加胃食管反流的发生率。

4. 叩击

叩击和 PD 技术同时使用可增加气道清除效果。研究表明,在健康人群中,PD 进行中对上、中肺叶 5 分钟的叩击是安全的,但对于下肺叶 PD 的情况应谨慎使用。叩击技术简单,容易操作,且经济、有效,但长期操作影响操作者的骨骼肌。患者因伤口、胸管疼痛,过分叩击或操作不当可加重不适感。

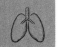

5. 呼气正压(Positive Expiratory Pressure,PEP)

研究表明主动进行 PEP 训练可降低肺移植术后感染率。此外还有振荡呼气正压设备对清除痰液有显著效果,目前国内有 Flutter、Acapella 两种设备。有研究表明,对于支扩患者,Flutter 和 ACBT 均有效,前者在清除方面似乎更有效。早期使用 Acapella 的研究表明,在 COPD 急性发作的机械通气患者中,分泌物清除、呼吸功能和 SpO_2 均有所改善。Acapella 增加了机械通气 ARDS 患者的肺顺应性和痰清除率。术后使用振荡呼气正压设备,可改善纤毛运动,诱发咳嗽反射,但尚无研究支持。

6. 高频胸壁振荡(High Frequency Chest Wall Oscillations,HFCWO)

振动排痰机配合其他技术采用序贯式排痰法可改善术后感染,提高肺功能。相比胸部物理治疗,双侧肺移植受者更喜欢 HFCWO 进行胸部理疗,HFCWO 可能是胸部理疗的有效可行的替代方案。

7. 呼吸训练仪使用

建立人工气道患者经 24～72 小时有创机械通气后,患者在机械通气和脱机阶段都会出现膈肌蛋白水解和萎缩现象。持续呼吸肌无力可导致呼吸困难,影响生理功能,降低生活质量。

肺移植的呼吸重症康复是基于对患者进行全面评估后量身定制的综合性的干预方案,包括但不限于:运动训练、教育和行为改变,旨在改善慢性呼吸病患者的身体和心理状况,并长期忠诚于提高健康的行为。呼吸训练仪是集阻力呼吸、缩唇呼吸、容量锻炼和耐力训练于一体的训练工具,是肺移植术后重要的肺康复治疗技术。当患者清醒、脱离呼吸机拔除气管插管后当日,即可让患者行呼吸功能锻炼。肺移植术后患者使用呼吸训练仪,可以有效地增加肺通气量,促进肺复张,防止肺不张等术后并发症。

吸气肌训练(Inspiratory Muscle Training,IMT)是一种新型、可改善 ICU 患者吸气肌肌力的训练方法。IMT 通过一个手持式设备进行,通过调整吸气阶段吸气阻力来对患者吸气肌进行训练。研究已证实,IMT 可改善有创机械通气阶段患者呼吸肌肌力。

(1)呼吸训练仪的使用目标:改善通气和换气功能;增加咳嗽的效率;改善呼吸肌的力量、耐力和协调性;保持或改善胸廓的活动度;建立有效呼吸的方式,劳逸结合;疾病教育和紧急情况的应对,增强患者整体的功能。

(2)呼吸训练仪使用介入时机:① 血流动力学及呼吸功能稳定后,立即开始。② 入重症医学科 24～48 小时后,符合以下标准:心率>40 次/min 或<120 次/min;收缩压(SBP)≥90 或≤180 mmHg,或/和舒张压(DBP)≤110 mmHg,平均动脉压(MBP)≥65 mmHg 或≤110 mmHg;呼吸频率≤25 次/min;血氧饱和度≥90%,使用小剂量血管活性药物支持,多巴胺≤10 μg/(kg·min)或去甲肾上腺素/肾上腺素≤0.1 μg/(kg·min),即可使用呼吸训练仪。③ 生命体征稳定的患者,未使用呼吸机,可逐渐过渡到每天选择适当时间做离床、坐位、站位、躯干控制、移动活动、耐力训练及适宜的物理治疗等。

（3）呼吸训练仪使用暂停时机：生命体征明显波动，有可能进一步恶化危及生命时，应暂停使用。具体指标：心率不低于年龄最高心率预计值的 70％；静息心率的基础上下降＞20％；心率＜40 次/min 或＞130 次/min；出现新的心律失常；急性心肌梗死；急性心衰。血压：SBP＞180 mmHg 或 DBP＞110 mmHg 或有直立性低血压；MAP＜65 mmHg；新使用血管活性药或使用血管活性药物剂量增加。呼吸频率：呼吸频率＜5 次/min 或＞30 次/min 或出现呼吸困难，SpO_2＜88％，FiO_2≥60％。PEEP≥10 cmH_2O；患者拒绝使用；存在其他预后险恶的因素；或有明显胸闷痛、气急、眩晕、显著乏力等不适症状；或有未经处理的不稳定性骨折等，亦应暂时中止呼吸训练仪的使用。

（4）呼吸训练仪的使用方法为：让患者处于放松舒适的体位，将呼吸器放入患者的口中，经由吹嘴做最大吸气并保持 5 秒后再呼气。

呼吸训练仪即训练呼吸肌功能，集中在力量与耐力两方面，以吸气肌训练更常见。

① 训练处方的制定原则：a. 功能性超负荷原则：制定呼吸肌训练处方，吸气肌训练负荷应设置在个人最大吸气压的 30％，训练频率为 1～2 次/天，5～7 天/周，并连续 2 周以上。b. 训练方式特异性原则：制定力量训练型处方，考虑个体化训练，方案是中等强度负荷-中等收缩速度的处方。c. 重复性原则：吸气肌训练可以通过长期持续的锻炼达到预期的最佳功能状态。

② 呼吸肌训练内容：建议训练频率是 1～2 次/d，20～30 min/d，3～5 次/周，持续 6 周。一般而言，训练肌力的原则是高强度低次数的运动，耐力训练的原则为低强度多次数（见表 3－2－15），训练方案包括肌力和耐力的训练。

表 3－2－15　呼吸肌力量训练（IMT）和呼吸肌耐力训练（RMET）的方式

	IMT	RMET（自主 CO_2 过度通气）
类型	力量	耐力
持续时间	15 分钟，每日 2 次	30 分钟，6～12 周
频率	每周 5～7 次	每周 5 次
强度	根据个人情况，增加 的负荷为 30％～50％ Pi_{max}	VE＝50％～60％ MVV；呼吸频率为 50～60 次/min

注：VE（Ventilation）——通气量；MVV（Maximal Voluntary Ventilation）——最大自主通气量。吸气肌训练：加强吸气肌耐力。呼气肌训练：改善患者的呼气肌力量，提高其全身耐力。

（三）体能训练——平衡训练＋耐力训练

运动可以促进气道廓清，帮助分泌物的清除。Dwyer 等研究显示，踏车运动和使用 Flutter 一样，能提高呼气峰流速，促进气道分泌物清除。运动可持续改善肺功能，已被推荐为一种替代传统胸科物理治疗的常规方式。

术后早期，患者受体能无力、管道多、疼痛、吸氧等限制，可进行床边站立、踏步、步行、辅助步行器等运动见图 3－2－9 所示。普通病房期间，可至康复科进行四肢联动、功率自行车等训练。训练的阻力由低到高,循序渐进,个体化定制。运动过程中密切关注血氧饱和度和心率的变化。

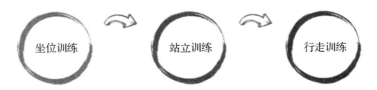

渐进坐位:从30°开始,逐渐抬高床头角度,递增。30分钟/次,2次/天
独自坐位:5分钟以内开始,逐渐增加至5分钟

辅助站立训练:多人帮助下,辅助站立架站立
独自站立训练:可以站稳后进行辅具行走训练

辅助行走训练:辅助助行器或1人帮助下步行
独自行走训练:完全独立步行

图 3-2-9 坐位、站立、行走训练

备注:

(1) 肺移植术后患者应在生命体征稳定后,尽早下床。

(2) 训练过程中应当佩戴好指脉氧夹,及时观察患者数据(氧合高于90%,心率增减在20次左右),外出行走要戴好口罩。

(3) 越早脱氧越好,训练中逐渐降低吸氧量,直至脱氧。

(4) 耐力训练以抗阻训练(哑铃、弹力带)为主,医疗体操也可选择。

(四) 呼吸训练

呼吸训练见表 3-2-16 所示。

表 3-2-16 呼吸训练处方

呼吸训练处方		
卧位	1. 辅助呼吸手法 内容: (1) 患者仰卧,双手置于上胸廓,嘱患者呼吸,抑制此处活动。 (2) 患者仰卧,双手置于下胸廓,嘱患者呼吸,吸气时胸廓张开,伴随口令"这里用力,撑开",增加患者吸气时间,呼气时向内按压,伴随口令"用力往里收,呼气"增加患者呼气的时间。 (3) 患者侧卧,双手按于位于上方的下胸廓,嘱患者呼吸,给予相应指引。 时间:每动作做 3~5 组,每次 5 个呼吸,每次训练 5~10 分钟,每天 2 次。 2. 自主呼吸训练 内容: (1) 患者仰卧,双手上抬,放于头顶的上方,以抑制辅助呼吸肌活动。自主练习感受呼吸。 (2) 患者侧卧,上方手上举超过头顶,抑制辅助呼吸肌活动。自主练习,感受呼吸。 时间:每次 10 分钟,每天 1~2 次。	1. 改善呼吸模式 2. 降低呼吸频率 3. 减少卧床并发症,早日离床 4. 早日脱机

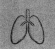

续表 3－2－16

呼吸训练处方		
坐位	1. 辅助呼吸练习 内容： （1）患者坐位，治疗师手置于患者下胸廓给予指引，嘱患者腹式呼吸。 （2）患者坐位，治疗师手按压肩膀，嘱患者腹式呼吸，减少肩上抬的活动。 时间：每动作做 3～5 组，每次 5 个呼吸，每次训练 5～10 分钟，每天 2 次。 2. 自主呼吸练习 （1）先呼气躯干前屈，肩胛骨向外向前活动，缓慢呼气；躯干逐渐后伸，肩胛骨向内收至背部肌肉有挤压感，深而缓慢吸气。 （2）双上肢于体侧上抬至超过肩膀，并吸气；双上肢复原放于体侧，并呼气。 时间：每次 10 分钟，每天 1～2 次。	1. 改善呼吸模式 2. 降低呼吸频率 3. 为站立做准备
立位	自主呼吸为主，治疗师适当指导。 内容： 第一节 站立位，双脚分开与肩同宽，双手叉腰，吸气时将腹部隆起，呼气时嘴唇呈口哨状，腹部收缩，缓慢呼气。 第二节 双脚分开与肩同宽，一手搭同肩，一手平伸，旋转上身时吸气，转回时呼气，对侧相同，重复 6～8 次。 第三节 双手叉腰，双脚分开与肩同宽，交替单腿抬高，抬腿时吸气，放下腿时呼气，重复 6～8 次。 第四节 双脚分开与肩同宽，双手搭肩，旋转上身，旋转上身时吸气，转回时呼气，重复 6～8 次。 第五节 双手叉腰，双脚分开与肩同宽，双腿交替外展，抬腿时吸气，复原时呼气，重复 6～8 次。 第六节 双脚分开与肩同宽，双手叉腰，深吸气腹部隆起，弯腰缩腹呼气，重复 6～8 次。 时间：每天 2 次，每次 1 遍。	1. 改善呼吸模式 2. 降低呼吸频率 3. 为有氧训练做准备

二、肺移植康复治疗适应证

包括几乎所有的终末期肺疾病，如慢性阻塞性肺疾病（COPD）、间质性肺疾病（ILD）、支气管扩张、肺血管疾病、淋巴管平滑肌瘤病（LAM）等。当患者生理功能严重受损，内科治疗无效，预计 2 年生存率＜50％，可以配合肺康复训练时，均应考虑进行肺移植评估。肺移植适应证的各种疾病患者、肺移植术后围手术期及长期患者均可是肺康复治疗的适应证。

三、肺移植康复治疗禁忌证

肺移植康复治疗禁忌证见表 3－2－17 所示。

表 3-2-17　肺移植康复治疗禁忌证

绝对禁忌证	
心率	<40 次/min 或 >130 次/min、恶性心律失常、近期心肌缺血
血压	收缩压(SBP)≤90 mmHg 或≥180 mmHg,或/和舒张压(DBP)≥110 mmHg
血氧	血氧饱和度≤90%
机械通气的参数	吸氧浓度(FiO$_2$)≥0.6,呼气末正压(PEEP):≥10 cmH$_2$O
呼吸频率	呼吸频率>40 次/min
意识水平	躁动镇静量表(RASS)评分:-4,-5,3,4
血管活性药量	多巴胺≥10 μg/(kg·min),肾上腺素≥0.1 μg/(kg·min)
温度	≥38.5 ℃ 或≤36 ℃
钾数值	≤3 mmol/L 或≥5.5 mmol/L
其他	活动性出血、不稳定气胸、血栓一周以内
相对禁忌证	
临床观察	认知/意识水平下降、出汗、面色异常、疼痛、疲劳
存在的管道使活动不安全	如:ECMO 管道、血透管道
神经系统不稳定	颅内压(ICP)≥20 cmH$_2$O

四、肺移植患者康复运动处方

运动处方应个性化,包括有氧运动和阻力训练,并遵循一般运动训练的特异性、超负荷和进展原则。根据我们的临床经验,呼吸和心血管储备,肺部疾病的稳定性和临床过程,肌肉力量和肌肉耐力可以对规定的运动的频率、强度、类型和持续时间以及进展速度产生显著影响。移植前和移植后阶段的康复如图 3-2-10 所示。

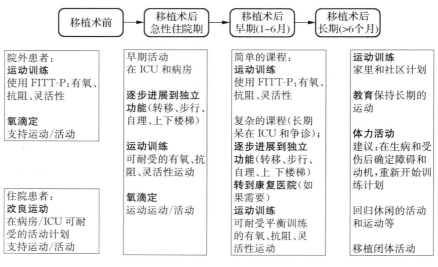

图 3-2-10　移植前和移植后阶段的康复

注:在每个阶段,都需要进行监测和重新评估,以修改/推进锻炼计划。一些住院的肺移植候选者和接受者可能需要机械通气和/或体外生命支持(ECLS),并且可以在这些设备上动员。FITT-P:频率、强度、类型、时间、进展;ICU:重症监护病房。

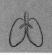

（一）移植前康复

移植前等待阶段是进行患者教育的一个理想阶段。常规护理提供了有关移植术前程序、移植术后程序和药物治疗方面的很多教育。康复宣教包括呼吸训练、气道清除技术和活动进程。建议在移植前持续一段时间或在移植前的整个等待期间进行运动训练，以优化适应性并防止晚期肺病可能发生的不活动和失调的循环。回顾性和事后研究表明，尽管肺病进展，但仍可维持其至增加 6MWD。

运动训练的肺康复指南可应用于肺移植候选者，并进行改善以解释肺病和多种潜在疾病状态的严重程度增加。如果在等待期间发生疾病进展和功能恶化，则需要持续重新评估身体功能并根据需要修改运动处方。在肺移植候选者中已经描述了替代的训练模式，包括高强度间歇训练和北欧式行走。吸气肌训练用于慢性肺病，主要是 COPD，以改善吸气肌力量和耐力。然而，研究并未特定于肺移植候选者。在医院或社区环境中监督门诊肺康复也是常见的。移植术前肺康复见表 3-2-18。

表 3-2-18　移植术前肺康复

移植术前肺康复			
训练项目	时间	具体活动	训练目标区域与运动强度
热身活动	10 分钟	主动性关节活动度训练	上肢、下肢、躯干
个体化耐力运动	10～30 分钟（间歇性运动）	脚踏车 跑步机 上臂测力	25～30 J/s 1.3～2.4 km/h，坡度 0～5% 0～25 J/s（递增或递减顺序）
个体化力量训练	10～20 分钟	1 组重复 8～12 个 上肢运动 下肢运动	背阔肌、斜方肌、胸肌、肩部肌肉、肱三头肌 股四头肌、髋伸肌和外展肌
整理运动	10 分钟	伸展运动、整理呼吸、放松	

（二）肺移植急性期康复

肺移植患者的术后急性期康复始于 ICU 阶段。在肺移植术后，患者会保持机械通气 24～72 小时。通常在这一阶段会继续使用麻醉剂以保证机械通气达到最优效果。胸管固定放置，同时利用药物治疗缓解患者的疼痛。此阶段中控制感染是十分重要的，带有负压通气设备的隔离室将在这一阶段被使用，同时也将启用呼吸系统疾病的隔离程序。

在肺移植术后急性期阶段出现的问题包括：无效的气道清除、低气体交换率和排异反应。低血压和低氧血症将降低新肺脏的血液流速，增加坏死可能并易导致气流对肺脏的损伤。无效的气道清除与移植后肺的神经支配不良有关，这其中特别与自主神经系统通路有关。缺乏刺激将导致无效咳嗽和低纤毛清除功能。低气体交换率可能导致术后水肿的发生。

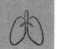

在术后急性期阶段,主要目标是预防肺感染,优化换气-灌注率,增加离床时间以及增加术侧的主动关节活动度。鼓励患者离床活动和在走廊中步行,在一些案例中,用固定式脚踏车训练增加患者的耐力(脚踏车可搬运至病房内进行训练)。治疗干预有着很大差别。通常,干预将持续直到出现异常的运动反应。异常反应包括:随着运动负荷增加,心率或血压下降,血氧饱和度低于建议值(88%~90%)和/或出现眩晕、盗汗症状。气道清除也是急性期康复的基本组成部分。许多技术被认为适合用于这一领域。改善膈肌功能的呼吸训练也被认为是这一阶段的基本组成部分。建议目标和干预见表3-2-19所示。

表 3-2-19 肺移植术后围手术期康复的目标和干预措施

问题	康复目标	干预措施
痰分泌量增多 肺不张	自主排痰管理 优化通气模式	增加肺活量,减少肺不张 气道廓清技术 协助咳嗽 呼吸及排痰姿势训练 单肺移植:健侧卧位;双肺移植:避免仰卧位
手术切口疼痛	疼痛管理 术后疼痛与手术伤口及管道有关 减少肌肉运动	止痛药物 主动关节活动训练,避免伤口的牵拉 姿势转换 温热疗法、电疗 软组织按摩技术
异常体位性血流动力学反应	使血流动力学反应正常化(如无直立性低血压、心率及呼吸频率正常、运动时血压变化正常)	从仰卧位到坐位,坐位转移到椅子上,逐步站立到步行训练 监测 HR、BP、RR、SpO$_2$
身体功能灵活性低下	日常生活活动可自理(穿衣、吃饭、洗漱、如厕等) 需要肩部灵活的活动度	肩部主动或辅助主动活动 体操棒训练 鼓励并协助患者进行日常生活活动
肺移植术后围手术期康复的目标和干预措施		
摄氧/通气需求加大	减少吸氧浓度或流量 肺活量正常 膈式呼吸	指导腹式呼吸 肺活量刺激 局部胸廓扩张 强化自我呼吸模式管理
运动耐力低下	自主转移 自主室内步行到室外步行 全天离床活动	制定日常活动计划 辅助步行(病房内至病房外) 室内功率自行车,由辅助到阻力,逐步增加时长
营养不良	增加经口进食 无需额外营养补充品	恢复吞咽功能,增加经口进食 围绕康复制定合理膳食

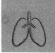

（三）普通病房/门诊康复

患者通常对气促的缓解与下肢肌力的增强感到欣喜。最终肺通气障碍被其他限制因素所代替，它不再是限制身体活动能力的因素。在此阶段，患者可能会对药物治疗产生的副作用有诸多抱怨并可能产生不适。而此阶段必须坚持康复治疗以度过此焦虑期。肺移植患者的有氧代谢能力训练会对其有氧能力的恢复带来可观的效益。每周至少锻炼 3 次，运动强度为最大心率的 60%～70%或疲劳 Borg 评分 6～8 分，持续时间至少 30 分钟的运动疗法可显著增加有氧代谢能力。

在运动疗法持续 6～12 周后，最大摄氧量（VO_{2max}）和峰值摄氧量（VO_{2pek}）比基线水平增幅超过 14%，运动持续时间也从 20 分钟增至 30 分钟。增强有氧代谢能力的途径包括减少静息供氧时间，增加氧气利用效率。外周肌功能减退导致运动能力低下和身体活动能力受限。可通过抗阻训练提高下肢肌力。一项研究证明，以 1RM（Repetition Maximum，RM）的 60%进行抗阻运动，35%的股四头肌肌力提升可带来近 60%预期肌力的恢复。下肢肌力训练可尽早开展，但上肢肌力的训练需要延迟开展直到组织完全愈合，因为伤口愈合是第一位的，由于类固醇药物的使用，所以上肢肌力的康复通常延迟 6 周进行。其他康复相关的重要内容包括姿势矫正、关节活动度训练、上肢运动模式的重建。肺移植术后返回病房/门诊患者的物理治疗指南见表 3‐2‐20 所示。

表 3‐2‐20　肺移植术后普通病房/门诊患者的物理治疗

问题	康复目标	运动项目
有氧代谢能力下降	日常功能性运动包括 30 分钟的中等强度（60%～70% VO_{2max}；70% VO_{2pek}）的有氧运动至少 3 次/周	呼吸康复 监测有氧运动训练中的血氧饱和度
由于类固醇使用导致的下肢肌力低下	肌力可支持身体完成坐位到站立位及转移至椅子的动作 大腿可支撑身体 60%的重量 徒手肌力测试，下肢肌群 5/5	肌力训练（1 组，重复 8～12 次） 屈髋肌 伸膝肌（股四头肌） 屈膝肌（股二头肌）
由于手术伤口造成上肢（肩胛带肌）生物力学异常	所有上肢关节活动度正常 上肢可进行肌力功能性运动 肌耐力可支持悬空运动	肌力训练（1 组，重复 8～12 次） 牵拉背阔肌 肩部回缩 飞燕动作 耐力训练（2～3 组，重复 10 次） 上肢肌力训练
异常的呼吸模式或膈肌运动功能下降	任何时候呼吸与运动都相协调 在运动时可腹式呼吸 呼吸控制调整呼吸	呼吸训练 呼吸辅助技术

（四）社区/家庭康复训练

移植后定期重新评估 6MWT，以监测运动能力和运动性氧饱和度的变化，这些变化可能随时间而变化。尽管大多数运动训练计划都发生在移植后的前 3 到 4 个月，但长期运动

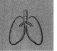

训练可能会给运动能力带来更多好处,并且在移植后 3 年和 5 年高血压、高脂血症和糖尿病的长期并发症的管理很普遍。一项随机试验发现,与不参加康复的接受者相比,在移植后的前 3 个月接受康复治疗的肺移植接受者具有更高的身体活动水平,更高的适应性和更低的 24 小时血压。据报道,与健康组对照相比,移植后 1 年的日常体育活动明显减少。长期(>6 个月)肺移植受者的运动训练已显示出对耐力和肌肉力量的有益作用。如果个人参加或恢复他们喜欢的活动,则长期坚持锻炼可能性会更大。

计步器、活动手表、健身监视器和智能手机应用程序均可用于跟踪日常活动和活动水平,并设定目标以增加身体活动。可以在与家人和朋友的社交环境中进行其他活动,例如瑜伽、太极拳、舞蹈和季节性活动,例如游泳、戏水、户外骑行、远足、滑冰和雪鞋行走。应该强调逐步介绍新的活动,我们建议接受移植的人避免理论上受伤风险增加的活动,例如接触运动、跳伞、蹦极跳和水肺潜水。诸如疾病、感染或伤害之类的突发性医学问题可能会中断锻炼计划,因此,在疾病发作后进行体育锻炼咨询(如何修改和恢复锻炼)非常重要,可以在重新评估时加以解决。肺移植术后康复指南总结见表 3 - 2 - 21。

表 3 - 2 - 21　肺移植术后康复指南总结

＊保持 $SpO_2 \geqslant 90\%$
＊补充供氧,必要时在排异反应急性发作期进行治疗
＊患者在与他人接触时应佩戴口罩
＊在使用泼尼松等类固醇激素期间增加耐力训练
＊进行骨骼肌肉功能障碍评定

五、肺移植康复治疗安全性判断(运动中应观察的指标)

(1) 靶心率:60%～80%(220-年龄),运动过程中心率不超过基础心率的 10%～20%。

(2) Borg(呼吸困难):低于 6～7 分;RPE(劳累):低于 12～15 分。

(3) 保持血氧>90%,活动时可适度增加吸氧浓度或流速保证足够的氧合。

(4) 运动后以稍有疲劳、第二天无疲劳感为度,早上的运动不会使疲劳感持续一整天,原有疾病、症状无加重,生命体征平稳,血流动力学稳定,饮食、睡眠良好为合适运动量的一般标准。

参考文献

[1] Donna Frownfelter, Elizabeth Dean. 心血管系统与呼吸系统物理治疗[M]. 郭琪,曹鹏宇,喻鹏铭,译. 北京:北京科学技术出版社,2017.

[2] 窦祖林. 吞咽障碍的规范化评估与治疗中值得注意的几个问题[J]. 中国康复医学杂志,2020,35(3):257-259.

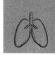

［3］（荷）Rik G0sselink.物理治疗和重症康复工作手册［M］.喻鹏铭,赵红梅,译.北京:北京科学技术出版社.2019.

［4］（荷）Rik G0sselink.慢性呼吸系统疾病物理治疗工作手册［M］.魏为利,喻鹏铭,董碧蓉,译.北京:北京科学技术出版社,2019.

［5］Jennifer A Pryor,S Ammani Prasad.成人和儿童呼吸与心脏问题的物理治疗［M］.喻鹏铭,车国卫,译.北京:北京大学医学出版社,2011.

［6］Spruit M A,Singh S J,Garvey C,et al. An official American Thoracic Society/European Respiratory Society statement:Key concepts and advances in pulmonary rehabilitation［J］.American Journal of Respiratory and Critical Care Medicine,2013,188(8):13－64.

［7］杨航,周敏,陈静瑜,等.肺移植受者的选择［J］.实用器官移植电子杂志,2016,4(5):296－301.

［8］Sommers J,Engelbert R H,Dettling－Ihnenfeldt D,et al. Physiotherapy in the intensive care unit:An evidence－based,expert driven,practical statement and rehabilitation recommendations［J］.Clinical Rehabilitation,2015,29(11):1051－1063.

［9］罗爱林,张杰.2017版欧洲麻醉学会《基于循证和专家共识的术后谵妄指南》解读［J］.临床外科杂志,2018(1):29－33.

［10］Ely E W,Inouye S K,Bernard G R,et al. Delirium in mechanically ventilated patients:Validity and reliability of the confusion assessment method for the intensive care unit（CAM－ICU）［J］.JAMA,2001,286(21):2703－2710.

［11］张慧慧,赵伟英,王志娟,等.ICU 机械通气患者误吸评估方法及风险因素评估的研究进展［J］.护理与康复,2017,16(2):130－134.

［12］冯洁惠,徐建宁,金爱云.ICU 获得性吞咽障碍的研究现状［J］.护理与康复,2016,15(4):325－330.

［13］Baumann B,Byers S,Wasserman－Wincko T,et al. Postoperative swallowing assessment after lung transplantation［J］.The Annals of Thoracic Surgery,2017,104(1):308－312.

［14］Rofes L,Arreola V,Clavé P. The volume－viscosity swallow test for clinical screening of dysphagia and aspiration［M］//Stepping Stones to Living Well with Dysphagia. Basel:S. KARGER AG,2012:33－42.

［15］中国康复医学会重症康复专业委员会呼吸重症康复学组,中国老年保健医学研究会老龄健康服务与标准化分会,《中国老年保健医学》杂志编辑委员会,等.中国呼吸重症康复治疗技术专家共识［J］.中国老年保健医学,2018,16(5):3－11.

［16］曹晓东,黄琴红,陈静瑜,等.肺移植受者围手术期疼痛管理的研究进展［J］.护理学杂志,2019(4):102－105.

［17］Payen J F,Bru O,Bosson J L,et al. Assessing pain in critically ill sedated patients by using a behavioral pain scale［J］.Critical Care Medicine,2001,29(12):2258－2263.

［18］Gélinas C,Fillion L,Puntillo K A,et al. Validation of the critical－care pain observation tool in adult patients［J］.American Journal of Critical Care,2006,15(4):420－427.

［19］Barr J,Fraser G L,Puntillo K,et al. Clinical practice guidelines for the management of pain,

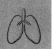
agitation, and delirium in adult patients in the intensive care unit[J]. Critical Care Medicine, 2013, 41(1): 263 - 306.

[20] 吕秀霞,陈瑞云,魏立,等.肺移植患者肺康复的研究进展[J].中华护理杂志,2019,54(5): 765 - 770.

[21] 许晴,梅盛瑞,冯梦月,等.重度肺动脉高压产妇心脏修补同期双肺移植术后的康复治疗:1例报告[J].中国康复医学杂志,2019,34(11):1371 - 1373.

[22] Gosselink R, Needham D, Hermans G. ICU - based rehabilitation and its appropriate metrics[J]. Current Opinion in Critical Care, 2012, 18(5): 533 - 539.

[23] Duarte A G, Terminella L, Smith J T, et al. Restoration of cough reflex in lung transplant recipients[J]. Chest, 2008, 134(2): 310 - 316.

[24] Hermans G, Gosselink R. Should we abandon manual muscle strength testing in the ICU? [J]. Critical Care (London, England), 2011, 15(2): 127.

[25] Skinner E H, Berney S, Warrillow S, et al. Development of a physical function outcome measure (PFIT) and a pilot exercise training protocol for use in intensive care[J]. Critical Care and Resuscitation: Journal of the Australasian Academy of Critical Care Medicine, 2009, 11(2): 110 - 115.

[26] Rozenberg D, Singer L G, Herridge M, et al. Evaluation of skeletal muscle function in lung transplant candidates[J]. Transplantation, 2017, 101(9): 2183 - 2191.

[27] Walsh J R, Chambers D C, Hopkins P M A. The emerging importance of skeletal muscle function in assessing candidates for transplantation[J]. Transplantation, 2017, 101(9): 1967 - 1968.

[28] Thrush A, Rozek M, Dekerlegand J. The clinical utility of the functional status score for the intensive care unit (FSS - ICU) at a long - term acute care hospital: A prospective cohort study[J]. Physical Therapy, 2012, 92(12): 1536 - 1545.

[29] Hoffman M, Augusto V M, Eduardo D S, et al. Inspiratory muscle training reduces dyspnea during activities of daily living and improves inspiratory muscle function and quality of life in patients with advanced lung disease[J]. Physiotherapy Theory and Practice, 2019:1 - 11.

[30] 陈丽花,林细吟,黄丹霞,等.等待肺移植患者生存质量及其影响因素研究[J].护理学杂志,2011, 26(20):15 - 17.

[31] Florian J, Rubin A, Mattiello R, et al. Impact of pulmonary rehabilitation on quality of life and functional capacity in patients on waiting lists for lung transplantation[J]. Jornal Brasileiro De Pneumologia: Publicacao Oficial Da Sociedade Brasileira De Pneumologia e Tisilogia, 1900, 39(3): 349 - 356.

[32] Langer D, Burtin C, Schepers L, et al. Exercise training after lung transplantation improves participation in daily activity: A randomized controlled trial[J]. American Journal of Transplantation, 2012, 12(6): 1584 - 1592.

[33] 徐炜炜,周淑芳,吴向东,等.支持性心理护理对肺移植患者心理弹性、应对方式的影响[J].中外医学研究,2019,17(23):73 - 75.

[34] Denehy L, de Morton N A, Skinner E H, et al. A physical function test for use in the intensive care unit: Validity, responsiveness, and predictive utility of the physical function ICU test (scored)[J].

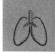

Physical Therapy，2013，93(12)：1636－1645.

[35] Schweickert W D, Hall J. ICU－acquired weakness[J]. Chest，2007，131(5)：1541－1549.

[36] Suiter D M, McCullough G H, Powell P W. Effects of cuff deflation and one－way tracheostomy speaking valve placement on swallow physiology[J]. Dysphagia，2003，18(4)：284－292.

[37] 张婷娟. 佩戴说话瓣膜对气管切开后吞咽障碍患者渗漏和误吸影响的研究[J]. 现代医学与健康研究，2018(6)：182.

[38] 安德连，窦祖林，卫小梅，等. 容积-黏度测试在老年吞咽障碍患者中的应用[J]. 实用临床护理学杂志(电子版)，2018(29)：2.

[39] Munro P E, Button B M, Bailey M, et al. Should lung transplant recipients routinely perform airway clearance techniques? A randomized trial[J]. Respirology，2008，13(7)：1053－1060.

[40] Volsko T A. Airway clearance therapy：Finding the evidence[J]. Respiratory Care，2013，58(10)：1669－1678.

[41] 张诗婷，苏秋菊，杨航. 不同气道分泌物清除策略在肺移植术中临床研究进展[J]. 社区医学杂志，2019，17(12)：746－750.

[42] Grillo L, Rand S, Main E. Airway clearance strategies in cystic fibrosis and non－cystic fibrosis bronchiectasis[J]. Seminars in Respiratory and Critical Care Medicine，2015，36(2)：251－266.

[43] Reychler G, Debier E, Contal O, et al. Intrapulmonary percussive ventilation as an airway clearance technique in subjects with chronic obstructive airway diseases[J]. Respiratory Care，2018，63(5)：620－631.

[44] Phillips J, Lee A, Pope R, et al. Effect of airway clearance techniques in patients experiencing an acute exacerbation of bronchiectasis：A systematic review[J]. Physiotherapy Theory and Practice，2019：153－157.

[45] Üzmezoǧlu B, Altıay G, Özdemir L, et al. The efficacy of Flutter^{&.#174;} and active cycle of breathing techniques in patients with bronchiectasis：A prospective, randomized, comparative study[J]. Turkish Thoracic Journal，2018，19(3)：103－109.

[46] McKoy N A, Saldanha I J, Odelola O A, et al. Active cycle of breathing technique for cystic fibrosis[J]. The Cochrane Database of Systematic Reviews，2012，12：CD007862.

[47] Yang M, Zhong J D, Zhang J E, et al. Effect of the self-efficacy-enhancing active cycle of breathing technique on lung cancer patients with lung resection：A quasi－experimental trial[J]. European Journal of Oncology Nursing，2018，34：1－7.

[48] Lewis L K, Williams M T, Olds T S. The active cycle of breathing technique：A systematic review and meta－analysis[J]. Respiratory Medicine，2012，106(2)：155－172.

[49] Williams M T, Parsons D W, Frick R A, et al. Acute respiratory infection in patients with cystic fibrosis with mild pulmonary impairment：Comparison of two physiotherapy regimens[J]. Australian Journal of Physiotherapy，2001，47(4)：227－236.

[50] McCormack P, Burnham P, Southern K W. Autogenic drainage for airway clearance in cystic fibrosis[J]. Cochrane Database of Systematic Reviews，2017，10(02)：93－95.

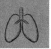

［51］Fink J B. Forced expiratory technique, directed cough, and autogenic drainage［J］. Respiratory Care, 2007, 52(9): 1210-1221.

［52］潘瑶，原小清，宫玉翠. 胸部物理治疗在肺移植手术患者呼吸功能护理中的应用［J］. 现代临床护理，2007, 6(2): 22-23.

［53］McIlwaine M, Wong L T, Chilvers M, et al. Long-term comparative trial of two different physiotherapy techniques: postural drainage with percussion and autogenic drainage, in the treatment of cystic fibrosis［J］. Pediatric Pulmonology, 2010, 45(11): 1064-1069.

［54］Freitas D A, Dias F A L, Chaves G S S, et al. Standard (head-down tilt) versus modified (without head-down tilt) postural drainage in infants and young children with cystic fibrosis［J］. The Cochrane Database of Systematic Reviews, 2015(3): CD010297.

［55］Leelarungrayub J, Eungpinichpong W, Klaphajone J, et al. Effects of manual percussion during postural drainage on lung volumes and metabolic status in healthy subjects［J］. Journal of Bodywork and Movement Therapies, 2016, 20(2): 356-363.

［56］Cabillic M, Gouilly P, Reychler G. ［Manual airway clearance techniques in adults and adolescents: What level of evidence?］［J］. Revue Des Maladies Respiratoires, 2018, 35(5): 495-520.

［57］Tang J, Mandrusiak A, Russell T. The feasibility and validity of a remote pulse oximetry system for pulmonary rehabilitation: A pilot study［J］. International Journal of Telemedicine and Applications, 2012, 2012: 1-7.

［58］Sharma P, Prem V, Jain S. Immediate effects of acapella? on dynamic lung compliance in mechanically ventilated patients with acute respiratory distress syndrome: A case series［J］. Indian Journal of Critical Care Medicine: Peer-Reviewed, Official Publication of Indian Society of Critical Care Medicine, 2018, 22(2): 100-102.

［59］Esguerra Gonzales A, Ilagan Honorio M, Kehoe P, et al. Effect of high-frequency chest wall oscillation versus chest physiotherapy on lung function after lung transplant［J］. Applied Nursing Research, 2014, 27(1): 59-66.

［60］王冰冰，叶小燕，黄玉珠. 序贯式排痰护理对肺移植后患者的应用效果观察［J］. 中国卫生标准管理，2017, 8(9): 137-139.

［61］Esguerra-Gonzalez A, Ilagan-Honorio M, Fraschilla S, et al. CNE article: Pain after lung transplant: High-frequency chest wall oscillation vs chest physiotherapy［J］. American Journal of Critical Care, 2013, 22(2): 115-124.

［62］Dwyer T J, Zainuldin R, Daviskas E, et al. Effects of treadmill exercise versus Flutter © on respiratory flow and sputum properties in adults with cystic fibrosis: A randomised, controlled, cross-over trial［J］. BMC Pulmonary Medicine, 2017, 17: 14.

［63］Wickerson L, Rozenberg D, Janaudis Ferreira T, et al. Physical rehabilitation for lung transplant candidates and recipients: An evidence-informed clinical approach［J］. World Journal of Transplantation, 2016, 6(3): 517.

［64］Hoffman M, Chaves G, Ribeiro Samora G A, et al. Effects of pulmonary rehabilitation in lung transplant candidates：A systematic review[J]. BMJ Open，2017，7(2)：113－115.

[65] Jastrzebski D，Ochman M，Ziora D，et al. Pulmonary rehabilitation in patients referred for lung transplantation[M] //Advances in Experimental Medicine and Biology. Dordrecht：Springer Netherlands，2012：19－25.

[66] Kenn K，Gloeckl R，Soennichsen A，et al. Predictors of success for pulmonary rehabilitation in patients awaiting lung transplantation[J]. Transplantation，2015，99(5)：1072－1077.

[67] Li M，Mathur S，Chowdhury N A，et al. Pulmonary rehabilitation in lung transplant candidates [J]. The Journal of Heart and Lung Transplantation，2013，32(6)：626－632.

[68] Gloeckl R，Halle M，Kenn K. Interval versus continuous training in lung transplant candidates：A randomized trial[J]. The Journal of Heart and Lung Transplantation，2012，31(9)：934－941.

[69] Trojetto T，Elliott R J，Rashid S，et al. Availability，characteristics，and barriers of rehabilitation programs in organ transplant populations across Canada[J]. Clinical Transplantation，2011，25(6)：571－578.

[70] Holland A E，Wadell K，Spruit M A . How to adapt the pulmonary rehabilitation programme to patients with chronic respiratory disease other than COPD[J]. Eur Respir Rev. 2013 Dec；22（130）：577－586.

[71] Geddes E L，Reid W D，Crowe J，et al. Inspiratory muscle training in adults with chronic obstructive pulmonary disease：A systematic review[J]. Respiratory Medicine，2005，99(11)：1440－1458.

[72] Wong S，Carrault G，Kervio G，et al. Application of multiple correspondence analysis to asses the relation between time after transplantation and sympathetic activity in cardiac transplant recipient[C] //2008 30th Annual International Conference of the IEEE Engineering in Medicine and Biology Society，20－25 Aug. 2008，Vancouver，BC，Canada. IEEE，2008：4403－4406.

[73] Wickerson L，Mathur S，Brooks D. Exercise training after lung transplantation：A systematic review[J]. The Journal of Heart and Lung Transplantation，2010，29(5)：497－503.

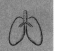

第三章 营养支持治疗

第一节 肺移植患者营养现状及影响

一、肺移植患者营养现状

　　肺移植是目前治疗多种终末期肺疾病(End-Stage Lung Disease,ESLD)的最佳治疗手段[1-2]，和肝、肾等实体脏器的移植不同，肺移植作为空腔器官移植，手术风险大，技术要求高，术后易出现感染、原发性移植物功能障碍和排异反应等并发症[3]，术后恢复慢。ESLD包括慢性阻塞性肺疾病终末期、广泛性肺气肿、多发囊性纤维化和间质性肺病等，因疾病进展而导致患者肺功能完全或者几乎完全丧失，出现呼吸衰竭等严重临床症状。ESLD本身又属于消耗性疾病，患者多因疾病消耗最终呈现出类似于肿瘤晚期患者恶病质的表现[4]，营养不良的发生率在20%～70%，若ESLD患者同时合并有呼吸衰竭，则发生营养不良的比例高达60%，而在应用机械通气治疗的患者中，营养不良的发生率可达到71%。但是对肺移植等待期患者进行评估时，发现营养状况往往被忽视，一部分患者因各种原因在术前术后未进行营养筛查及干预，影响了术后康复。因此，对肺移植患者及时进行术前、术后营养评估、干预显得尤为重要。

二、营养不良对肺移植等待期患者机体影响

(一) 呼吸肌结构和功能不全

　　营养不良常使ESLD如COPD患者骨骼肌显著耗竭，呼吸肌的结构及功能发生改变，导致一秒用力呼气容积(FEV1)、一秒用力呼气容积占预计值百分比(FEV1pred)、最大通气量(MVV)等肺功能指标下降，进而使患者对缺氧的耐受能力、心肺储备功能及生活质量总评分下降；同时，呼吸肌功能障碍易使膈肌疲劳，进而发生呼吸衰竭[5]，也是COPD患者急性加重入院治疗的重要危险因素[6]。

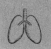

（二）免疫防御功能减弱

营养不良可使支气管纤毛运动功能减弱、呼吸肌疲劳,使有效的咳嗽及排痰能力下降,损伤肺组织的修复功能减弱;同时影响免疫物质的合成和免疫细胞的功能,常出现细胞免疫、体液免疫功能下降,也使机体补体系统活性及吞噬功能降低,细菌更易入侵和定植[7],从而使肺部感染极易发生,病情迁延不愈,提高病死率。

（三）呼吸运动的反射性调节异常

营养不良患者易出现呼吸肌疲劳、呼吸衰竭、肺功能下降,导致酸碱失衡、缺氧和/或二氧化碳潴留,进而导致化学感受性呼吸反射调节异常,严重者甚至抑制呼吸,加重病情[8]。同时,由于营养不良,呼吸肌结构、功能发生改变,导致呼吸肌本体感受性反射及防御性呼吸反射减弱。

三、营养不良对肺移植术后患者预后影响

（一）呼吸机依赖概率增高

应用呼吸机>72小时的患者都有不同程度的呼吸肌肌力下降,一旦脱机后患者往往不能适应,出现撤机困难或延迟撤机现象[9]。肺移植患者营养不良会降低呼吸肌耐力和强度,导致呼吸肌萎缩且降低呼吸中枢对缺氧的反应[10],延长呼吸机使用时间。其机制是体质指数（BMI）下降导致肌纤维结构改变和肌蛋白分解。有文献报道,在无条件监测氮平衡患者蛋白质供给是否充足时,每天补充量达到 $1.2\sim2.0$ g/kg,比监测血清白蛋白、血清前白蛋白、C反应蛋白等更有指导意义[11]。

（二）LTX术后早期阶段

从移植手术到术后6个月,并发症、死亡风险率增加,手术创伤增加了愈合营养需求,与此同时,患者处于高分解代谢状态,营养还需支持新的代谢需求,同时补充耗尽的能量储备和确保移植物存活[12],如果营养支持不能维持患者机体所需,免疫功能受损、伤口愈合延迟、肌肉和呼吸功能下降,会增加术后并发症和死亡率。

最佳的营养状况与移植后更好的预后和存活率息息相关[13-14],而移植后终身免疫抑制和皮质类固醇治疗都有急性和慢性副作用,影响营养,包括食欲改变、味觉改变、胃肠道症状、高血糖、高脂血症和电解质紊乱等。总之,个人、原发疾病和移植相关因素使营养管理特别具有挑战性。

第二节 营养筛查

2016 年美国危重病医学会(SCCM)和肠外与肠内营养协会(ASPEN)共同修改制定的《成年危重病患者营养支持治疗与评估指南推荐方案》[15]营养诊疗流程(图 3-3-1)指出,应对所有入院患者进行营养筛查,无营养风险时每周复查,有营养风险时应进一步进行营养评估,确定患者营养不良程度,制定营养治疗计划,实施营养计划并进行动态监测,该诊疗流程适用于临床所有住院患者,包括肺移植术前术后患者。

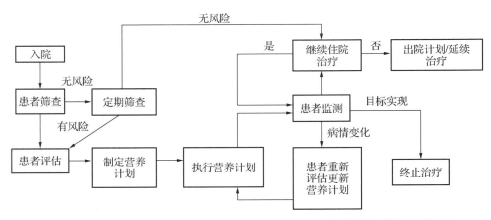

图 3-3-1 《成年危重病患者营养支持治疗与评估指南推荐方案》营养诊疗流程

营养风险是指"现存的或潜在的营养和代谢状况影响疾病或术后临床结局的风险",也可理解为"现存的或潜在的与营养因素相关的导致患者出现不利临床结局的风险",并非指营养不良发生的风险[16],营养风险和临床结局密切相关。营养风险筛查工具的作用是发现住院患者中存在营养风险者,通过给予营养支持改善临床结局[17]。目前,临床常用营养筛查工具[18]包括营养风险筛查法(Nutritional Risk Screening 2002,NRS2002)、重症营养风险评估(Nutrition Risk in Critically ill,NUTRIC)、主观全面营养评价法(Subjective Global Assessment,SGA)、围手术期营养筛查工具(Perioperative Nutrition Screen,PONS)等。

一、营养风险筛查(NRS2002)

在众多的筛查工具中,NRS2002[19-20]同时考虑到营养状态的改变和疾病的严重程度,可独立地预测不良的临床结局,具有较好的预测效度、内容效度、信度和可操作性,是一种简单科学的营养风险筛查方法,被欧洲国家推荐为住院患者营养风险评估的首选工具,美国和中国等多个学会也认同其作用。2005 年,中华医学会肠内肠外营养学分会将 NRS2002 推荐为对中国住院患者进行营养风险筛查的工具。2013 年,中华人民共和国卫生行业标准

WS/T 427－2013 指定临床营养风险筛查工具。2018 年,中国成人慢性呼吸疾病患者护理管理指南推荐应用 NRS2002 评估表作为 COPD 营养评价工具。

NRS2002 对营养受损状况(包括 BMI 和术前 1 周食物摄入量)、疾病严重程度分别进行评分,各计 0~3 分;并对年龄进行评分(年龄<70 岁为 0 分,年龄≥70 岁为 1 分),最高分为 7 分。总评分≥3 分者为存在营养风险,要求制订营养支持计划;总评分<3 分者为无营养风险,暂不需进行临床营养支持,但后续需定时进行营养筛查。但该筛查工具也存在一定弊端:当患者卧床无法测量体重,或者有水肿、腹水等影响体重测量,以及意识不清无法回答评估者的问题时,该工具的使用将受到限制,NRS2002 表中规定的疾病种类有限,未列入的疾病需要采用"挂靠"类似疾病的方法等进行评分,这可能增加了误差的可能性。

NRS2002 总评分包括三个部分的总和,即疾病严重程度评分＋营养状态低减评分＋年龄评分(若 70 岁以上加 1 分)。

(一) NRS2002 对于营养状况降低的评分及其定义

(1) 0 分:正常营养状态。

(2) 轻度(1 分):3 个月内体重丢失 5%或食物摄入为正常需要量的 50%~75%。

(3) 中度(2 分):2 个月内体重丢失 5%或前一周食物摄入为正常需要量的 25%~50%。

(4) 重度(3 分):1 个月内体重丢失 5%(3 个月内体重下降 15%)或 BMI<18.5 或者前一周食物摄入为正常需要量的 0%~25%。

(注:3 项问题任一个符合就按其分值,几项都有按照高分值为准)

(二) NRS2002 对于疾病严重程度的评分及其定义

(1) 1 分:慢性疾病患者因出现并发症而住院治疗。患者虚弱但不需要卧床。蛋白质需要量略有增加,但可以通过口服补充剂来弥补。

(2) 2 分:患者需要卧床,如胸部大手术后,蛋白质需要量相应增加,但大多数人仍可以通过肠外或肠内营养支持得到恢复。

(3) 3 分:患者在加强病房中靠机械通气支持,蛋白质需要量增加而且不能被肠外或肠内营养支持所弥补,但是通过肠外或肠内营养支持可使蛋白质分解和氮丢失明显减少。

(三) 评分结果与营养风险的关系

(1) 总评分≥3 分:表明患者有营养风险,即应该使用营养支持。

(2) 总评分<3 分:每周复查营养评定。以后复查的结果如果≥3 分,即进入营养支持程序。

(3) 如患者计划进行胸部大手术,就在首次评定时按照新的分值(2 分)评分,并最终按新总评分决定是否需要营养支持(≥3 分)。

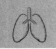

二、重症营养风险评估（NUTRIC）

NRS2002 营养风险筛查工具简单易用，适用于所有住院患者。但对于昏迷、镇静等移植术后进入 ICU 治疗的患者来说，人体测量、饮食等情况评估存在困难。NUTRIC 评分（表 3-3-1）是加拿大医生 Heyland 等[21]于 2011 年提出的营养风险评估模型，其目的是筛选出最可能从积极的营养支持中获益的重症患者。该模型纳入了年龄、APACHE 评分、重症患者 SOFA 评分（表 3-3-2）、并发症数量、入 ICU 前住院时间和血浆白细胞介素（IL）-6 等 6 个项目，每个项目根据损伤水平赋予 0～2 分的分值，0～4 分为低分组，5～9 分为高分组，分值越高者营养风险越大。许多医院不能常规检查 IL-6，因此有学者对 NUTRIC 评分进行改良。在改良后的 NUTRIC 评分去除 IL-6 项目，即通常所说的改良 NUTRIC 评分（modified NUTRIC Score）。NUTRIC 评分在设计时综合了既往营养因素和疾病严重程度[21-23]，并得到了多中心观察研究的验证，弥补了 NRS2002 在危重症患者营养评估时的缺陷，可以辨别那些最可能从营养支持中获益的危重症患者，对危重症患者的热量供给以及如何补充肠内营养起到一定的指导作用。

表 3-3-1　NUTRIC 营养评分

指标	范围	分值
年龄 （岁）	＜50 50～75 ≥75	0 1 2
APACHEII 评分 （分）	＜15 15～20 20～28 ≥28	0 0 1 2
SOFA 评分 （分）	＜6 6～10 ≥10	0 1 2
并发症数量 （个）	0～1 ＞2	0 1
入院至入 ICU 时间 （天）	0～1 ＞1	0 2

分值	分类	解释
5～9	高分	常伴有较差的临床结局（死亡、机械通气等）； 这些患者可能获益于积极的营养治疗
0～4	低分	患者发生营养不良的风险较低

表 3-3-2 重症患者 SOFA 评分表

器官系统	指标	实测结果	得分
呼吸系统 （氧合指数） （mmHg）	≥400		0
	＜400		1
	＜300		2
	＜200＋机械通气（无创/有创）		3
	＜100＋机械通气（无创/有创）		4
凝血系统 （血小板计数） （×10⁹/L）	≥150		
	＜150		1
	＜100		2
	＜50		3
	＜20		4
肝脏胆红素 （μmol/L）	＜20		0
	20～32		1
	33～101		2
	102～204		3
	＞204		4
心血管系统 药物剂量 （μg/（kg·min））	Map≥70 mmHg		0
	Map＜70 mmHg		1
	多巴胺≤5 或多巴酚丁胺任何剂量		2
	多巴胺＞5 或去甲肾上腺素≤0.1		3
	多巴胺＞15 或去甲肾上腺素＞0.1		4
中枢神经系统 格拉斯哥昏迷评分 （分）	15		0
	13～14		1
	10～12		2
	6～9		3
	＜6		4
肾脏功能肌酐 （μmol/L）	＜110		0
	110～170		1
	171～299		2
	300～440 或者尿量＜500 mL/d		3
	＞440 或者尿量＜200 mL/d		4

三、全面营养评价法（SGA）

SGA 早期用于手术患者的术前营养筛查和术后感染可能性预测，现已广泛应用于各类临床患者，具有无创性、易操作性和可重复性等特点，且灵敏度和特异度均较高，美国肠外肠内营养学会（ASPEN）和欧洲肠外肠内营养学会（ESPEN）推荐使用。SGA 对近期体质量、饮食变化、胃肠道症状、活动能力、应激反应、肌肉消耗、肱三头肌皮褶厚度和足踝部水肿 8 个项目进行 A、B、C 分级。A 级为营养良好，B 级为轻、中度营养不良，C 级为重度营养不良。上述 8 项中≥5 项属于 C 级定为重度营养不良，≥5 项属于 B 级定为轻、中度营养不良。

四、围手术期营养筛查工具(PONS)

PONS 是针对围手术期患者特定的营养风险筛查方法,简单实用,易于操作。美国加速康复协会(ASER)推荐使用 PONS 进行临床围手术期营养风险筛查。PONS 筛查指标包括 a、b、c、d 4 个项目,每项计 1 分。a 为 BMI 指标:65 岁及以下人群 BMI<18.5 kg/m²,65 岁以上人群 BMI<20.0 kg/m²;b 为近期体质量改变:近 6 个月内体质量下降>10%;c 为近期饮食摄入:近 1 周进食量下降>50%;d 为术前血清 Alb 水平:Alb<30 g/L。血清 Alb 水平的检测简单易行,是有效的外科风险及病死率预测因子。只要符合上述 4 项指标中的 1 项,则认为存在营养风险。

如果患者存在营养风险但不能实施营养计划和不能确定患者是否存在营养风险时,需进一步进行营养评估。营养风险筛查是发现患者是否存在营养问题及是否需要进一步进行全面营养评估的过程。

第三节　营养评估

营养评估被 ASPEN 定义为"使用以下组合诊断营养问题的全面方法:病史、营养史、用药史,体检、人体测量学方法、实验室数据"[15]。营养评估是营养干预的基础,用以确定是否需要根据评定获得的额外信息提供干预。由负责营养支持的临床医生进行的营养评定是一个严谨的过程,包括取得饮食史、病史、目前临床状况、人体测量数据、实验室数据、物理评估、日常功能和经济条件方面的信息,估计患者营养需求,并在通常情况下选择治疗方案。通过全面评估,确定营养不良类型和程度。

一、人体测量

人体测量学指标包括体质指数(BMI)、肱三头肌皮褶厚度(TSF)、上臂围(AC)、上臂肌围(AMC)等。

(一) 体质指数(BMI)

肺移植前患者低体质指数(BMI)和低白蛋白血症,被证实与移植后死亡率和感染风险率增加有关[24]。

测定:体重(kg)/身高(m²),体质指数 (BMI)≤18.5 kg/m²,提示营养不良(表 3-3-3)。

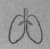

表 3-3-3　体质指数(BMI)与营养关系

	正常值	BMI(kg/m²)
营养不足	蛋白质-热量营养不良Ⅰ级	17.0～18.4
	蛋白质-热量营养不良Ⅱ级	16.0～16.9
	蛋白质-热量营养不良Ⅲ级	<16.0
营养过剩	轻度	27.5～30.0
	中度	30.0～40.0
	重度	>40.0

(二) 脂肪存储量的测定及判断

肱三头肌皮褶厚度(TSF)是最常用的评价脂肪贮备及消耗的良好指标,临床上常通过对皮褶厚度的测量来推算体脂总量,它与全身脂肪含量具有一定的线性关系,还能够间接反映机体能量代谢的变化(表 3-3-4)。此方法简单易行,但要求选择的测量部位准确,并且测量压力的大小对结果有较大的影响。因此,需选准测量部位,使用的皮褶计测量压力要符合规定标准(10 g/cm²),在 2 秒内读数,并要求在同一部位连续测量三次,取其平均值。

测定:上臂自然下垂,取上臂背侧肩胛骨肩峰至尺骨鹰嘴连线中点,于该点上方 2 cm处,用皮褶厚度计测定 3 次,取平均值。

表 3-3-4　肱三头肌皮褶厚度与营养判定

正常值的百分比	营养判定
>120%	肥胖
90%～110%	正常
80%～90%	轻度营养不良
60%～80%	中度营养不良
<60%	重度营养不良
皮褶厚度小于 5 mm	无皮下脂肪

备注:正常值:男性 8.3 mm;女性 15.3 mm。

(三) 骨骼肌含量测定及判断

低骨骼肌质量、力量和肌肉减少症通常在肺移植候选者和受者中普遍存在[25]。35%的肺移植候选者存在肌肉质量和功能状态下降[26]。研究报告指出,低肌肉质量与较高的死亡率和 ICU 停留时间相关[27],和较长的机械通气持续时间相关[28]。

1. 上臂围(AC)

测量上臂中点的周长,间接反映能量营养状况,并且与体重密切相关;能够反映肌蛋白贮存和消耗的程度,是快速、简便的评价指标,也能反映能量代谢情况;通过测定上臂紧张围与上臂松弛围,并计算二者差值,可以反映肌肉的发育状况。差值越大,说明肌肉发育状况

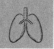

越好;反之,差值越小,说明脂肪发育状况良好(表3-3-5)。

测定:上臂自然下垂,取上臂中点测量。

表3-3-5　上臂围与营养判定

正常值的百分比	营养评判
>90%	正常
80%～90%	轻度营养不良
60%～80%	中度营养不良
<60%	中度营养不良

备注:正常值:我国男性27.5 cm;女性25.8 cm。

2. 上臂肌围(AMC)

反映人体肌肉蛋白营养状况的指标。除间接反映体内蛋白质的储存水平外,与血清白蛋白含量存在密切的关联,当血清白蛋白<28 g/L时,87%的患者上臂肌围减小。因此可以运用该指标进行动态观察,可了解患者营养状况的好转或恶化(表3-3-6)。

测定:上臂自然下垂,取上臂中点,用软尺测量上臂围(AC)。

$$AMC(cm)=AC(cm)-3.14\times TSF(cm)$$

表3-3-6　上臂肌围与营养判定

正常值的百分比	营养评判
>90%	正常
80%～90%	轻度肌蛋白消耗
60%～80%	中度肌蛋白消耗
<60%	重度肌蛋白消耗

备注:正常值:男性24.8 cm;女性21.0 cm。

二、实验室指标

实验室指标包括血清白蛋白、血清前白蛋白、转铁蛋白、维生素D、血清甘油三酯、胆固醇、脂蛋白、血糖、血尿酸等。

(一) 血清白蛋白(ALB)

低血清白蛋白已被确定为主要非心脏手术后死亡、危重患者手术早期死亡、肿瘤手术后预后不良、肾移植后死亡、慢性肺疾病患者死亡和肺功能下降的危险因素[29]。白蛋白在血浆蛋白质中含量最多,半衰期为14～20天,反映机体较长时间内的蛋白质营养状况。应激状态下,白蛋白降低,如持续一周,表示急性营养缺乏,白蛋白能够有效地反映疾病的严重程度和预测手术的风险程度,是评价营养状况的一个重要指标(表3-3-7)。

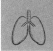

表 3-3-7　血清白蛋白与营养关系

实验室检查	正常范围	轻度不足	中度不足	重度不足
白蛋白(g/L)	35~50	34~28	27~21	<21

（二）血清前白蛋白(PA)

主要由肝脏合成的一种糖蛋白，可与甲状腺素结合球蛋白及维生素结合蛋白结合，转运甲状腺素及维生素 A。半衰期为 1.9 天，血清含量少，体内储存也较少，及时反映近期营养状况和能量状况（表 3-3-8）。

表 3-3-8　血清前白蛋白与营养关系

实验室检查	正常范围	轻度不足	中度不足	重度不足
前白蛋白(g/L)	0.20~0.40	0.16~0.20	0.10~0.15	<0.10

（三）转铁蛋白(TRF)

转铁蛋白为 β 球蛋白，是血浆中主要的含铁蛋白质，负责运载由消化道吸收的铁和由红细胞降解释放的铁。在高蛋白摄入后，血浆 TRF 的浓度上升较快，能反映营养治疗后的营养状态和免疫功能的恢复率，并且 TRF 改变较敏感，比血清白蛋白、人体测量学等指标发生变化要快（表 3-3-9）。

表 3-3-9　转铁蛋白与营养关系

实验室检查	正常范围	轻度不足	中度不足	重度不足
转铁蛋白(g/L)	2~4	1.5~2	1~1.5	<1

（四）维生素 D

无论是移植术后早期还是长期，实体器官移植后，血清 25-羟维生素 D(25-OHD)水平低很常见。维生素 D 状况越差，患者的总体健康状况就越差，白蛋白水平就越低，甚至生存率就越低[30]。维生素 D 还被证明参与肺功能和免疫反应的调节[31]，维生素 D 缺乏可能使肺部疾病患病率比普通人群大。Verleden[32]等研究指出肺移植患者维生素 D 缺乏症发生率为 47%，并且维生素 D 缺乏症似乎独立地与具有较低 FEV1 和更严重的 B 级排斥相关联，所以肺移植患者额外地补充维生素 D 治疗是需要的。Lowery[33]等对 102 名肺移植候选者的 25-羟维生素 D 水平进行了回顾性队列研究，结果显示 80% 候选者 25-羟维生素 D 缺乏。缺乏组急性细胞排斥反应的发生率高于非缺乏组，排斥率超过非缺乏组两倍多，感染的发生比非缺乏组更常见。移植一年后 25-羟维生素 D 仍缺乏的受者死亡率几乎高于正常者 5 倍。血清 25-OHD 水平检测已被公认为反映维生素 D 状态的最合理指标[34]，血清 25-OHD 小于 30 ng/mL 为界点，判定维生素 D 不足。

（五）其他指标

血清甘油三酯、胆固醇、脂蛋白、血糖、血尿酸等指标的测定可反映机体的代谢状况，为预防和治疗代谢综合征及其并发症提供依据。

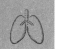

第四节 营养支持

营养不良是 ESLD 患者较为常见的并发症,增加患者再入院率和死亡率,目前主要以营养支持为主的治疗可能是肺移植手术成功的重要因素,并能够明显改善患者的预后,提高患者的生活质量[44]。

同其他治疗方式相同,营养支持治疗也逐渐趋于个体化,为每一个肺移植患者制定个体化的营养支持方案是对临床医生的考验,也是目前医院亟待提高的问题。对患者进行全面的营养筛查和评估是个体化治疗的第一步,高营养风险的患者应在入院后 24～48 小时内即启动营养支持,如果没有明显禁忌首先要考虑肠内营养。临床上常用营养支持途径为肠内营养(Enteral Nutrition,EN)和肠外营养(Parenteral Nutrition,PN)。根据 Harris-Benedict 公式(HBE)推算基础能量消耗(BEE):

男性 BEE(kcal/d)＝66.47＋13.75×体重(kg)＋5×身高(cm)－6.76×年龄

女性 BEE(kcal/d)＝655.1＋9.46×体重(kg)＋1.85×身高(cm)－4.68×年龄

总能量供给(kcal/d)＝ BEE×校正系数×1.1×活动系数×应激系数

校正系数:男 1.16,女 1.19;

1.1:纠正、防止体重下降而增加;

活动系数:卧床 1.2;卧床＋活动 1.25;活动 1.3;

应激系数:体温 T38 ℃为 1.1;39 ℃为 1.2;40 ℃为 1.3;41 ℃为 1.4。

一、术前营养支持

(一) 肠内营养(EN)

1. 口服营养补充(Oral Nutritional Supplements,ONS)

ONS 是以增加口服营养摄入为目的,将能够提供多种宏量营养素和微量营养素的营养液体、半固体或粉剂的制剂加入饮品和食物中经口服用。术前营养支持强调蛋白质补充,有利于术后恢复。蛋白质供给量是近年越来越关注的话题,尽管能量供给是足够的,但蛋白供给量不同导致营养支持对患者临床预后的影响不同。大量临床研究结果显示,ONS 对于加速伤口愈合、恢复机体组成、减少体质量丢失、降低术后并发症发生率和再入院率、缩短住院时间、改善生活质量均有积极作用[35-37]。ONS 是围手术期营养支持治疗的重要方式,推荐术前使用高蛋白 ONS,强化蛋白质摄入。建议每日保证 3 顿 ONS,且每日 ONS 的热卡量至少 400～600 kcal。

2. 肠内营养支持

当患者不能通过正常口服饮食而辅以 ONS 的方式补充营养时,应放置肠内营养管,开

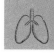

始≥7 天的管饲肠内营养支持。在进行肠内营养时,遵循浓度由低到高、容量从少到多、速度由慢到快的原则;在配制、使用肠内营养的过程中,注意无菌操作,做到现配现用;肠内营养采用营养泵持续滴入时使用持续加温器,保证营养液的恒定温度;进行肠内营养时,避免使用引起腹泻的药物;腹泻发生时,及早查找腹泻原因、及早治疗,并加强皮肤护理。

（二）肠外营养（PN）

如果 EN 达不到蛋白质和/或热卡要求（＜推荐摄入量的 50％）,建议术前行肠外营养支持改善营养状况。血清白蛋白低于 25 g/L 是输入血白蛋白的适应证[38]。输注人血白蛋白作为肠外营养支持治疗的方式之一,不仅可以在患者极度低蛋白血症的情况下迅速纠正蛋白缺乏,而且可以升高血浆胶体渗透压,促进组织间液向血管内转移,减轻水肿;还可以吸附炎症介质,减轻炎症的发生。

二、术后营养支持

患者在术后接受营养支持时,摄入热卡的目标量为 25～30 kcal/(kg・d),摄入蛋白质的目标量是 1.5～2.0 g/(kg・d)。由于肺移植手术的特殊性,在术后营养支持的过程中坚持以下原则[4]:① 术后早期限制补液量非常重要,将总液体量控制在 3 000 mL 以内,72 小时后可适当放宽补液量;② 由于术后早期即开始应用大剂量抗感染和抗排异药物,患者胃肠道负担非常重,因此不过分强调肠内营养,不过分追求目标量,以防止腹胀、腹泻等胃肠道并发症。采取序贯式营养支持,在术后 3 天内采用以肠外营养为主、肠内营养为辅的方式提供能量,并逐步增加肠内营养量,直至能量供给以肠内营养为主,拔除气管插管后即鼓励患者经口进食。

（一）PN＋EN 阶段

术后 3 天,在控制每日液体量以防止肺水肿的同时,尽可能提供足够热量,营养支持以肠外营养为主、肠内营养为辅,术后第 1 天给予供给量的 1/3～1/2,术后第 2 天给予 1/2～全量。每日肠外营养 20％结构脂肪乳 250 mL＋微量营养素,根据患者白蛋白水平,静脉滴注人血白蛋白 10～20 g/d,同时辅以肠内营养液 450 mL/d。

（二）EN 阶段

术后 24～48 小时且血流动力学稳定即开始肠内营养,肠内营养液通过微泵持续、缓慢、匀速经插入的鼻胃管输注,输注速度为第 1 天 20～30 mL/h,第 2 天 60 mL/h。使用肠内营养时将床头抬高 30°～45°,氯己定口腔护理 2 次/天。责任护士每 4～6 小时可通过回抽胃液方法、重症超声监测法[39],评估胃残余量 1 次,当胃残余量＞200 mL 时,暂停肠内营养,8 小时后再次进行监测胃残余量,如胃残余量＜200 mL,维持原速度或根据患者营养需求增加速度。

（三）经口进食阶段

患者拔除经口气管插管即可少量饮水。患者拔除气管插管后行多学科联合查房,评估患者吞咽有无不适,如无不适进食流质食物后拔除胃管,逐渐向普食过渡(饮食含 ONS)。

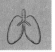

（四）饮食注意事项

（1）肺移植术后由于使用激素治疗易发生糖及脂代谢异常，应予以低糖、低脂饮食，可食用复合碳水化合物，如藕粉、麦淀粉等。

（2）免疫抑制剂可能会引起高脂血症，抑制肠道吸收钙，而且加速钙的排出，因此移植后的患者应限制胆固醇的摄入，饮食宜清淡，防止油腻，不食用油煎、油炸食品，避免食用猪油、动物内脏等含胆固醇较高的食物，注意摄取含钙高的食物，如排骨汤、贝壳类食物。熬汤时适当加醋，可增加钙的溶解、吸收。补钙的同时还得注意补充维生素 D，以促进钙的吸收。多吃各类蔬菜、水果，既可以补充各种维生素及纤维素，又可增加抗感染能力，更便于通便。

（3）对于营养不良的患者，术后营养支持应当持续实施 4 周或更长时间，具体持续时间应根据手术情况和患者营养不良的程度决定。

第五节　营养监测

了解患者营养状态及营养支持治疗效果，必须对营养相关指标进行动态监测。营养监测内容包括：血常规，判断有无感染性并发症；肝功能，了解肝脏对营养素的代谢能力及营养支持对肝脏的影响，定期监测血清蛋白水平，了解肝脏的蛋白合成情况；肾功能，了解营养支持对肾脏的影响；血糖和尿糖，观察营养支持对体内糖代谢的影响；血电解质，了解体内水、电解质平衡情况；血脂，了解体内血脂代谢情况；凝血功能，了解机体凝血功能等。血清总蛋白、前白蛋白、白蛋白、转铁蛋白、血红蛋白、微量元素是代表营养状态的主要指标，每周至少监测 1 次，尤其注意前白蛋白的变化[40]，至少每月 1 次测量体质指数，评价营养支持效果。

肺移植营养筛查、评估、支持和监测是一个不断循环的过程，通过营养筛查和评估判断出有营养风险或已有营养不良的患者，实施营养支持计划，动态营养监测，如有情况变化，再筛查、评定。肺移植前后的营养管理旨在维持或改善营养状况，以满足 LTX 的标准和优化 LTX 前后的生存率。肺移植的成功离不开肺移植团队的协同作战，营养治疗贯穿于肺移植整个治疗及随访过程中，需要专业的营养师进行全程指导，在药源性肝肾损伤、胃肠功能减退和营养需求等因素之间，寻找动态平衡点。大量研究证实，在营养支持的同时开展早期活动是安全可行且必需的[41-42]。营养支持是进行体能锻炼的基础，合理的营养支持配合适当的运动能促进身体内蛋白质的合成，增加瘦肉组织和体重，改善全身情况。多学科肺移植团队针对肺移植患者制定个体化的营养干预和早期活动方案至关重要。[43-44]

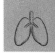

参考文献

[1] Yusen R D，Christie J D，Edwards L B，et al. The registry of the international society for heart and lung transplantation：Thirtieth adult lung and heart‐lung transplant report：2013；focus theme：Age [J]. The Journal of Heart and Lung Transplantation，2013，32(10)：965-978.

[2] Le Pavec J，Hascoët S，Fadel E. Heart‐lung transplantation：Current indications，prognosis and specific considerations[J]. Journal of Thoracic Disease，2018，10(10)：5946-5952.

[3] KimC Y，Kim S Y，Song J H，et al. Usefulness of the preoperative prognostic nutritional index score as a predictor of the outcomes of lung transplantation：A single‐institution experience[J]. Clinical Nutrition，2019，38(5)：2423-2429.

[4] 乔通，王卫香，高培玉，等. 营养支持疗法在肺移植患者围手术期的应用[J]. 中华临床营养杂志，2018，26(1)：22-25.

[5] OttenheijmC A C，Heunks L M A，Dekhuijzen P N R. Diaphragm muscle fiber dysfunction in chronic obstructive pulmonary disease[J]. American Journal of Respiratory and Critical Care Medicine，2007，175(12)：1233-1240.

[6] Vilaró J，Ramirez Sarmiento A，Martínez‐Llorens J M，et al. Global muscle dysfunction as a risk factor of readmission to hospital due to COPD exacerbations[J]. Respiratory Medicine，2010，104(12)：1896-1902.

[7] Nordén J，Grönberg A M，Bosaeus I，et al. Nutrition impact symptoms and body composition in patients with COPD[J]. European Journal of Clinical Nutrition，2015，69(2)：256-261.

[8] 黄贵，李勤，周晖. 慢性阻塞性肺疾病患者营养不良的研究进展[J]. 现代医药卫生，2016，32(7)：1024-1027.

[9] 黄海燕，罗健，徐玉兰，等. 渐进式直立活动对 ICU 呼吸机依赖患者成功撤机的影响[J]. 护理学杂志，2014，29(24)：19-21.

[10] 潘红，黄琴红，许正红，等. 肺移植术后呼吸机依赖患者的肺康复护理[J]. 护理学杂志，2018(14)：39-41.

[11] Biolo G. Protein metabolism and requirements[J]. World Review of Nutrition and Dietetics，2013，105：12-20.

[12] Jomphe V，Lands L，Mailhot G. Nutritional requirements of lung transplant recipients：Challenges and considerations[J]. Nutrients，2018，10(6)：790.

[13] Jomphe V，Lands L，Mailhot G. Nutritional requirements of lung transplant recipients：Challenges and considerations[J]. Nutrients，2018，10(6)：321-323.

[14] 王卫香，魏立，关珂，等. 肺移植围手术期营养支持 10 例报道[J]. 实用器官移植电子杂志，2017，5(5)：343-346.

[15] Martindale R G，McClave S A，Vanek V W，et al. Guidelines for the provision and assessment of nutrition support therapy in the adult critically ill patient：Society of Critical Care Medicine and American Society for Parenteral and Enteral Nutrition：Executive Summary[J]. Critical Care Medicine，2009，37(5)：

1757－1761.

[16] Cederholm T，Barazzoni R，Austin P，et al. ESPEN guidelines on definitions and terminology of clinical nutrition[J]. Clinical Nutrition，2017，36(1)：49－64.

[17] 中华医学会. 临床诊疗指南-肠外肠内营养学分册[M]. 北京：人民卫生出版社，2009.

[18] 赵小芳,姜春燕. 老年人常用营养风险筛查工具的研究进展[J].中国全科医学,2018(22):2768－2772.

[19] 王艳，蒋朱明，Jens Kondrup，等. 营养支持对有营养风险胃肠病患者临床结局的影响以及成本-效果比初步探讨：275 例前瞻性队列研究[J]. 中华临床营养杂志，2013，21(6)：333－338.

[20] Zhu M W，Wei J M，Chen W，et al. Nutritional risk and nutritional status at admission and discharge among Chinese hospitalized patients：A prospective, nationwide, multicenter study[J]. Journal of the American College of Nutrition，2017，36(5)：357－363.

[21] Heyland D K，Dhaliwal R，Jiang X R，et al. Identifying critically ill patients who benefit the most from nutrition therapy：The development and initial validation of a novel risk assessment tool[J]. Critical Care，2011，15(6)：1－11.

[22] 李广罡，张美燕，孙玥，等. 危重症营养风险评分在神经系统危重症病人中的应用[J]. 肠外与肠内营养，2015，22(5)：261－263.

[23] 毕红英，唐艳，王迪芬. 重症患者的营养风险评估及其预后分析[J]. 中华危重病急救医学，2016(6)：557－562.

[24] Shah P，Orens J B. Impact of nutritional state on lung transplant outcomes：The weight of the evidence[J]. The Journal of Heart and Lung Transplantation，2013，32(8)：755－756.

[25] Rozenberg D，Wickerson L，Singer L G，et al. Sarcopenia in lung transplantation：A systematic review[J]. The Journal of Heart and Lung Transplantation，2014，33(12)：1203－1212.

[26] Singer J P，Diamond J M，Gries C J，et al. Frailty phenotypes, disability, and outcomes in adult candidates for lung transplantation[J]. American Journal of Respiratory and Critical Care Medicine，2015，192(11)：1325－1334.

[27] Kelm D J，Bonnes S L，Jensen M D，et al. Pre-transplant wasting (as measured by muscle index) is a novel prognostic indicator in lung transplantation[J]. Clinical Transplantation，2016，30(3)：247－255.

[28] Weig T，Milger K，Langhans B，et al. Core muscle size predicts postoperative outcome in lung transplant candidates[J]. The Annals of Thoracic Surgery，2016，101(4)：1318－1325.

[29] Chamogeorgakis T，Mason D P，Murthy S C，et al. Impact of nutritional state on lung transplant outcomes[J]. The Journal of Heart and Lung Transplantation：the Official Publication of the International Society for Heart Transplantation，2013，32(7)：693－700.

[30] Stein E M，E S E. Vitamin D in organ transplantation[J]. Osteoporosis International，2011，22(7)：2107－2118.

[31] Mailhot G. Vitamin D bioavailability in cystic fibrosis：A cause for concern？[J]. Nutrition Reviews，2012，70(5)：280－293.

[32] Verleden S E，Vos R，Geenens R，et al. Vitamin D deficiency in lung transplant patients：Is it important？[J]. Transplantation，2012，93(2)：224－229.

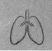

[33] Lowery E M, Bemiss B, Cascino T, et al. Low vitamin D levels are associated with increased rejection and infections after lung transplantation[J]. The Journal of Heart and Lung Transplantation, 2012, 31(7): 700 - 707.

[34] 包金晶, 戴芳芳. 3326 例南京地区人群维生素 D 水平与季节关系调查[J]. 中国骨质疏松杂志, 2019, 25(2): 259 - 262.

[35] 中华医学会肠外肠内营养学分会. 成人口服营养补充专家共识[J]. 中华胃肠外科杂志, 2017, 20(4): 361 - 365.

[36] Volkert D, Berner Y N, Berry E, et al. ESPEN guidelines on enteral nutrition: Geriatrics[J]. Clinical Nutrition, 2006, 25(2): 330 - 360.

[37] Allingstrup M J, Esmailzadeh N, Wilkens Knudsen A, et al. Provision of protein and energy in relation to measured requirements in intensive care patients[J]. Clinical Nutrition (Edinburgh, Scotland), 2012, 31(4): 462 - 468.

[38] Reinhart K, Perner A, Sprung C L, et al. Consensus statement of the ESICM task force on colloid volume therapy in critically ill patients[J]. Intensive Care Medicine, 2012, 38(3): 368 - 383.

[39] 潘红, 蔡英华, 金科, 等. 基于重症超声监测胃残留量的肠内营养方案在肺移植患者中的应用[J]. 中华现代护理杂志, 2019(9): 1113 - 1116.

[40] Zhang S Q, Peng B, Stary C M, et al. Serum prealbumin as an effective prognostic indicator for determining clinical status and prognosis in patients with hemorrhagic stroke[J]. Neural Regeneration Research, 2017, 12(7): 1097 - 1102.

[41] Kataoka H, Nanaura H, Kinugawa K, et al. Risk of unsuccessful noninvasive ventilation for acute respiratory failure in heterogeneous neuromuscular diseases: A retrospective study[J]. Neurology International, 2017, 9(1): 6904.

[42] Adler J, Malone D. Early mobilization in the intensive care unit: a systematic review and meta - analysis[J]. Crit Care Med, 2013, 41(6): 1543 - 1554.

[43] 潘红, 蔡英华, 许正红, 等. 营养支持联合早期运动对肺移植术后患者康复的影响[J]. 护理学杂志, 2019(9): 42 - 44.

[44] 乔通, 王卫香, 高培玉, 等. 营养支持疗法在肺移植患者围手术期的应用[J]. 中华临床营养杂志, 2018, 26(1): 22 - 25.

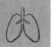

第四章　心理支持护理

第一节　受者术前心理特征及干预

肺移植对患者来说不仅是一个身体上的挑战，也是一个心理上的挑战。患者会经历一系列的心理社会问题，这些问题从移植评估开始时就会出现，并且在患者等待供肺、围手术期以及长期适应移植后生活的过程中一直存在。虽然目前心理状态和死亡率之间精确的联系机制尚不明确，但是不良的心理状况与手术结局有一定关联已成为公认的事实，所以帮助患者更清晰地认识其心理社会问题，做好术前心理问题的识别与护理，有助于改善患者的日常生活、调整心态和促进术后转归等。

一、术前心理问题发生现状

与其他实体器官移植相似，患者出现的多种心理变化随着患者及其家属开始考虑肺移植的那一刻即正式开始。焦虑和抑郁是患者典型的情绪障碍，术前、术后患者均存在较高水平的焦虑和抑郁。焦虑症的患病率可是抑郁症的 4 倍，大多数患者在移植前最后一周都有突然的恐慌感。术前有焦虑和抑郁史的患者，术后精神紊乱发生率更高。原发疾病是特发性肺纤维化患者，较慢性阻塞性肺病和其他肺部疾病患者受到精神疾病的困扰少。

二、术前心理历程和常见心理问题及其危害

（一）心理历程

1. 两难选择

尽管患者知道肺移植是治愈疾病的唯一机会，但手术的复杂性和风险性，仍然让其觉得接受肺移植手术是一次生命的赌博。一方面，由于长期经受肺部疾病的折磨，他们不愿意放弃获得重生的机会；另一方面，由于缺乏专业知识，对预后没有信心，害怕疼痛、排斥反应和死亡，以及昂贵的医疗费用，都会使患者出现焦虑、惊慌、抑郁等症状。

2. 焦急等待

由于供肺的紧缺,部分肺移植患者需要长期的等待性治疗。一旦被列入候选名单,患者及其家属可能将进入整个移植过程中最紧张的时期。对疾病的担心及对供肺的渴望使得患者易产生焦虑情绪;而长期住院又需要家庭花费大量的人力、财力,患者既要承受生理上的痛苦,心理上又感到抑郁、内疚。由此会产生两种倾向:一种患者对肺移植充满信心,回避手术的复杂性,对漫长的等待表现出烦躁;另一种患者心理敏感而脆弱,担心手术不成功及术后并发症和后遗症影响日后的生活、部分患者甚至已经安排好了后事,既盼望早日手术,又将术前的时间看成是和亲友团聚的最后期限。

(二) 肺移植患者术前常见心理问题及其危害

1. 情绪障碍

肺移植术前的主要情绪障碍有:焦虑、抑郁、恐惧、睡眠障碍、逃避性应对方式,感到不知所措、无助、缺乏控制感、紧张、担心并发症或器官衰竭,以及认为是有人死亡而给他们供肺的潜在负罪感,害怕移植排斥反应,还包括害怕感染,害怕失去移植物,害怕需要第二次移植等。大多数患者预估,他们的移植肺迟早会产生排斥。由于排斥反应相关的症状和普通的上呼吸道有关的症状相似(如感冒、流感等),患者往往无法正确识别排斥反应。症状识别的不确定导致了健康问题,患者出现谨慎的疾病行为以及对犯错的恐惧。一些患者会担心供肺质量,认为新肺是外来的,无法知晓它们的来源。此外,由于复杂的医疗方案和副作用,患者的日常生活受到了限制。

2. 情绪益处

与行动能力、自主性、自我照顾和日常活动的增加以及情绪上的痛苦和焦虑的减少有关。比如,患者为再次能够照顾好自己的家庭、从事社会和文化活动、追求自己的爱好等感到开心和满足。把新肺看作是"礼物"或"有特殊价值的东西",他们必须照顾好等。

三、术前心理问题发生原因及机制

导致患者术前发生心理问题的原因及影响因素主要有以下几点:① 移植手术本身,肺移植手术难度和危险系数大,患者常对手术有较多的顾虑和恐惧心理。② 供肺短缺,等待期过于漫长,很多患者未等到肺源就已死亡。③ 对术后在监护室隔离表示恐惧、害怕。④ 对移植物长期存活、术后生存质量和长期使用免疫抑制剂带来的不良反应担忧。⑤ 面临的各种压力,如复杂的躯体病痛、频繁的医疗检验、繁重的经济负担等。因此,患者常把等待手术的时期描述成承受心理压力最重的时期。心理学研究已证实,这些消极情绪会对人的心身健康产生十分不利的影响。一般认为不良心理作用主要通过行为依从性的恶化,如用药依从性差、不规律运动等影响临床结果,或者通过一些影响移植后结局的心理生理机制,如感染风险增加、自主功能紊乱和血小板激活等,导致移植排斥反应以及不良事件(如肺炎、移植失败)易感性的增加,从而对移植后的结局产生不良影响。

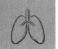

四、心理护理干预措施

对肺移植患者的心理护理工作,应遵循护理程序,通过查阅、观察、晤谈,以及问卷调查等评估手段,针对患者的心理问题进行护理,从而帮助患者及其家属正确面对和接受肺移植手术,取得较好的治疗效果。

（一）评估患者心理状态

移植手术前,患者必须符合一定的标准。对移植前患者进行心理评估的目的是评估移植后患者的心理稳定性、可能干扰移植后治疗依从性的后遗症以及社会支持网络的质量和持续性。器官共享联合网络（United Network for Organ Sharing,UNOS）规定,在器官移植候选人列入移植名单之前,必须对其进行社会心理评估（Psychosocial Assessment of Candidates for Transplantation,PACT）。评估患者的心理状态时,精神障碍史是暂时性精神问题的最强预测因子,因此要重点评估。此外应密切评估肺移植候选人对其疾病的态度、对面临肺移植的态度、接受手术和参与过程的动机、教育水平、社会文化能力和认知功能、自我照顾能力以及是否有相对固定、称职的照顾者。因为这些因素都可能影响患者的心理状态、移植后治疗的依从性和移植效果。

移植前心理社会评估并不简单,因为需要多方面的评估。评估时建议多学科团队合作,包括医生、护士、心理治疗师、物理治疗师、营养师和社会工作者等,对每一个肺移植候选人进行全面的移植前评估。和谐、互助的精神环境,将对患者的心理康复起到促进作用。

目前肺移植心理精神评估工具包括医院焦虑及抑郁量表（Hospital Anxiety and Depression Scale,HADS）、SCL－90（the Symptom Checklist 90）中的焦虑和抑郁子量表、患者健康问答9（Patent Health Questonnaire－9,PHQ－9）、抑郁症流行病学研究中心量表（Centers for Epidemiologic Study of Depression,CESD）、肺源性生活质量量表（Pulmonary－Specifc Quality of Life Scale,PQLS）、圣地亚哥大学呼吸短促问卷（University of San Diego Shortness of Breath Questonnaire,SOBQ）、DSM－Ⅳ版的MINI神经精神病学访谈（MINI neuropsychiatric interview）、移植评估评定量表（the Transplant Evaluation Rating Scale,TERS）和斯坦福大学移植综合社会心理评估量表（the Stanford Integrated Psychosocial Assessment for Transplantation,SIPAT）等。

值得注意的是,从伦理学角度考虑,评估团队应该努力帮助有心理问题的患者在术前解决这些问题,最终使他们达到纳入候诊名单的标准。

（二）建立良好的护患关系

良好的护患关系是进行心理护理的前提,肺移植患者入院后,护理人员应采取一对一的专人指导,为其介绍医院病房环境、肺移植医护人员团队、肺移植的进展以及相关的规章制度等,使患者尽快熟悉并适应医院环境。接待患者时应主动、热情,增加患者信任感,减轻他

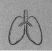

们矛盾、焦虑的心理,与患者建立平等友好的共同参与型关系,使患者树立治疗的信心,同时取得患者亲友的支持。温馨、舒适的物质环境与和谐、互助的精神环境,都将对患者的心理康复起到促进作用。

（三）鼓励倾诉、加强沟通与健康宣教

护理支持、同理心、积极思考和幽默感被认为是积极影响患者的因素,患者随时能与医护人员接触给其创造了一种安全感。在等待肺移植时,来自卫生专业人员的支持和信息同样重要。患者的心理状态是一个动态的不断发展的过程,要想全面地了解,就应动态地观察。而不断鼓励患者表达心理体验,既可以让医护人员及时了解患者心理动态,又有利于患者情感宣泄,巩固护患关系。与患者进行沟通时,护理人员可以采取"点面结合"方式,即不仅集中抽出一段时间与患者进行较全面的沟通,而且可利用平时护理工作的间隙（如晨晚间护理等）进行交谈;鼓励患者表达内心的体验,询问患者以往承受病痛时的应对方法,帮助患者建立情感宣泄渠道。在交谈中,要仔细观察患者的非语言表现,了解患者产生心理问题的真正原因,并表示理解与接纳、同情与关心。健康宣教不可或缺,适时让患者了解肺移植整个过程的知识,可以很好地答疑解惑,避免不必要的"杞人忧天",也能促进患者的参与感和自我管理能力。

（四）个性化的心理疏导

对于有情绪障碍的患者,护士应加强护理,主要观察患者的言行举止,引导患者表达自己隐藏的心理忧患,进行个性化的心理疏导。

1. 焦虑、抑郁患者

护士应主动与患者交谈,分析患者焦虑、抑郁的原因,鼓励患者倾诉内心的矛盾、疑虑、困惑。

（1）若心理问题是患者因知识短缺引起,则应根据患者的年龄、文化程度和理解能力为患者提供治疗方案、手术过程、预后等各种信息。对年龄较高、文化层次较低的患者采用说服疏导和形象疏导相结合的方法。所谓说服疏导是用通俗易懂的语言,讲解有关疾病、手术的基本知识,医师的医术及患者的配合方法,耐心解答患者的问题;形象疏导是以手术成功的实例向患者进行教育,以事实说话,增强患者对手术治疗的信心和安全感。对文化层次较高的患者还可给予一些书面资料以供患者阅读。

（2）若心理问题是因经济问题引起的,可向患者解释"留得青山在,不怕没柴烧"的道理,并协助寻找社会途径帮助其减免部分医疗费用。

（3）若心理问题是因等待供肺的时间过长引起,则要向患者解释肺移植配型的复杂性和供肺短缺的原因,鼓励患者耐心地等待。

医护人员在与患者交谈时尽可能大方、自然,减轻患者疑虑。有些患者对医学知识一知半解,对他们更要耐心做好解释工作。同时也要做好亲友工作,告知他们不要在患者面前随

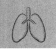

意发表不利于患者治疗的言论。教会患者克服焦虑的办法,如深呼吸、放松训练等。

2. 恐惧患者

可同样采用说服疏导和形象疏导相结合的方法,向患者介绍肺移植团队、肺移植治疗方案、手术过程、预后等各种信息以及成功的病例。言谈中要注意尊重患者,使患者肯定自己的社会地位,增强其自我照顾意识,鼓励患者单独或配合完成某件事情,并及时给予充分的肯定。一些不便对患者讲明的问题,可向家属交代,以取得家属的配合与信任。对于病情危重者,交代家属不要流露出悲观情绪,以免加重患者恐惧。

3. 睡眠障碍患者

肺移植患者的睡眠障碍严重,且不便于使用镇静、安眠类药物。对于呼吸困难、难以入睡的患者可使用呼吸机或吸氧改善睡眠。教会患者睡前放松的方法,以促进患者入睡。同时要了解患者的生活习惯,用如热水泡脚、喝热牛奶等方法帮助患者入睡,注意消除声、光污染等,改善睡眠环境。

4. 逃避性应对方式患者

详细告知患者治疗方案、手术过程、预后等各种信息,避免患者因逃避而使术后缺乏充分的心理准备,无法面对现实,产生更为严重的心理应激。

(五) 分阶段评价患者

肺移植患者术前住院时间可能很长,而长时间的等待又会让患者心理产生变化,所以,心理护理也应做好阶段性的评价工作。若患者有进步,要适时鼓励。根据患者生理和心理变化不断调整心理护理计划。鼓励肺移植受者进行自我管理行为,如通过目的导向法(Goal Orientation Index,GOI),即驱动患者实现其目标的行为和心理过程,提高患者肺移植术后的自我管理能力和健康相关生活质量,从而使健康结果最大化。

第二节　受者术后心理特征及干预

肺移植术后受者常出现谵妄、焦虑和抑郁等心理问题,可使受者出现认知缺陷(包括:定向障碍,记忆和判断力受损,注意力不集中等)和人格变化,影响受者的存活率和生活质量,尤其是抑郁和压力感,与移植后死亡率的增加有关。

一、术后心理问题发生现状

肺移植术后受者全身功能均能得到改善,但由于原发病的影响及移植本身的特殊性等原因,肺移植受者存在突出的心理问题,而受者的心理状况直接影响移植的效果和预后。肺移植受者心理问题主要表现为谵妄、焦虑、抑郁等症状。肺移植受者术后多处于生理和心理应激状态,应激可以引起多种消极的心理反应,焦虑最为常见。肺移植受者术后经历的抑郁症状可影响受者对移植物的接受能力、对康复和药物治疗的依从性以及生活质量,而肺移植术后并发症与受者抑郁程度明显相关。

二、术后心理历程和常见心理问题及其危害

(一) 心理历程

1. 重获新生命

手术后,受者从麻醉中清醒,心情异常激动,常常对自己的病情过度乐观,对医护人员心怀感激、充满信任,对治疗、护理工作非常配合。呼吸机脱机后,随着体力的恢复,受者的精神变得活跃,情绪不稳,表现为欣快、敏感,甚至思维奔逸,受者有重获新生之感,处于兴奋状态,对并发症的潜在危险认识不足。

2. 孤独的隔离

ICU 是一个相对封闭的环境,且受者从 ICU 出来后还要再隔离一段时间,因此受者情感交流受阻,易产生焦虑、孤独、失落的情绪;另外,免疫抑制剂的使用、疼痛、体内留置的各种导管、气管插管、呼吸机辅助呼吸、持续心电监护、医护人员频繁的检查与治疗,使得受者痛苦、紧张、困惑,有些受者会有呼吸困难、害怕入睡、焦虑不安等症状。如果在受者麻醉清醒后,没有向受者讲明术后可能出现的种种不适,没有及时给予正确的引导,就会导致受者焦虑、惊恐、烦躁不安,对轻微的刺激都会产生强烈的反应,对较小的痛苦亦不能忍受,特别是术后一开始对自己病情过度乐观,而后又发生病情反复的受者更容易出现以上问题。

3. 漫长的康复

在肺移植受者漫长的康复过程中,受者躯体能量和心理能量都被大量消耗,术后恢复期的各种问题,如疼痛、活动受限、并发症、免疫抑制剂的不良反应等出现,对受者的心理承受力是一个巨大的考验。受者对自身出现的各种不适特别在意,对医护人员及他人的态度异常敏感,表现出明显的抑郁症状:活动减少、情绪低落、担心成为家庭或社会的负担,表现为精神性焦虑、神经过敏、坐立不安、睡眠障碍。

4. 重返家庭与社会

身体逐渐康复后,受者既盼望早日出院,又担心离开了医护人员的精心照顾,自己对病情观察、自我管理、终身服药等问题不能有效解决,此时受者常会感到忧虑。回家后,受者常依赖家人照料生活起居,总认为自己是患者,对重新融入社会生活缺乏信心。由于长期不外出,在结交朋友和社会交往等方面常有困难,会有孤独感。另一方面,受者虽然保全了生命,解决了痛苦,顺畅了呼吸,但意识到自己的生命是建立在别人死亡的基础上的,也易造成心理障碍。

(二) 肺移植受者术后常见心理问题及其危害

肺移植受者术后常见心理问题及其危害与其他器官移植受者的预后相似。肺移植术后

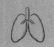

受者心理问题的主要表现形式有:谵妄、焦虑、抑郁等。研究证实,受者发生谵妄后造成的危害有:延长住院天数,增加并发症发生的危险,影响机械通气受者的脱机成功率,增加病死率、远期并发症和后遗症的发生率;焦虑程度较高或持续时间过长,就会威胁到人的安全感,出现心身反应,甚至导致身心疾病。受者伴随的身心反应体现在以下三个方面。① 自我感觉:担忧即将来临的危险,紧张、注意力不集中,逃避和摆脱现状的强烈愿望;② 生理:肌肉紧张或震颤,心率和呼吸变快或不规则,血压增高,手脚出汗,失眠,胃肠功能异常如腹泻、便秘等;③ 行为:逃避、回避行为,言语异常,运动协调异常。而抑郁虽然与术后存活率不相关,但影响着受者对新器官的接受能力、对康复和药物治疗的依从性以及术后生活质量。

三、术后心理问题发生原因及影响因素

导致肺移植受者心理问题的原因有三类:肺移植前受者特征、肺移植后受者健康相关特征和肺移植后受者心理社会特征。

（一）肺移植前受者特征

1. 人口学特征

在经历相同并发症的情况下,男性比女性肺移植受者在术后早期更容易发生焦虑。女性的精神状态容易被外形和心功能影响,由于外形、胃口和体重的变化而导致焦虑的发生,女性比男性高。同时,年龄小、城市居民、经济状况差的受者更容易在术后产生心理问题。

2. 疾病种类及严重程度

肺移植受者所患疾病种类是引起术后心理问题产生的重要因素之一,其中导致受者产生心理问题的疾病主要有 COPD、IPF、CF、a1 抗胰蛋白酶缺乏症。CF 受者和其他肺部疾病受者在术后短期内发生焦虑和抑郁的发生率没有差别。肺移植受者术前诊断多为呼吸衰竭,此类患者活动受限,长期卧床。此外,由于呼吸系统受损严重,肺移植术前等待受者多存在慢性低氧血症,长期受呼吸困难的困扰,以及经历身心的压力,导致受者处于恐惧、忧虑及紧张情绪中。研究发现,肺移植术前等待受者中有 25％至少有一种心理问题。

（二）肺移植后受者健康相关特征

1. 术后受者身体状况

肺移植术后,受者常见并发症有术后肺缺血再灌注损伤、急性排斥反应、感染、吻合口狭窄以及慢性移植物失功。一旦受者术后再次出现呼吸困难等症状,就会增加其心理问题发生的概率。抑郁与肺移植术后的排斥反应有密切关系。细支气管炎综合征是慢性排斥反应的症状,自细支气管炎综合征发生起,患者的抑郁水平明显增高,而焦虑水平没有改变。

2. 药物不良反应

与其他器官移植术后受者一样,肺移植术后受者须终身服用免疫抑制剂。研究表明,在

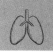

使用免疫抑制剂过程中可引起精神系统并发症,具体表现为震颤、失眠、烦躁、抑郁、精神错乱、喜怒无常。尤其是类固醇激素的使用与心理问题的产生有密切关系。也有文献表明,心理问题的出现与药物的剂量有关,尤其是在治疗的最初几周内。

3. 睡眠状况

术后恢复期间,受者身体症状和心理社会压力干扰患者睡眠,导致其睡眠质量不高。睡眠情况也是肺移植术后受者产生心理问题的原因之一。

(三)肺移植后受者心理社会特征

1. 受者应对能力

肺移植术后,受者要在重症监护病房(ICU)治疗,受者对环境和 ICU 医护人员感到陌生,加之身上留置的各种管道,生活不能自理,术后疼痛等挑战着受者的应对能力。尤其是在面对并发症如呼吸困难等症状再次出现等压力事件时,如受者应对能力不强,常感到不能掌控自己的身体,容易导致对将来不抱有希望,自信心下降,从而产生心理问题。

2. 受者支持系统

受者的支持系统可来自家庭、朋友及宗教信仰。虽然术后受者的生活质量整体提高,但是大部分受者很难再继续工作,若此时受者的支持系统缺乏,很容易导致心理问题的发生。肺移植术后家庭支持是影响受者心理问题的一个独立因素。

四、心理护理干预措施

导致肺移植受者术后心理问题的原因很多,其中包括:个体素质、社会支持、应对策略及控制感等。目前常用的干预方法有以下几种。

(一)评估受者病史

专科护士要查阅患者病历,全面了解受者的一般情况,如病史、目前身体、呼吸、营养、经济状况;查阅各项生化检验、肺功能检查及影像学检查结果;重点掌握受者目前社会心理状态、应对机制,有无精神病家族史及心理问题和药物滥用史,家庭、社会支持系统,术前等待期心理干预措施及效果。对受者的心理状态、人格、性格倾向、气质类型等方面进行评估、筛选。

(二)术前访视和术后健康教育

不确定感是缺乏判定与疾病有关的事物的能力,疾病不确定感是心理压力的重要来源及不舒适的状态。疾病不确定感以不同程度的恐惧、震惊、无力、心神不安为具体表现形式,最终影响受者的心理状态、适应能力、康复进程和远期存活率,导致生活质量下降。术前访视是将医学、心理学、社会学等知识综合运用于受者围手术期护理的实践过程。术前访视是围手术期护理的重要环节,是受者获得高质量护理及顺利康复的关键。

访视内容:① 首先查阅受者病历,全面了解受者一般情况,如病史、目前身体状况、呼

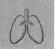

吸、营养、经济情况,各项生化检验、肺功能检查及影像学检查结果;重点掌握受者目前社会心理状态、应对机制的情况,家族史中有无精神病及心理问题和药物滥用史,家庭、社会支持系统,术前等待期心理干预措施及效果。② 一般介绍,包括自我介绍和术前访视目的。③ 结合科室自制的术前宣传册向受者讲解下列内容,包括 ICU 环境及仪器设备,推荐受者及家属于术前参观监护病房;向受者介绍术后为其治疗的医护团队,使受者对 ICU 医护团队产生信任感,增进其在 ICU 的安全感;详细讲解术后受者可能的早期状态,分析术后可能遇到的各种问题及应对方法;术后须接受的相关检查及配合要点;术后监护期间全天安排表及术后功能锻炼计划等。④ 指导受者进行非语言方式交流,演示简单、常用的手语,以及展示科室已有的沟通卡、书写板等工具。⑤ 通过与之交谈,对受者的心理状态、社会及家庭支持情况进行全面了解,并进行针对性的疏导及帮助。耐心询问受者对 ICU 治疗的认识、看法和顾虑,鼓励受者讲出自己的疑问,解答其提出的问题。⑥ 与家属沟通,告知相关制度和流程,交代其须准备的生活用品等。

（三）术后清醒即刻心理护理

让患者在意识清醒的第一时间看到熟悉的术前访视护士,由该护士告诉受者手术成功的消息,并告知其正处于严密监护之中,增加受者安全感,减轻其恐惧心理。术后当日受者经口气管插管呼吸机辅助呼吸,无法口述与医护人员交流,可采用写字板、图片、约定手势等方法与受者交流。及时满足受者生理需求,解答其疑问,了解其心理状态,使受者感受到与医护人员交流无障碍。

（四）营造舒适环境,保证受者睡眠质量

睡眠情况也是肺移植术后受者产生心理问题的原因之一。为受者营造舒适环境,保障其睡眠质量,可以有效预防和减少肺移植受者术后心理问题的发生。如:调低并及时处理监护仪报警声;保持病房光线柔和、分昼夜调节光照;合理安排治疗和护理时间,尽可能集中时间进行。待病情稳定后,安排好受者在 ICU 治疗期间的全天活动,避免或纠正受者出现昼夜颠倒的现象。

（五）使用精神类药物

近年来,器官移植受者应用精神类药物的研究显示,抗抑郁药和抗焦虑药物联合应用对预防患者的心理问题起到良好的效果。主要药物分为三类:① 选择性 5 -羟色胺吸收抗抑郁药物,药物不良反应较多,如恶心、呕吐、腹泻、口干、中枢神经系统刺激症状及血压改变等。② 三环类抗抑郁药,具有心血管毒性,可导致心率加快、心律失常及直立性低血压,老年器官移植受者有心血管系统疾病或者应用利尿药及心血管类药物的很容易产生直立性低血压。③ 苯二氮卓类抗焦虑药物,可与其他中枢药物相互作用,使患者产生药物依赖,突然停药可有致命性的危险。此类药物可减少上呼吸道肌肉张力,削弱机体对高碳酸血症的兴奋反应,因此肺移植受者用药时要谨慎。

（六）建立受者社会支持系统

社会支持对心理健康具有积极的作用,肺移植受者获得的社会支持越多,正性生活体验和正性的情感就越多,其总体幸福感就越高,心理问题就越少。心理社会支持是肺移植受者整体护理中必不可少的一项。帮助肺移植术后受者建立社会支持系统,运用各种通信工具建立支持小组。当发生并发症时,受者可以通过微博、微信群与恢复期受者进行交流,寻求帮助与心理支持。此外,采用计划性和预约式相结合的探视方式,帮助受者度过心理危机期。

（七）实施物理和职业治疗

心理控制源是指可以用来解释为什么有些人会积极主动地应付困难处境,而另外一些人则表现出消极态度的一种内心状态。Seligman 将外在控制定义为结局不由个人努力所决定的一种普遍信念,而内在控制则认为事情结局与个人努力是相一致的。在预防和治疗患者心理问题时,单靠健康教育是不够的,还须结合实践。Hodges 等通过对比健康教育组和健康教育-实践组发现,健康教育结合实践优于仅用健康教育,健康教育包括肺疾病知识、家庭护理及减压技巧,实践包括为期 6 周的功能锻炼和体重训练。肺移植术后康复是一个整体的康复过程,具有多学科、个性化及注重改善受者的躯体功能和社会功能的特点,物理和职业治疗是肺移植术后康复的主要方案之一,包括运动与呼吸肌锻炼等。当受者病情稳定时,在医护人员共同参与下,为受者制定个性化术后康复锻炼计划,既可以促进肢体功能的恢复,又可以增加患者的自信心,使受者心理控制源转变为内在控制,认为事情结局与个人努力是相一致的,从而促进受者积极主动地应付困难处境。

（八）其他心理辅助疗法

Matthees 等调查了心理辅助疗法在肺移植或心肺联合移植受者中的应用,结果发现88％的肺移植受者应用此方法,其中包括身心疗法、支持系统和放松技术等。身心疗法对出现的焦虑和抑郁有缓解作用。调查结果表明提供受者健康教育、传授疾病知识及同龄人支持的肺移植支持系统,可以缓解受者焦虑,进行症状管理,提供精神支持。护士在肺移植前后起着重要作用,护理措施包括按摩、音乐疗法、视觉图像及提供让受者表达自己的感受和想法的渠道来缓解肺移植和隔离时的心理问题。因此,术后实施使受者减压的方式,有助于受者心理健康。

第三节 家庭照护者心理特征及干预

随着护理模式的转变,护理对象也由单纯的个人扩展到家庭和社会。家庭照护者作为受者最重要的看护者和社会支持来源,在受者的肺移植过程中承担着巨大的责任,对维持受

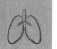
者的身心健康、预防继发性社会心理疾病有着重要的影响,因此护理人员也要关心肺移植受者的家庭照护者,了解他们的需求和状况,掌握其心理活动规律,针对其心理特征进行必要的护理。

一、心理特征

(一)不确定性、恐惧和压力

研究表明,受者在等待肺移植期间,家属则担心受者疾病快速发展或死亡,因此大多数家属遭受着不确定性、恐惧和压力这些负性情绪,这种感觉在移植前夕不堪重负,在面对死亡、垂死和希望的多重情感挣扎的同时,还要为曾经共同承担的家庭角色承担更多的责任。这些情绪在移植后、恢复期以及在某些情况下,由于急性或长期慢性器官排斥和死亡的风险而持续存在。大多数受者都是与家属共同决定移植的。当家属意识到受者被列入移植名单是事实的时候,他们的压力确实很大。众所周知,受者会担心家属的情况,家属的喜怒哀乐也势必影响受者的情绪,而且这种作用是相互影响的。对配偶来说,最大的压力包括担心受者会死,不知道何时进行移植,或者是否能找到合适的供体,以及等待移植本身。

(二)无助感

器官移植家属在移植前或移植后不能完全掌握有关肺移植长期预后相关的医疗信息。通过一些回顾性研究发现,有些家属与社会工作者缺乏联系,虽然有些人表示他们拒绝接受这种援助。一些家属对医院和移植中心之间传递信息的方式不满意,尤其对许可证、保险和其他文书工作方面的问题最为不满。一些有工作的家属感到他们没有从雇主或保险公司得到足够的支持。

(三)焦虑、抑郁

大多数受者和配偶都对移植持积极态度,包括对药物治疗,自我认知和作为移植受者或配偶的命运。然而,受者和配偶仍然存在压力和焦虑。受者认为移植手术给他们带来了更大的精神压力,他们对移植后命运的看法也比配偶更负面。当然这种对移植的态度与夫妻间的一致性和关系好坏显著相关。多达30%的肺移植候选者家属存在显著的焦虑和抑郁水平,这与照顾受者的负担相关。家属认为他们在很大程度上必须承担受者的生理、心理或社会需要的沉重负担。另外,在等待期间,家属往往会在日常生活中放弃自己的需要、活动和朋友并承受更大的负担。有一半以上的家属面临经济压力的苦恼。长期暴露在移植的压力下,可能会导致家庭照护者的生活质量低下。

二、影响因素

(一)受者病情严重程度

在移植前,家属担心并密切关注受者的健康状况。移植后,无并发症移植受者的家属会

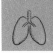

得到极大的缓解,甚至可以畅想未来。但是一旦出现移植后并发症,他们对移植的结果和随后的治疗会感到焦虑,并对受者目前和未来的健康状况表示不确定。

(二)经济状况

与其他脏器移植研究结果相似,由于这种疾病,家属面临着巨大经济压力。在等待移植的受者中,有一半以上的家属面临经济压力。因此,不同类型的支持对家属来说都非常重要。

(三)社会支持

肺移植受者照护者的社会支持也影响着他们的心理活动。这些支持来源包括医护工作者、社区、子女等其他家庭成员、亲戚、朋友以及患者本身。尽管与朋友和熟人相处的时间明显减少,但他们从周围的人那里能得到社会、经济和情感上的支持和帮助。夫妻关系对移植的结局也有显著影响,对夫妻关系的评价越高,他们对器官移植的态度就越积极。

三、心理护理干预措施

(一)提供信息支持和健康教育

重视对家庭照护者不良情绪的反馈,帮助他们发掘和利用现有的资源,做好受者家属手术相关知识的宣教工作,鼓励他们积极配合治疗。加强对家庭照护者经历的认识,在医疗专业人员和亲属之间确定适当的支持和信息交流是很重要的。

(二)帮助与有移植经验的受者或家属交流

家属与有移植经验的人交谈是很有帮助的,他们会受到鼓舞,对未来充满希望和信心。此外,家属还表示,最重要的是让受者自己有机会与以前接受过移植的受者见面交流。

(三)可以建议接受专业心理治疗

改善家庭照护者生活质量的干预措施对受者和照护者双方的身心健康都有好处。对照护者的心理干预可能改善照护者的心理健康和应对技能。在肺移植中,一项评估心理干预对照顾者生活质量影响的研究表明,接受专业心理治疗的肺移植受者的照护者生活质量更好,情绪障碍更少,社会亲密度更高。

参考文献

[1] Hoffman M,Chaves G,Ribeiro - SamoraG A,et al. Effects of pulmonary rehabilitation in lung transplant candidates:A systematic review[J]. BMJ Open,2017,7(2):1562 - 1565.

[2] Seiler A,Klaghofer R,Drabe N,et al. Patients' early post - operative experiences with lung transplantation:A longitudinal qualitative study[J]. The Patient - Patient - Centered Outcomes Research, 2016,9(6):547 - 557.

[3] Rosenberger E M,Dew M A,Di Martini A F,et al. Psychosocial issues facing lung transplant candidates,recipients and family caregivers[J]. Thoracic Surgery Clinics,2012,22(4):517 - 529.

［4］Hitschfeld M J，Schneekloth T D，Kennedy C C，et al. The psychosocial assessment of candidates for transplantation：A cohort study of its association with survival among lung transplant recipients［J］. Psychosomatics，2016，57(5)：489-497.

［5］Søyseth T S，Lund M B，Bjørtuft Ø，et al. Psychiatric disorders and psychological distress in patients undergoing evaluation for lung transplantation：A national cohort study［J］. General Hospital Psychiatry，2016，42：67-73.

［6］曹晓东，陈静瑜，黄云娟，等. 肺移植手术等待期间患者心理状态及护理干预的研究进展［J］. 中华护理杂志，2010，45(11)：1042-1044.

［7］Skogeland U，de Monestrol I，Godskesen T E. Experiences of individuals awaiting lung transplantation［J］. Respiratory Care，2018，63(12)：1535-1540.

［8］Courtwright A M，Salomon S，Lehmann L S，et al. The association between mood，anxiety and adjustment disorders and hospitalization following lung transplantation［J］. General Hospital Psychiatry，2016，41：1-5.

［9］Hojaij E M，Romano B W，Costa A N，et al. Psychological criteria for contraindication in lung transplant candidates：A five-year study［J］. Jornal Brasileiro De Pneumologia，2015，41(3)：246-249.

［10］Anderson S M，Wray J，Ralph A，et al. Experiences of adolescent lung transplant recipients：A? qualitative study［J］. Pediatric Transplantation，2017，21(3)：73-75.

［11］SmithP J，Blumenthal J A，Snyder L D，et al. Depressive symptoms and early mortality following lung transplantation：A pilot study［J］. Clinical Transplantation，2017，31(2).

［12］Colman R E，Curtis J R，Nelson J E，et al. Barriers to optimal palliative care of lung transplant candidates［J］. Chest，2013，143(3)：736-743.

［13］DeVito Dabbs A，Terhorst L，Song M K，et al. Quality of recipient-caregiver relationship and psychological distress are correlates of self-care agency after lung transplantation［J］. Clinical Transplantation，1900，27(1)：113-120.

［14］KillianM O. Psychosocial predictors of medication adherence in pediatric heart and lung organ transplantation［J］. Pediatr Transplant，2017，21(4).

［15］Courtwright A M，Salomon S，Lehmann L S，et al. The effect of pretransplant depression and anxiety on survival following lung transplant：A meta-analysis［J］. Psychosomatics，2016，57(3)：238-245.

［16］Zaldonis J，Alrawashdeh M，Atman K S，et al. Predictors and influence of goal orientation on self-management and health-related quality of life after lung transplant［J］. Progress in Transplantation (Aliso Viejo，Calif.)，2015，25(3)：230-242.

［17］Smith P J，Blumenthal J A，Trulock E P，et al. Psychosocial predictors of mortality following lung transplantation［J］. American Journal of Transplantation，2016，16(1)：271-277.

［18］Dew M A，Switzer G E，Goycoolea J M，et al. Does transplantation produce quality of life benefits?［J］. Transplantation，1997，64(9)：1261-1273.

［19］Craven J L. Postoperative organic mental syndromes in lung transplant recipients. Toronto Lung

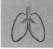
Transplant Group[J]. Heart Transplant,1990,9(2):129-132.

[20] Stilley C S, Amanda Dew M, Stukas A A, et al. Psychological symptom levels and their correlates in lung and heart-lung transplant recipients[J]. Psychosomatics, 1999, 40(6):503-509.

[21] Fusar-Poli P, Lazzaretti M, Ceruti M, et al. Depression after lung transplantation: Causes and treatment[J]. Lung, 2007, 185(2):55-65.

[22] Lutz Goetzmann, Eberhard Scheuer, Rahel Naef, et al. Psychosocial situation and physical health in 50 patients >1 year after lung transplantation[J]. Chest, 2005, 127(1):166-170.

[23] Marshall M C, Soucy M D. Delirium in the intensive care unit[J]. Critical Care Nursing Quarterly, 2003, 26(3):172-178.

[24] Devlin J W, Fong J J, Howard E P, et al. Assessment of delirium in the intensive care unit: Nursing practices and perceptions[J]. American Journal of Critical Care, 2008, 17(6):555-565.

[25] Ely E W, Margolin R, Francis J, et al. Evaluation of delirium in critically ill patients: Validation of the Confusion Assessment Method for the Intensive Care Unit (CAM-ICU)[J]. Critical Care Medicine, 2001, 29(7):1370-1379.

[26] Limbos M M, Chan C K, Kesten S. Quality of life in female lung transplant candidates and recipients[J]. Chest, 1997, 112(5):1165-1174.

[27] Rodrigue J R, Baz M A, Kanasky W F Jr, et al. Does lung transplantation improve health-related quality of life? the university of Florida experience[J]. The Journal of Heart and Lung Transplantation, 2005, 24(6):755-763.

[28] Kessler R C, McGonagle K A, Zhao S, et al. Lifetime and 12-month prevalence of DSM-Ⅲ-R psychiatric disorders in the United States. Results from the National Comorbidity Survey[J]. Archives of General Psychiatry, 1994, 51(1):8-19.

[29] Vermeulen K M, van der Bij W, Erasmus M E, et al. Improved quality of life after lung transplantation in individuals with cystic fibrosis[J]. Pediatric Pulmonology, 2004, 37(5):419-426.

[30] Priti I Parekh, James A Blvmenthal, Michael A Babyak, et al. Psychiatric disorder and quality of life in patients awaiting lung transplantation[J]. Chest, 2003, 124(5):1682-1688.

[31] Sredl D, Werner T, Springhart D, et al. An evidence-based pilot study exploring relationships between psychologic and physiologic factors in post-lung-transplant adolescents with cystic fibrosis[J]. Journal of Pediatric Nursing, 2003, 18(3):216-220.

[32] Vermeulen K M, Groen H, Bij W V D, et al. The effect of bronchiolitis obliterans syndrome on health related quality of life[J]. Clinical Transplantation, 2004, 18(4):377-383.

[33] 苏泽轩,于立新,黄洁夫. 现代移植学[M].北京:人民卫生出版社,1998:106-116.

[34] Brown E S, Suppes T. Mood symptoms during corticosteroid therapy: A review[J]. Harvard Review of Psychiatry, 1900, 5(5):239-246.

[35] Dew M A, Di Martini A F. Psychological disorders and distress after adult cardiothoracic transplantation[J]. The Journal of Cardiovascular Nursing, 1900, 20(5):51-66.

[36] TenVergert E M, Essink-Bot M L, Geertsma A, et al. The effect of lung transplantation on

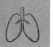

health‐related quality of life：A longitudinal study[J]. Chest，1998，113(2)：358－364.

［37］Stilley C S，Amanda Dew M，Stukas A A，et al. Psychological symptom levels and their correlates in lung and heart‐lung transplant recipients[J]. Psychosomatics，1999，40(6)：503－509.

［38］Coyne J C，Downey G. Social factors and psychopathology：Stress，social support，and coping processes[J]. Annual Review of Psychology，1991，42(1)：401－425.

［39］陈静瑜，张稷. 中国肺移植受者选择与术前评估技术规范(2019版)[J]. 中华移植杂志(电子版)，2019，13(2)：81－86.

［41］Penrod J. Living with uncertainty：Concept advancement[J]. Journal of Advanced Nursing，2007，57(6)：658－667.

［42］王芳，黄云娟，许正红，等. ICU护士术前访视对肺移植患者术后遵医行为的影响[J]. 中国护理管理，2014，14(4)：386－388.

［43］王芳，黄云娟，朱亭立，等. 集束化护理对成人肺移植受者术后ICU监护治疗期间心理干预效果的研究[J]. 中华移植杂志(电子版)，2013，7(4)：25－28.

［44］王芳，黄琴红，陈静瑜，等. 肺移植术后患者心理问题影响因素及护理干预研究进展[J]. 中国护理管理，2014，14(6)：668－671.

［45］Kay J，Bienenfeld D，Slomowitz M，et al. Use of tricyclic antidepressants in recipients of heart transplants[J]. Psychosomatics，1991，32(2)：165－170.

［46］Hesslinger B，van de Loo A，Klecha D，et al. Depression and panic disorder after heart transplantation：Treatment with sertraline[J]. Pharmacopsychiatry，2002，35(1)：31－32.

［47］Brown P A，Launius B K，Mancini M C，et al. Depression and anxiety in the heart transplant patient[J]. Critical Care Nursing Quarterly，2004，27(1)：92－95.

［48］Miller M. Depression after cardiac transplant treated with interpersonal psychotherapy and paroxetine[J]. American Journal of Psychotherapy，2002，56(4)：555－561.

［49］Shapiro P A. Nortriptyline treatment of depressed cardiac transplant recipients[J]. The American Journal of Psychiatry，1991，148(3)：371－373.

［50］George C F. Perspectives on the management of insomnia in patients with chronic respiratory disorders[J]. Sleep，2000，23 (1)：31－35.

［51］闻吾森，王义强. 社会支持、心理控制感和心理健康的关系研究[J]. 中国心理卫生杂志，2000，14(4)：258－260.

［52］Skotzko C E，Stowe J A，Wright C，et al. Approaching a consensus：Psychosocial support services for solid organ transplantation programs[J]. Progress in Transplantation (Aliso Viejo，Calif.)，2001，11(3)：163－168.

［53］Faulk J S. Peer‐to‐peer transplant mentor program：The San Diego experience[J]. Transplantation Proceedings，1999，31(4)：75.

［54］McAleer M J，Copeland J，Fuller J，et al. Psychological aspects of heart transplantation[J]. The Journal of Heart Transplantation，1985，4(2)：232－233.

［55］汪向东. 心理卫生评定量表手册[D]. 中国心理卫生杂志，1993：265－275.

[56] Hodges B，Craven J，Littlefield C. Bibliotherapy for psychosocial distress in lung transplant patients and their families[J]. Psychosomatics，1995，36(4)：360 – 368.

[57] Matthees B J，Anantachoti P，Kreitzer M J，et al. Use of complementary therapies，adherence，and quality of life in lung transplant recipients[J]. Heart & Lung，2001，30(4)：258 – 268.

[58] Dew M A，Myaskovsky L，DiMartini A F，et al. Onset，timing and risk for depression and anxiety in family caregivers to heart transplant recipients[J]. Psychological Medicine，2004，34(6)：1065 – 1082.

[59] Fife B L，Weaver M T，Cook W L，et al. Partner interdependence and coping with life – threatening illness：The impact on dyadic adjustment[J]. Journal of Family Psychology，2013，27(5)：702 – 711.

[60] Ivarsson B，Ekmehag B，Sjöberg T. Relative's experiences before and after a heart or lung transplantation[J]. Heart & Lung，2014，43(3)：198 – 203.

[61] Collins E G，White – Williams C，Jalowiec A. Spouse stressors while awaiting heart transplantation[J]. Heart & Lung，1996，25(1)：4 – 13.

[62] Goetzmann L，Scholz U，Dux R，et al. Attitudes towards transplantation and medication among 121 heart，lung，liver and kidney recipients and their spouses[J]. Swiss Medical Weekly，2012，142：w13595.

[63] Haugh K H，Salyer J. Needs of patients and families during the wait for a donor heart[J]. Heart & Lung，2007，36(5)：319 – 329.

[64] Goetzinger A M，Blumenthal J A，O'Hayer C V，et al. Stress and coping in caregivers of patients awaiting solid organ transplantation[J]. Clinical Transplantation，2012，26(1)：97 – 104.

[65] Claar R L，Parekh P I，Palmer S M，et al. Emotional distress and quality of life in caregivers of patients awaiting lung transplant[J]. Journal of Psychosomatic Research，2005，59(1)：1 – 6.

[66] Rodrigue J R，Baz M A. Waiting for lung transplantation：Quality of life，mood，caregiving strain and benefit，and social intimacy of spouses[J]. Clinical Transplantation，1900，21(6)：722 – 727.

[67] Rosenberger E M，Dew M A，Di Martini A F，et al. Psychosocial issues facing lung transplant candidates，recipients and family caregivers[J]. Thoracic Surgery Clinics，2012，22(4)：517 – 529.

[68] Ullrich G，Jansch H，Schmidt S，et al. The experience of the support person involved in a lung transplant programme：Results of a pilot study[J]. European Journal of Medical Research，2004，9(12)：555 – 652.

[69] Phillips K M，Burker E J，White H C. The roles of social support and psychological distress in lung transplant candidacy[J]. Progress in Transplantation (Aliso Viejo，Calif.)，2011，21(3)：200 – 206.

[70] Selwood A，Johnston K，Katona C，et al. Systematic review of the effect of psychological interventions on family caregivers of people with dementia[J]. Journal of Affective Disorders，2007，101(1/2/3)：75 – 89.

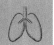

 第五章 肺移植患者术后长程管理

第一节 饮食与药物

尽管肺移植改善了机体功能和生活质量,但肺移植后的存活率往往受到感染和移植排斥反应的影响,约75%的肺移植受者在移植后第一年出现感染,50%的肺移植受者出现急性排斥反应[1]。肺移植术后,护理人员应围绕终身免疫抑制剂的管理,移植肺监测,感染、急慢性排异等常见并发症的预防和治疗展开长程管理,及早发现并发症并及时干预,以最大限度地提高肺移植受者的治疗效果。居家中自我监测健康状况已被证明是一种可靠和有效的方法,可促进并发症的早期发现和及时治疗,以减少肺移植术后的发病率和死亡率。出院前,肺移植受者被指导进行自我监测活动,包括使用家庭肺活量计每日评估肺功能、生命体征和移植后并发症的常见症状[2]。一项研究表明,肺移植术后受者100%坚持居家自我监测可减少50%以上的医疗费用[3]。尽管自我监测的重要性已得到公认,但肺移植患者对自我监测的依从性仍低于理想水平。国外使用的追踪健康状况的口袋个人助理(Pocket PATH,一款智能手机应用程序),用于监测健康指标、查看长期的健康趋势,并获得肺移植相关决策支持。研究证实该程序在促进自我管理行为方面更有优势,包括坚持医疗方案、进行自我监测和向临床医师报告病情变化[4]。无锡市人民医院移植中心同样开发并应用了"肺病与移植管理"APP对肺移植受者实施长程管理,起到了类似的效果。通过饮食与药物管理、自我监测、运动康复、居家生活管理对长期存活受者实施干预,从而降低并发症发生率和死亡率,是肺移植术后长程管理的工作重点。

一、术后长期饮食原则

(1)饮食要求:高蛋白、高维生素、高热量、高钙、富含维生素;低脂肪、低胆固醇、低糖、低盐;荤素搭配、营养素均衡。

(2)餐具专人专用,注意饮食卫生,避免引起腹泻;忌生冷辛辣食物、生鲜食物,如生鱼片、各类海鲜、未经消毒的鲜果汁等,因未经烹煮的生食中潜在细菌、病毒、寄生虫,肺移植受

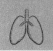

者免疫力低下，较普通人易感染。

（3）忌食增加或降低免疫力的食物或保健品（如人参、西洋参等各种参，蜂王浆、木耳等），3个月内勿进食豆制品。

（4）忌食影响药物浓度的食物（如中药制剂、海参）或水果（葡萄柚）。

（5）肺移植术后长期服用糖皮质激素，骨质形成能力降低。免疫抑制剂不仅抑制肠道吸收钙，而且加速钙的排出，可遵医嘱服补钙药物，饮食中要注意摄取钙高的食物，平时可食用骨头汤、海产品等以补钙。忌食碳酸饮料，因碳酸饮料影响钙质的吸收。

（6）由于服用免疫抑制剂可引起高脂血症、糖尿病、高血压等，因此宜进低盐、低脂、低胆固醇饮食，限制单糖、双糖制品的摄入，如蜂蜜、糖块等，进食碳水化合物，如米、面等。多食新鲜水果、蔬菜等，补充维生素及纤维素以通便。因患者服用糖皮质激素，可出现食欲旺盛的现象，注意控制饮食量，避免体重增长过快而影响药物浓度。

二、术后药物指导

（1）指导患者掌握所有药物的种类、名称、剂量、服药时间及注意事项。

（2）应用一日药盒协助服药，避免错服、漏服、多服，并知晓处理方法。特别是免疫抑制剂服用的剂量由医师根据血药浓度进行调整，不可自行停药或改变药物的剂量。遵医嘱每天在固定的时间服药，如外出，应将药物随身携带，以免漏服。

参考文献

［1］Jiang Y，SereikaS M，DeVito Dabbs A，et al. Using mobile health technology to deliver decision support for self-monitoring after lung transplantation［J］. International Journal of Medical Informatics，2016，94：164－171.

［2］Hu L，De Vito Dabbs A，Dew M A，et al. Patterns and correlates of adherence to self-monitoring in lung transplant recipients during the first 12? months after discharge from transplant［J］. Clinical Transplantation，2017，31(8)：372－376.

［3］Adam T J，Finkelstein S M，Parente S T，et al. Cost analysis of home monitoring in lung transplant recipients［J］. International Journal of Technology Assessment in Health Care，2007，23(2)：216－222.

［4］DeVito Dabbs A，Song M K，Myers B A，et al. A randomized controlled trial of a mobile health intervention to promote self-management after lung transplantation［J］. American Journal of Transplantation：Official Journal of the American Society of Transplantation and the American Society of Transplant Surgeons，2016，16(7)：2172－2180.

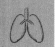

第二节　监测与随访

一、自我监测记录

肺移植术后,患者需要每日居家自我监测健康状态及移植肺功能。解决移植肺的问题必须及时,要在永久性损伤造成之前。因此,患者需要每天记录,如有异常及时报告,每次来复诊时把记录的内容给随访医生看。至少每月要正规地测一次肺功能。在患者出院前护理人员教会患者如何监测,并指导其将数据填写在纸质版《肺移植自我管理手册》上,或下载"肺病与移植管理"记录 APP,记录内容如下。

（一）一般资料

要求患者记录姓名、年龄、移植前诊断、移植时间、移植方式、既往史、过敏史等,随访医生可通过患者一般资料快速了解患者的一般信息。

（二）服药清单

要求患者每月梳理并记录所有口服药物,详细记录每一种药物的名称、剂量、服用时间,APP 记录保存后系统自动生成药物列表。随访医生可通过药物列表掌握患者的服药信息。

（三）日常监测

要求患者记录每日肺功能、体重、血压、心率、氧饱和度、体温、6 分钟步行距离,APP 记录保存后系统自动呈现各参数的监测曲线。随访医生可通过数据曲线直观了解患者各参数的变化趋势。

1. 肺功能(FEV1/FVC)监测

FEV1 代表一秒末用力呼气量,FVC 代表用力最大呼气量。患者出院前自购便携式手持的肺活量计,医护人员教会患者使用。患者需要坚持每日清晨测量,如果 24 小时内 FEV1 下降 10%或更多,或几天内 FEV1 和 FVC 有下降趋势,可能有排异或其他问题,需要警惕,及时就医。

2. 体重监测

每日早晨同一时间称体重,最好穿同一件衣服,用同一台秤。24 小时内增加 1.5～2.5 kg,意味着体内液体的改变,不是真实的体重,要警惕,并及时与随访医生联系。

3. 血压监测

建议患者出院前自购电子血压计,每日早晨测量血压并记录。高血压会损害移植肺,术前有高血压者术后高血压不会解除,且一些抗排异药会导致高血压,因此,观察并记录血压变化是有必要的。

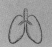

4. 氧饱和度监测

感染或排异都会出现氧饱和度的下降,如有异常需及时就医。

5. 体温监测

每日早晨监测体温,一天之中,清晨 2～5 时体温最低,下午 5～7 时最高,但一天之内温差应小于 0.8 ℃。感染或排异都可能出现体温异常,如有异常需及时就医。

6. 6 分钟步行距离监测

6 分钟步行距离可以直观地反映患者手术后心肺功能整体恢复情况,是评价患者运动能力和生活质量的客观标准,要求患者于门诊随访前测量,以便随访医师参考。

(四) 检验检查

要求患者记录每次检测的药物浓度及剂量、肌酐值、尿酸值、白细胞计数、C-反应蛋白值、血红蛋白值等。APP 记录保存后系统自动呈现各指标的监测曲线,随访医生可通过数据曲线直观了解患者各检验指标的变化趋势。

二、术后随访计划

常规术后一年内每 3 个月复查一次,两年内半年复查一次,两年以上者每年或每半年复查一次。术后检查计划表见表 3－5－1。

表 3－5－1　术后检查计划表

项目	检查频率
胸部 CT	1 年内每 3 个月查 1 次,1 年后每半年查 1 次,2 年后每年查 1 次
血常规 肾功能 药物浓度	3 个月内每周查 1 次,3 个月后每月查 1 次
电解质 肝功能	1 年内每个月查 1 次,1 年后每 3 个月查 1 次
CMV 病毒测定	半年内每 2 周查 1 次,1 年内每 3 个月查 1 次,1 年后每年查 1 次
PRA 测定	第 2 及第 6 周,第 3 月、6 月、9 月、12 月查,1 年后每年查 1 次
肺功能	3 个月内每周查 1 次,半年内 2 周查 1 次,2 年内每个月查 1 次,2 年以上每 3 个月查 1 次
6 分钟步行试验	1 年内每 3 个月查 1 次,1 年后每 6 个月查 1 次,2 年后每年查 1 次
气管镜	1 年内每 3 个月查 1 次,1 年后每 6 个月查 1 次,2 年后必要时查
骨密度	术后 3 个月查 1 次,随后每年查 1 次
心超	1 年内 3 个月查 1 次,2 年内半年查 1 次,2 年后每年查 1 次
EB 病毒测定	3 个月内每周查 1 次,随后每 2 周查 1 次,半年后每个月查 1 次,随后每年查 1 次
胃排空	术后 3 个月查 1 次,随后每年查 1 次

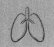

第三节　运动处方

　　肺移植术后早期大部分患者均表现出腿部肌肉无力,锻炼是增加腿部力量最好的办法,一年内康复锻炼都是有效的。坚持锻炼身体,有利于术后生理机能的恢复和心理状态的调整。锻炼应遵循循序渐进和不过度劳累的原则。指导患者进行活动后 Borg 自我评价,以 Borg 3 分为基准线。

　　多篇文献显示,运动处方已成功应用于糖尿病、高血压、冠心病、乳腺癌等患者中。目前国内对肺移植手术后的早期康复多为临床常规护理,运动处方的应用在肺移植临床护理工作中还不普及,缺乏具体的临床指南,因此,临床开展运用运动处方的方法对肺移植手术后早期干预,以提高手术治疗的效果、改善心肺功能、减少并发症,促进康复,使护理质量不断提高势在必行。

一、运动处方的方法

　　术前肺移植患者入院后予运动处方相关知识及技能培训,手术后第 1 天开始实施运动处方:包括运动形式、运动强度、运动时间和频率,共 2 周。运动处方具体的方法是康复体操:术后第 1 天可在病床上做指、趾、腕、肘的屈伸活动,以后逐渐增加抬肩、上臂外展、上举、伸抬腿动作。每个动作从做 3～5 次开始,逐渐加量到 10～20 次,2 次/天。医疗性运动:① 术后第 1 天即开始做腹式呼吸运动 6～8 次/min,每次训练 15 分钟,每日 3 次。② 吹气球:术后第 1 天即可在床上进行吹气球运动,每次训练 2 分钟,每日 3 次。③ 术后病情允许即可开始在病区内行走,1 周后开始进行上下楼梯的有氧运动形式,每日 2～3 次,运动强度可根据患者目标心率及体能一次完成或分 3～5 次完成。日常生活活动训练:术后一周内病情允许情况下积极鼓励下床活动,并让患者尽可能地自己洗脸(双手绞毛巾)、刷牙、梳理头发、进食等日常生活自理活动。

二、运动处方原则

　　根据患者康复实际情况,遵循从简单至复杂、从肢体近端至远端的原则开展被动肢体训练。由于肺移植患者对疼痛、切口、引流管路等顾虑,其运动耐力和功能容量会呈现不同程度的下降,肌肉代谢也会减弱,卧床使小腿肌肉的压缩作用减低,容易造成血液淤滞而产生静脉血栓。根据患者上、下肢肌力不同开展不同程度的训练。主动运动锻炼应遵循循序渐进和不过度劳累的原则。坚持锻炼机体,有利于术后生理机能的恢复和心理状态的调整。

三、居家运动

　　肺移植术后早期,大部分患者均表现出腿部肌肉无力,出院后居家运动是增加腿部力量

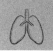

最好的办法,一年内锻炼都是有效的。早期 3 个月内建议从事轻松健康的运动,如:散步、慢跑、打太极等。移植 3 个月后根据身体状况和体能状态,可参加爬山、游泳等活动,但应避免足球、拳击等剧烈和对抗性运动。

患者可通过居家 6 分钟步行测试来监测记录康复锻炼效果,记录内容详见如下 6 分钟步行试验登记表。

表 3 - 5 - 2　6 分钟步行试验登记表

姓名		性别		年龄		病案号	
入院日期				记录日期			
试验前	心率(次/min)		血压(mmHg)			呼吸频率(次/min)	
试验后	心率(次/min)		血压(mmHg)			呼吸频率(次/min)	
试验前	血氧饱和度(%)			试验后		血氧饱和度(%)	
6 分钟步行距离(米)				是否完成试验　　　是　　　否			
试验后 Borg 呼吸困难评分							
试验后症状							
0 分:完全没有,"没事"代表您没有感觉到任何费力,没有肌肉劳累,没有气喘吁吁或呼吸困难							
0.5 分:刚刚感觉到(非常微弱,刚刚有感觉)							
1 分:非常轻微("很微弱"代表很轻微的费力。按照您自己的步伐,你愿意走更近的路程)							
2 分:轻微("微弱")							
3 分:中等(代表有些但不是非常的困难。感觉继续进行是尚可的、不困难的)							
4 分:稍微严重							
5 分:严重("强烈-严重"非常困难、劳累,但是继续进行不是非常困难。该程度大约是"最大值"的一半)							
6 分:5～7 之间							
7 分:非常严重("非常强烈",您能够继续进行,但是您不得不强迫自己而且您非常劳累)							
8 分:7～9 之间							
9 分:非常非常严重(几乎达到最大值)							
10 分:最大值("极其强烈-最大值"是极其强烈的水平,对大多数人来讲这是他们以前生活中所经历的最强烈的程度)							

6MWT 注意事项:

可能在步行过程中气喘或精疲力竭。您可以减缓步行速度或停止步行,并得到必需的休息。你可以在休息时靠墙站立,但是你必须尽可能地在可以步行的时候继续步行。这个试验中最重要的事情是你应该尽量在 6 分钟之内走尽可能长的距离,但不可以奔跑或慢跑。我会告诉你时间,并在 6 分钟时让你知道。当我喊"停"的时候,请站在你当时的位置不动。

执行医生(护士):

执行时间:　　年　　月　　日

虽然 RPE 评级表是借着运动时的主观感觉来运作,但研究显示,若把用户的 RPE 数值乘以 10 时,与其运动时的实际心率有很显著的相关性。因此,RPE 可以颇为有效地用作估计使用者运动时心跳的根据。例如,若使用者在运动时感受到的 RPE 数值为 16,那么他/她当时的心跳率约为 16×10＝160 次/min。

此外,Borg 的 RPE 评级表也适用于正在服用药物而该种药物又会影响到心率的患者使用。不过使用者必须明白 RPE 评级表各数值的意义,并且对自己运动时整体的感觉做出真实的评估。因此,向使用者清楚解释 RPE 量表的用法和各数值的意义,是能否有效地运用 RPE 评级表的关键。

第四节　生活与工作

一、吸烟

肺移植术后吸烟是绝对禁止的。由于长期免疫抑制药物的应用,肺移植患者的抵抗力低于正常人,容易发生感染及肿瘤,而吸烟会增加患者肺癌及其他癌症的概率。

二、工作

患者术后能否恢复工作取决于很多因素,开始工作的时间也是因人而异的,包括工作性质和患者的动机等。如果患者恢复良好,鼓励患者从事力所能及的工作。但应注意:

(1) 避免较大的体力活动;

(2) 避免与有毒物质接触;

(3) 避免接触粉尘和油烟;

(4) 避免感染高危环境;

(5) 工作环境最好邻近医院,以便发生意外时随时就诊;

(6) 保证充足的睡眠和休息;

(7) 按时服用免疫抑制等药物。

三、旅行

术后复查情况稳定后,患者能如正常人外出旅游。但旅游时应注意:

(1) 随身携带足够的免疫抑制药物,确保按时服药;

(2) 不要单独一个人旅行,要有家人或朋友陪伴;

(3) 不要去医疗条件缺乏的地方;

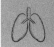

（4）备足并戴好口罩，注意个人防护，避免接触流感人群。

四、生育与性生活

男性患者恢复健康后可以生育，但移植初期免疫抑制药剂量大，移植后第一年或两年里，应推迟生育计划。如果是女性，不建议怀孕，怀孕的过程可能会让大人及孩子都处于生命风险中。通常在术后 6 周，伤口愈合后就可以有性生活。一开始要小心减少压在伤口上的重量，特别是对于双肺移植后的患者。如果感到疼痛说明压在伤口上的重量太大。要注意预防性传播疾病，使用避孕套。免疫抑制使患者的免疫力降低，更容易感染性病。使用避孕套并不能保证不得性传播疾病，但这是最好的预防措施。性传播疾病有肝炎、CMV、艾滋病、疱疹和念珠病。如果确定伴侣是可以信任的，可以不需用避孕套。但是要谨慎，普通的阴道感染就可以导致男性肺移植患者严重感染，所以，即使是值得信任的伴侣也要用避孕套或避免性交。

五、免疫接种

感染是肺移植术后最严重的并发症之一，而免疫接种是控制感染的方法之一。由于肺移植患者处于免疫抑制状态，某些常见疾病可能危及生命，因此，如果可能的话，应当使用疫苗预防感染，以减少病毒感染的可能性。国外有研究表明，移植前免疫接种可有效预防严重感染，尤其是在术后 6 个月内，且移植后在免疫抑制状态下接种灭活疫苗是安全有效的。然而，部分疫苗，特别是活病毒疫苗，是免疫抑制者的禁忌证。因此，应对肺移植患者按计划进行免疫接种疫苗，但移植术后应避免接种活病毒疫苗。

六、居家环境

居家环境保持干净整洁、空气流通、温湿度适宜、定期消毒，控制探访人员。避免接触有毒物质、粉尘和油烟、感染高危环境、避免接种活病毒疫苗以及感染或感染高危人群。戒烟，避免接触吸烟环境。养成外出佩戴口罩习惯。避免养宠物，避免园艺工作。居家环境应邻近医院，以便发生意外时随时就诊，避免受伤，一旦受伤，及时处理作品。

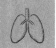

第四部分　新型冠状病毒肺炎肺移植患者篇

▶ 第一章　新型冠状病毒肺炎肺移植患者安全转运[1-8]

新型冠状病毒肺炎(COVID-19)是由新型冠状病毒引起的肺炎。2020年1月20日被国家卫生健康委员会纳入《中华人民共和国传染病防治法》规定的乙类传染病,按甲类传染病管控。该病缺乏特效治疗,多数患者预后良好,重症病例如并发ARDS、感染性休克甚至MODS者,此类患者病情进展快,预后差,死亡率高。为提高危重症患者的救治成功率,及时、积极的器官功能支持是重要治疗措施。为进一步减少死亡率,为COVID-19晚期肺纤维化患者进行肺移植是最后的治疗选择。重症患者转运的目的是为了寻求或完成更好的诊疗措施以期改善预后,成功转运对降低COVID-19危重症患者病死率有积极意义。根据转运实施的不同地域,患者转运分为院内转运及院际转运。院内转运是指在同一医疗单位不同医疗区域之间的转运;院际转运是指在不同医疗单位之间的转运。鉴于COVID-19危重症患者具有病情危重、病情变化快、且常常依赖生命支持手段及转运难度大等特点,因此亟须规范并优化COVID-19患者肺移植围手术期转运流程,以保证患者院内、院际转运安全。院内转运通常由转运床完成。院际转运运输方式的选择需要综合考虑患者的疾病特征、转运距离、转运缓急、转运环境、护送人数、携带设备、准备时间、路况和天气以及患者的经济承受能力等。转运方式通常包括陆路转运及飞行转运,一般使用陆路转运。

一、转运前准备

根据患者的病情特征及临床实践等情况,从患者的生命体征、意识状态、呼吸支持、循环支持、主要临床问题及转运时间六方面进行评估,确定转运的分级及所需配备的人员和装备,以实现资源优化、安全转运。充分评估有利于:① 准确了解转运风险;② 确定可行转运方案;③ 合理选择风险应对措施。转运评估包括患者、转运人员、仪器、药品及转运环境和时间,并告知转运风险;管理者应对所有转运人员进行岗前培训;医护人员要充分评估转运路途是否顺畅及转运所需时间。转运开始前应尽可能维持患者呼吸、循环功能稳定,并有针对性地对原发疾病进行处理。转运前应与接收方及相关人员进行沟通,做好充分准备,以保证转运安全。

（一）评估分级

转运前充分评估,依据患者生命体征、意识、呼吸循环支持、主要临床问题和预计转运时间进行评估,确定转运分级（Ⅰ级、Ⅱ级、Ⅲ级）,详见表4-1-1。

表 4-1-1　转运分级标准

评估项目	Ⅰ级	Ⅱ级	Ⅲ级
生命体征情况	在生命支持条件下,生命体征不平稳	在生命支持条件下,生命体征平稳	无需生命支持条件下,生命体征平稳
意识状态	镇静,RASS评分0～-2分	清醒	清醒
呼吸支持情况	ECMO应用 人工气道,呼吸支持条件高 PEEP≥8 cmH₂O FiO₂≥60%	无ECMO 人工气道,呼吸支持条件不高 PEEP<8 cmH₂O FiO₂<60%	无ECMO 无人工气道 可自主咳痰
循环支持情况	泵入2种及以上血管活性药物	泵入1种及以上血管活性药物	无需血管活性药物
临床主要问题	肺移植术前院际转运、院内检查、手术转运肺移植术后早期院内检查	肺移植术后稳定期院内检查	肺移植术后康复期院内检查
转运时间	≥20分钟	≥10分钟且<20分钟	<10分钟

注:前5项为主要评分项目,依据5项中的最高级别进行分级,转运时间为次要指标,可根据实际情况进行相应调整;1 cmH₂O=0.098 kPa。

（二）沟通解释

（1）与患者家属沟通,获取知情同意及配合;

（2）与团队内部沟通,明确职责,互相配合;

（3）与接收部门沟通,告知患者病情及预计转运时间,做好相应准备。

（三）充分准备

包括转运人员、转运装备、患者准备及接收方准备。

1. 转运人员配置（表4-1-2）

按照转运分级人员配备标准要求选定相应的医护人员,并做好转运人员分工,明确职责,根据COVID-19危重症患者的特殊性,护士群体相对固定,熟悉工作流程以及应急方案,由转运护士来担当领队,负责转运过程中的协调管理工作。

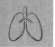

表 4-1-2　转运人员配备标准

人员配备	转运分级		
	Ⅰ级	Ⅱ级	Ⅲ级
医生	危重症工作时间≥2 年； 危重症住院医师培训 1 阶段第三年的医生； 掌握急救技能：胸外按压、气管插管、除颤、电复律，以及 ECMO 和转运呼吸机 配备人数：2 名	危重症工作时间≥2 年； 危重症住院医师培训 1 阶段第二年； 掌握基本急救技能 配备人数：1 名	危重症工作时间≥1 年； 危重症住院医师培训 1 阶段第一年； 掌握基本急救技能 配备人数：1 名
护士	N3 能级护士； 取得危重症专科护士证书； 熟练使用抢救仪器以及 ECMO 应用技术 配备人数：3 名	N2 能级护士； 危重症专科工作时间≥2 年 熟练使用抢救仪器 配备人数：2 名	N1 能级护士； 危重症专科工作时间≥1 年； 基本使用抢救仪器 配备人数：1 名

注：以上分级标准为推荐配备标准，各医院可根据自身实际情况按照推荐原则进行调整。

2. 医务人员进入隔离病区穿戴防护用品程序

（1）医务人员通过员工专用通道进入清洁区，认真洗手后依次戴医用防护口罩、一次性帽子或布帽、换工作鞋袜，有条件的可以更换刷手衣裤。

（2）在进入潜在污染区前穿工作服，手部皮肤有破损或疑似有损伤者戴手套进入潜在污染区。

（3）在进入污染区前，脱工作服换穿防护服或者隔离衣，加戴一次性帽子和一次性医用外科口罩（共穿戴两层帽子、口罩）、防护眼镜、手套、鞋套。

3. 转运装备（表 4-1-3）

包括转运药品和仪器设备。所有转运设备都必须能够通过转运途中的电梯、门廊等通道，转运人员须确保所有转运设备正常运转并满足转运要求。所有电子设备都应能电池驱动并保证充足的电量。各级转运仪器设备均应提前调试并试运行，氧气钢瓶处于满瓶状态，血管活性药物处于足量状态，及时发现问题并解决问题。普通转运床因为不能安全固定必需的医疗设备，不能满足重症患者的转运需求。因此需要使用符合要求的重症转运床。重症转运床除具有普通转运床的功能外，还应该能够携带监护仪、呼吸机、输液泵、储氧瓶、负压吸引设备、药品等，所有设备应该固定在与患者同一水平面或低于患者水平面。转运床应与救护车上的担架系统匹配。

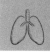

表 4-1-3　转运装备配备标准

装备	转运分级		
	Ⅰ 级	Ⅱ 级	Ⅲ 级
仪器	氧气钢瓶 2 个,带蓄电池和手摇柄的 ECMO,带蓄电池的有创血压监护仪、转运呼吸机、微量泵(按需),口咽气道,AED 除颤仪,便携式吸痰器,插管用物,穿刺用物	氧气钢瓶 1 个,带蓄电池的有创血压监护仪、转运呼吸机、微量泵(按需)、简易呼吸器、口咽气道、AED 除颤仪(必要时)、插管用物、穿刺用物	氧气钢瓶 1 个,指夹式脉搏血氧仪,简易呼吸器(必要时)、穿刺用物
药品	肾上腺素、多巴胺、生理盐水	肾上腺素、多巴胺、生理盐水	肾上腺素、多巴胺、生理盐水

4. 患者准备

协助佩戴医用外科口罩,防止患者对其他患者和环境造成污染。出发前再次评估病情,检查各种管路,尽量在患者病情稳定的情况下转运。

5. 接收方准备

告知患者病情及生命体征,所用仪器设备、用药情况及到达时间等。

6. 转运路线准备

告知医院保卫处转运时间,保卫处接到通知后提前半小时清理转运场地,并告知转运路线,确保转运顺畅并且患者转运期间无闲杂人员出现。

二、安全转运

确保患者及医护人员安全,转运过程中持续监测患者生命体征,保证各种管路连接的有效性,转运仪器规范放置、正常工作。转运期间应提供必要的监测治疗措施,转运过程中应尽可能保持原有监测治疗措施的连续性。转运过程中患者的情况及医疗行为需全程记录。应为接收方提供相关记录,力争做到转运前后监测治疗的无缝衔接。

三、转运后处理

(一) 物品消毒

患者外出检查结束后,患者途经的检查室、过道及专用电梯均按《医疗机构消毒技术规范》进行终末处理。患者转出(转科、转院、手术、出院)后,按《医疗机构消毒技术规范》进行终末处理,并按照《医院空气净化管理规范》规定,进行空气净化。

(二) 人员防护

医务人员离开隔离病区脱摘防护用品程序如下:

(1) 医务人员离开污染区前,应当先消毒双手,依次脱摘防护眼镜、外层一次性医用外

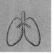

 肺移植临床护理实践

科口罩和外层一次性帽子、防护服或者隔离衣、鞋套、手套等物品,分置于专用容器中,再次消毒手,进入潜在污染区,换穿工作服。

（2）离开潜在污染区进入清洁区前,先洗手与手消毒,脱工作服,洗手和手消毒。

（3）离开清洁区前,洗手与手消毒,摘去里层一次性帽子或布帽、里层医用防护口罩,沐浴更衣,并进行口腔、鼻腔及外耳道的清洁。

（4）每次接触患者后立即进行手的清洗和消毒。

（5）一次性医用外科口罩、医用防护口罩、防护服或者隔离衣等防护用品被患者血液、体液、分泌物等污染时应当立即更换。

（6）下班前应当进行个人卫生处置,并注意呼吸道与黏膜的防护。

四、转运后评价

转运完成后,对整体转运工作进行综合评价,为后续完善转运方案及患者治疗决策提供依据。再次评价患者转运的获益与风险,评估病情是否稳定,评估医务人员有无职业暴露,并对转运人员组成的合理性、计划措施的针对性和预见性、沟通的有效性进行评价。

五、院际转运

（一）基本要求

（1）各级卫生健康行政部门统筹负责辖区内 COVID‐19 病例转运的指挥调度工作。医疗机构转运 COVID‐19 病例前,需向本地卫生健康行政部门报告,由市级卫生健康行政部门组织急救中心,将病例转运至定点救治医院。

（2）急救中心应当设置专门的区域停放转运救护车辆,配置洗消设施,配备专门的医务人员、司机、救护车辆负责 COVID‐19 病例的转运工作。

（3）医疗机构和急救中心应当做好患者转运交接记录,并及时报上级卫生健康行政部门。

（二）转运要求

（1）转运救护车辆车载医疗设备(包括担架)专车专用,驾驶室与车厢严格密封隔离,车内设专门的污染物品放置区域,配备防护用品、消毒液、快速手消毒剂。

（2）医务人员穿工作服、隔离衣,戴手套、工作帽、医用防护口罩;司机穿工作服,戴外科口罩、手套。

（3）医务人员、司机转运 COVID‐19 病例后,须及时更换全套防护物品。

（4）转运救护车应具备转运呼吸道传染病患者基本条件,尽可能使用负压救护车进行转运。转运时应保持密闭状态,转运后对车辆进行消毒处理。转运重症病例时,应随车配备必要的生命支持设备,防止患者在转运过程中病情进一步恶化。

212

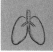

（5）医务人员和司机的防护，车辆、医疗用品及设备消毒，污染物品处理等按照《医院感染管理办法》《消毒技术规范》及相关规定执行。

（6）救护车返回后需严格消毒方可再转运下一例患者。

（三）工作流程

（1）转运流程

穿、戴防护物品→出车至医疗机构接患者→患者戴外科口罩→将患者安置在救护车→将患者转运至接收医疗机构→车辆及设备消毒→转运下一例患者。

（2）穿戴及脱摘防护物品流程

① 穿戴防护物品流程：洗手或手消毒→戴帽子→戴医用防护口罩→穿工作服→穿隔离衣→戴手套。

② 脱摘防护物品流程：摘手套→洗手或手消毒→脱隔离衣→洗手或手消毒→摘口罩、帽子→洗手或手消毒。

（3）医务人员、司机下班前进行手卫生→淋浴更衣。

（4）救护车清洁消毒

① 空气：开窗通风。

② 车厢及其物体表面：过氧化氢喷雾或 1 000 mg/L 含氯消毒剂擦拭消毒。

参考文献

［1］急诊危重症患者院内转运共识专家组. 急诊危重症患者院内转运共识——标准化分级转运方案［J］. 中华急诊医学杂志，2017，26（5）：512-516.

［2］医疗机构内新型冠状病毒感染预防与控制技术指南（第一版）［J］. 中国感染控制杂志，2020，19（2）：189-191.

［3］新型冠状病毒感染的肺炎防控中常见医用防护用品使用范围指引（试行）［J］. 医师在线，2020，10（5）：33.

［4］国家卫生健康委员会，国家中医药管理局. 新型冠状病毒肺炎诊疗方案（试行第七版）［J］. 江苏中医药，2020，52（4）：1-6.

［5］新型冠状病毒肺炎疫情期间围手术期感染防控措施指引（试行）

［6］新型冠状病毒感染的肺炎病例转运工作方案（试行）［J］. 医师在线，2020，10（5）：38.

［7］中华医学会重症医学分会. 中国重症患者转运指南（2010）（草案）［J］. 中国危重病急救医学，2010，22（6）：328-330.

［8］中国医师协会体外生命支持专业委员会. 成人体外膜氧合循环辅助专家共识［J］. 中华医学杂志，2018，98（12）：886-894.

第二章　疑似或确诊新型冠状病毒肺炎肺移植手术防控管理[1]

一、手术室分区

（1）根据传染病诊治分区的要求对手术室进行分区，各区域应有明确的标识。清洁区：包括手术人员更衣室、休息室、餐厅等；潜在污染区：包括缓冲区、刷手间等；污染区：包括手术间、患者通道等。

（2）各区域的出入口张贴该区域穿或脱个人防护用品的流程图，配置穿衣镜、更衣柜、医用胶带、速干手消毒剂、污衣袋、医疗废物桶、空气消毒设备等。

（3）制定各区域的清洁消毒制度与流程，明确岗位职责，建立监督机制，保证各岗位执行到位。

二、手术前准备

（一）手术间准备

（1）手术安排在有独立通道负压手术间的传染病医院，术前30分钟开启净化和负压系统，使手术间处于负压状态（最小静压差绝对值应≥5 Pa）。

（2）尽量减少手术间内用物，移走手术不需要的仪器设备和物品，表面不易清洁的物品，如键盘、设备脚踏等采用屏障保护，推荐使用塑料薄膜等覆盖。"一用一更换"，手术床铺单应使用一次性防渗漏铺单。

（3）将手术间电动自动门改为手动模式。同时，手术间门上应醒目标识"新冠肺炎"。

（二）手术物品准备

（1）个人防护用品按照三级防护标准配置。在更衣室配备刷手服、一次性手术帽、医用防护口罩、防护拖鞋、鞋套、护目镜、速干手消毒剂；在缓冲间配备一次性手术衣、一次性医用防护服、护目镜、医用防护口罩、全面型动力送风系统、靴套、鞋套、医用手套、外科无菌手套、一次性手术帽、医用外科口罩、速干手消毒剂、免冲洗手消毒剂等。

（2）备齐手术所需用物，尽量避免手术中开门取物，包括常规仪器设备、手术器械、敷料、一次性手术耗材、安全留置针、无针输液接头、输液液体和药品等。备品放置在负压手术间配套库房内（防范意外情况的备用物资）。手术尽量使用一次性物品，特别是应使用一次性手术铺单及手术衣等。复用的设备配件等物品尽量使用一次性保护套加以保护。手术除常规准备移植用器械、供肺修整器械、ECMO 器械外，需备好控温水毯、超声刀主机、电刀主机、负极板回路垫、变温水箱并检查性能，还应根据需要备胸腔镜主机、ECMO 主机、心内除颤主机、心外起搏器等并提前检查仪器性能。在配套库房内，充足准备腔内切割闭合吻合器及钉仓、各类缝线、止血材料、ECMO 套包及各型号插管，另需备腔静脉管、心脏起搏导线、心脏补片、心内除颤电极等。在术前大讨论时，及时了解外科医生对于此次手术的特殊需要及预估性情况以做好充分的准备。术前检查并确保各类仪器性能良好。

（3）手术中配备三套负压吸引装置。如果使用中心吸引系统，应确保其具有防倒吸装置及微生物过滤装置，并且中心吸引系统的设计符合行业标准的要求。一次性负压吸引瓶应在术前根据其容积加入含有效氯 5 000～10 000 mg/L 的消毒剂。

（4）手术间内准备医疗废物专用包装袋、利器盒、标本袋、含氯消毒剂、器械浸泡容器、各类清洁工具、封扎带、标记贴、标记笔等。

（5）由于佩戴全面型动力送风系统时影响手术人员的听觉，手术人员语言交流极其困难，还应提前准备好文字交流的书写板，以及对外交流的对讲设备或专用手机。

（三）人员准备

成立手术室"新冠肺炎患者手术应急小组"，尽量精简手术参与人员，由于该手术风险极大和防护的特殊性，对医护人员的体力和心理是双重考验。应挑选 4 名责任心和业务能力强、心理素质好、身体素质硬、有丰富心胸外科手术配合经验、应变能力强的专科护士担任洗手和巡回护士。手术间外配备 1 名护士，负责沟通协调、物品供应和感控监督等工作，确保所有工作人员做到规范防护，正确执行隔离技术规范，维护手术室环境安全。

（四）手术人员进入手术室防护用品穿戴流程

所有参与手术的人员必须经过新型冠状病毒肺炎感染防控相关知识的培训，尤其是手术人员穿脱防护服的培训，经考试合格方可上岗。所有参与手术人员行走路线按区域标识和工作人员引导进入。各区域穿戴防护用品按规定进行，现场各区域监督审核员进行监督检查指导。手术台上及台下人员穿戴防护用品流程见图 4-2-1 及图 4-2-2。

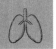

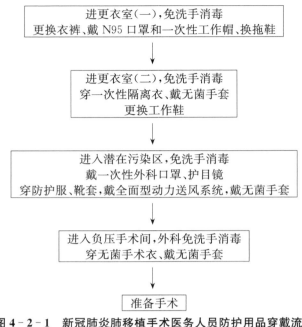

图4-2-1 新冠肺炎肺移植手术医务人员防护用品穿戴流程

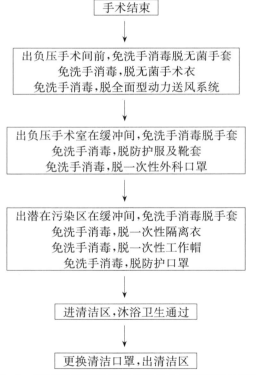

图4-2-2 新冠肺炎肺移植手术医务人员防护用品脱摘流程

（五）患者转运

（1）接送疑似或确诊新冠肺炎肺移植手术患者的转运车应专车专用，转运车上应铺一

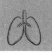

次性防渗透铺单,并标注"新冠肺炎"标识,有条件的医院可使用负压转运车。手术结束后做好转运车的终末消毒。

(2) 转运过程中,用一次性防渗透铺单覆盖全身。

(3) 转运路线应遵守医院规定,转运患者从专用电梯、专用通道出入手术间,避免中途停留。同时,应有专人提前疏通转运通道,减少无关人员暴露。

(4) 转运人员应做好自身防护,要求佩戴医用防护口罩,并穿着防护服、戴护目镜/防护面屏、戴手套、穿鞋套等。

三、手术中隔离防护

(一) 手术患者

全麻患者应在麻醉面罩与呼吸回路之间加装呼吸滤器,同时麻醉机的吸入及呼出端各加装一个呼吸滤器,术后按照国家相关感染管理规范消毒麻醉用品及设备。

(二) 洗手护士

(1) 洗手护士在术前应做好充分的个人术前准备,保持充沛的体力。术前加强与手术医师的沟通,提前45分钟洗手上台,迅速整理好手术所用的器械、敷料、缝针等,并与巡回护士做好清点。

(2) 洗手护士负责监督手术台上人员的防护措施是否到位。手术中手套发生破损应及时更换。术中与手术医生娴熟配合,稳、准地传递器械,避免血液、体液喷溅造成污染,做好锐器的无接触式传递,避免职业暴露,洗手护士应主动配合,沉着应对,有条不紊。病肺切除时备好腔内切割闭合吻合器及钉仓。

(3) 供肺修整时注意供肺保护。供肺修整时在修肺盆内装无菌冰屑约1/3,尽量使供肺保存在灌注液中,可用浸透灌注液的大纱垫覆盖在供肺表面。修剪完毕以无菌大纱垫覆盖,供肺仍需保存在0～4 ℃的灌注液中。修整好的供肺内的纱布数做好清点并记录,以免与术中纱布混淆。

(4) 供肺植入碍于防护设备对视野清晰度的影响与佩戴三层手套对手感的影响,洗手护士利用吸针板、弯盘等做好缝针等细小物品的管理,吻合气管、动脉和静脉的缝针数量较多且体积较小,使用前放于固定位置,用后的缝针放于吸针板上,手术台上所用物品做到心中有数;及时吸去电刀等产生的烟雾,避免气溶胶危害。

(三) 巡回护士

巡回护士必须密切关注手术进程,做好术中病情观察、防控管理等,及时供应手术物品,调节室温、光线,创造最佳的手术环境及条件。注意手术间和缓冲间的门保持关闭状态,非手术人员不得入内。巡回护士如需接触可见污染物(血液、体液、排泄物、分泌物等)时,需加戴一层检查手套,用后丢弃,手消毒,若不慎被患者血液、体液、分泌物、排泄物污染了手套,应立即脱掉外层手套,快速手消毒后更换手套。减少患者分泌物、排泄物对环境的污染,如在口鼻处、肛门处放置吸水性保护衬垫。手术中环境和物体表面一旦被污染应随时处理。少量污染物可用一次性吸水材料(如擦拭布巾等)蘸取清除,再用含有效氯5 000～10 000 mg/L的消毒剂(或使用能达到高水平消毒的消毒湿巾)进行擦拭;大量污染物应使用一次性吸水材料完全覆盖,将含有效氯5 000～10 000 mg/L的消毒剂倒在吸水材料上,作用30分钟以上,再清除干净。术中主巡回护士主要负责物品清点、供应手术所需物品、落实查对制度与病情观察以保证患者安全。副巡回护士除协助配合外,还应监督手术间内所有人员的感染防控技术;定时巡视医务人员送风系统耗电情况,如有需要通知及时更换;严密观察医务人员全身防护装置完整性,避免职业暴露的发生。手术护理文书建议使用电子文书,尽量避免纸质版护理文书带入、带出手术室。

负压手术间空间较小,肺移植手术需要的仪器设备与参与手术的人员较多,为避免各种仪器设备和人员混乱而影响手术,所以术前对手术间空间管理做了明确的定位和人员轮换安排。连接好2套吸引装置,一套供手术用,另一套用于麻醉师气管内吸引分泌物。

做好标本管理:按制定的新冠肺炎患者肺移植术中标本交接流程做好交接。手术中切下的左右病肺标本应分别放置于双层标本袋内,加入固定液逐层封闭,在潜在污染区于外层再加一个大一号的标本袋,确保最外层不被组织污染,注明"新冠肺炎"标识并放入转运箱。工作人员在手术室缓冲间对外表面进行消杀并转出污染区。

四、术后管理

(一)术后患者转运

转运人员应做好自身防护,要求佩戴医用防护口罩,并穿着防护服、护目镜/防护面屏、手套、鞋套等护送转运患者,需按医院指定路线,从专用通道转入负压病房。转运前要提前联系负压病房,通知准备好呼吸机等,转运过程中,应做到短、平、快。转运过程中,检查各路管道在位、通畅,注意观察患者血压、心律、血氧变化,保证转运途中安全。搬运患者时,由转流师负责ECMO管道,麻醉医生负责头部各类插管,按危重患者交接流程做好各项交接。

(二)手术人员防护

(1)手术人员离开手术间前,应当先消毒双手,在手术间内依次脱去外层一次性手术衣及外层手套、防护面屏、医用外科口罩、手术帽、外层鞋套。手消毒后方可出手术间,到缓冲区手消毒、脱防护服连同内层手套及靴套。手消毒后到清洁区,手消毒、脱内层鞋套、摘护目镜、医用防护口罩、一次性手术帽。六步洗手法洗手,沐浴并进行口腔、鼻腔及外耳道的清洁,再更衣。手术人员脱卸个人防护用品时动作轻柔,操作幅度小,向污染面翻卷,尽量避免接触污染面。

(2)参与转运的手术人员应在手术间内先消毒双手,依次脱去外层一次性手术衣及外层手套、防护面屏、医用外科口罩、手术帽、外层鞋套,手消毒后方可出手术间。到缓冲区手消毒、穿一次性手术衣,戴帽子、穿鞋套,手消毒,再护送患者按照医院规定的路线到指定的隔离病房。(3)巡回护士、洗手护士按照三级防护标准进行医疗废物和复用手术物品的处理,并进行手术间终末消毒。

（三）终末处置

（1）复用手术器械应遵循先消毒、后清洗、再灭菌的原则。术毕应将手术器械置于盛有含氯消毒剂 2 000～5 000 mg/L 的浸泡箱内浸泡消毒 1 小时,再放入双层防渗漏收集袋,采用鹅颈结式封口,分层封扎,包外标注"新冠肺炎"标识,交消毒供应中心进行后续处理。

（2）医疗废物的处理:手术所产生的废弃物,包括医疗废物和生活垃圾,均应当按照感染性医疗废物进行分类收集。所有医疗废物使用双层黄色医疗废物袋盛装,采用鹅颈结式逐层封口。如医疗废弃物中包含大量血液、组织液等液体,可额外增加黄色医疗废物专用包装袋层数,防止医疗废物泄漏。在移出手术间前应对包装袋表面使用 1 000 mg/L 含氯消毒液均匀喷洒消毒或在其外层加套一层医疗废物袋,并做好标识。利器盒封闭,出手术间时外面再增加一层医疗废物专用包装袋,采用鹅颈结式封口,分层封扎。每个包装袋、利器盒标签内容除常规信息外还需特别标注"新冠肺炎"。

（3）废液处理:患者的排泄物、分泌物及术中产生的废液等应有专门容器收集,用含 20 000 mg/L 含氯消毒剂,按 1∶2 比例浸泡消毒 2 小时,然后再排入污水处理系统。盛放污染物的容器可用含有效氯 5 000 mg/L 的消毒剂溶液浸泡消毒 30 分钟,然后清洗干净。

（4）手术间终末处理:可使用双模式过氧化氢机器人消毒机消毒 1 小时。地面使用有效氯 5 000 mg/L 含氯消毒剂擦拭,保持 30 分钟后用清水拖地;器械车、仪器设备、操作台等表面,使用有效氯 2 000 mg/L 含氯消毒剂擦拭,保持 30 分钟后再用清水擦拭。暂存处地面用含有效氯 2 000～5 000 mg/L 的含氯消毒剂进行消毒。

五、注意事项

（一）手术的顺利开展,多学科团队合作缺一不可

由主管院长、医务部、护理部、手术室、院感处、医学工程处等共同参与该患者双肺移植的相关协调工作。

（1）术前人员准备:人员配备、医疗协调调配、对肺移植团队所有医务人员进行防护用品穿脱培训与考核等。

（2）物资准备:新冠肺炎转阴双肺移植所需的医疗设备、耗材、仪器(如 ECMO、ACT、除颤仪等)物资,供肺获取人员熟悉场地和运送供肺进手术室的线路等。

（3）术前环节准备:培训医务人员出入负压隔离区的注意事项,减少医务人员区域聚集,避免院内感染。

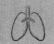

（二）切实落实防控措施，保证医务人员零感染

（1）加强感染管理质量控制，手术室协同医院感染管理处依据国家卫健委发布的各项指南、规范等制定手术的相关流程指引及应急预案，如《新型冠状病毒感染患者手术室管理流程》《新冠肺炎肺移植手术医务人员防护用品穿脱流程》《移植手术室流程》《新冠感染患者肺移植转运流程》《新冠肺炎患者肺移植术中标本交接流程》等，确保院感防控有规可依，明确各流程各环节责任人与时间节点，院感处负责防护培训与考核，落实医务人员的防护管理。

（2）为保证防控质量，推进移植手术安全进行，由防控小组统筹安排在医务人员进入、离开的关键环节均有一名防控督导员，负责对医务人员的防控措施进行督导及与指挥部联系。

（3）术后手术相关人员按照相关规定进行医学观察 14 天。参与手术的医务人员术后应按照上级行政部门的要求定点隔离，每日自行检测体温，并观察有无呼吸困难、肌肉酸痛、头痛不适等症状，如有症状，应及时汇报，隔离点设有专人负责督导管理。14 天后，所有参与手术人员连续两次间隔不少于 3 天的鼻、咽拭子病毒核酸检测均呈阴性，无不适症状后再解除隔离。

（三）手术成功的保障

充分全面的术前评估与计划，"新冠"防控相关流程的制订，防护的实操训练，正确完备的物品准备，有效落实防控措施和消毒隔离措施，护士的专业技能、配合技巧及应对能力是外科医生顺利完成新冠肺炎患者双肺移植手术的重要保障。

参考资料

[1] 郭莉,高兴莲,常后婵,等.疑似或确诊新型冠状病毒肺炎患者手术室感染防控专家共识[J].中国感染控制杂志,2020,19(5):385－392.

无锡市人民医院康复医学科
吞咽功能评估量表(一)

姓名： 性别： 年龄： 科室： 床号： 住院号：

临床诊断：_____

主观资料(S)

既往疾病史：

☐胃食管反流性疾病 ☐脑血管意外 ☐认知障碍 ☐误吸/误吸性肺炎

☐手术史：_____

☐气管套管:¤气插_____ ¤气切_____ 时间：_____

☐胃肠管:¤胃管_____ ¤肠管_____ 时间：_____

☐其他影响吞咽的情况：_____

患者主诉：_____

症状的发生：☐突然 ☐逐渐（开始：_____ 接着：_____） ☐无

症状：☐进食固体差 ☐仅是液体差 ☐疲劳时差 ☐口腔期出血症状

☐导致体重减轻(体重：_____kg 身高：_____m BMI：_____)

☐其他：_____

客观资料(O)

意识水平:☐清醒 ☐嗜睡 ☐昏迷 认知情况:☐需要进一步评估 ☐不需要

言语情况:☐说话瓣膜可说话 ☐不能 ☐正常

咳嗽： ☐强烈 ☐弱 咳嗽反应时间:☐马上 ☐推迟

清嗓： ☐强烈 ☐弱 ☐缺失 清嗓反应时间:☐马上 ☐推迟

唇运动： ☐流涎 ☐唇缩 ☐鼓腮 ☐唇拢

下颌运动:☐下垂 ☐咀嚼运动

舌运动：

☐舌伸 a b c d e ☐舔上唇 a b c d e ☐舔下唇 a b c d e ☐摆左 a b c d e ☐摆右 a b c d e

附：

a. 正常；b. 活动好但慢或运动幅度轻微不足；c. 活动幅度不完全；d. 小幅度动作；e. 舌完全不能动

软腭运动:☐提升 ☐下垂¤左 ¤右

咽反射: □左　　□右

呕吐反射:□完整　□缺失

喉上抬:_____ cm

食物选择

进食场所:_____

进食体位:_____头部位置:_____

帮助方式:

食物选择:□冰块 无需检查/正常范围/损伤　记录(请描述):_____

　　　　　□浓汤 无需检查/正常范围/损伤　记录(请描述):_____

　　　　　□固体 无需检查/正常范围/损伤　记录(请描述):_____

　　　　　□稠的液体 无需检查/正常范围/损伤　记录(请描述):_____

一口量(mL):_____

食物进入位置:_____

吞咽模式:_____

吞咽时间:_____

吞咽动作:_____

喉活动度:_____

咳嗽力量:_____

口腔残留量:_____

食物反流:_____

呛咳:_____

咽残留感:_____

吞咽后声音的变化:_____

咳出的痰中是否带有所进食的食物:_____

洼田饮水试验:　　□Ⅰ　　□Ⅱ　　□Ⅲ　　□Ⅳ　　□Ⅴ

吞咽功能性交流测试评分(FCM):1 级　2 级　3 级　4 级　5 级　6 级　7 级

呼吸模式:□胸式　□腹式　□胸腹式　　呼吸:_____次/min

氧疗:　　□有_____L/分钟　□无

评测者:

时间:

无锡市人民医院康复医学科
吞咽功能评估量表（二）

姓名：　　性别：　年龄：　科室：　　　床号：　　住院号：

洼田饮水试验：　　□Ⅰ　　□Ⅱ　　□Ⅲ　　□Ⅳ　　□Ⅴ
吞咽功能性交流测试评分（FCM）：1级　2级　3级　4级　5级　6级　7级

分析（A）

　　□患者没有临床误吸的症状或体征
　　□患者存在（严重 中等 轻微）的口腔期吞咽困难
　　□患者存在（严重 中等 轻微）的咽腔期吞咽困难
　　□其他
预后（选择一项）：□很好　　□好　　　□一般　　□差
　　影响因素：_____

计划（P）

1 □不能经口进食，改变营养方式
　　□不能经口进食，需进一步进行检查：纤维电子喉镜吞咽检查（FEES）
　　　　　　　　　　　　　　　　　　改良的吞咽造影检查（MBSS）
　　□不能经口进食，在__天内重复临床评估
　　□能经口进食以下食物：□冰块　　□ 水　　□浓汤　　□稠的液体　　□混合物
2 需要吞咽治疗____次/周，持续____周，目标如下：
　　□增加口腔期的运动功能
　　□增加患者吞咽过程中的呼吸道保护功能
　　□增加咽的功能
　　□提供给患者或照顾者安全的吞咽技巧
　　□其他
3 患者及其照顾者的教育：□根据治疗提供了建议与教育
　　　　　　　　　　　　　□其他：_____

评测者：

时　间：

附录二

简易体能状况量表(SPPB)

所有测试请按下面顺序进行。下文加粗部分为对患者的提示,测试者确保每项提示准确地传达给患者。

(一)平衡测验

请先确保患者可以无辅助(不用手杖等辅助工具)站立。测试者可以协助患者站起。

现在让我们开始进行测验。在这个测验中,请您根据我的提示做动作,在做动作之前,我会先边说动作名称边向您演示一遍如何做该动作,然后,请您跟着我的提示再做一遍。如果您觉得某项动作您无法完成,或者会让您摔倒,请您向我示意,我们将跳过该动作,直接进行下一动作。

您还有什么疑问么?

1. 双脚并拢站立

(1) 现在我们将要开始第一个动作。

(2) **请您双脚并拢站立约 10 秒钟。**

(3) **你可以张开双臂、弯曲膝盖或是移动身体保持平衡,但请不要移动您的双脚,保持这个姿势直到我告诉您停止。**

(4) 测试者站在受试者身边以协助受试者保持这个半串联姿势。

(5) 协助方式为扶住受试者的手臂,测试者给予受试者尽量少的协助,帮助他保持平衡。

(6) 当受试者双脚并拢后,询问**"您准备好了么?"**

(7) 当受试者准备好,测试者说**"预备,开始"**,测试正式进行并计时。

(8) 当 10 秒时间到,或是受试者不能维持这个姿势,以及受试者抓住测试者的手臂,测试者停止计时,并告知受试者**"停止"**。

(9) 如果受试者无法完成该动作,记录结果并进行下一项动作。

2. 半串联站立

(1) 现在让我们进行第二个动作。

(2) **请您以一只脚脚后跟着地,并触碰另一只脚的大脚趾,保持 10 秒钟。您可以选择任意一只脚放在前面,只要您觉得舒适。**

(3) **您可以张开双臂、弯曲膝盖或是移动身体保持平衡,但请不要移动您的双脚,保持这个姿势直到我告诉您停止。**

(4) 测试者站在受试者身边以协助受试者保持这个半串联姿势。

(5) 协助方式为扶住受试者的手臂,测试者给予受试者尽量少的协助,帮助他保持平衡。

(6) 当受试者双脚并拢后,询问**"您准备好了么?"**

(7) 当受试者准备好,测试者说**"预备,开始"**,测试正式进行并计时。

(8) 当 10 秒时间到,或是受试者不能维持这个姿势,以及受试者抓住测试者的手臂,测试者停止计时,并告知受试者**"停止"**。

(9) 如果受试者无法完成该动作,记录结果并进行下一项动作。

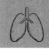

3. 串联站立

(1) 现在我将向您演示第三个动作。

(2) 请您一只脚在前,脚后跟着地,并触碰另一只脚的所有脚趾,保持 10 秒钟。

(3) 你可以张开双臂、弯曲膝盖或是移动身体保持平衡,但请不要移动您的双脚,保持这个姿势直到我告诉您停止。

(4) 测试者站在受试者身边以协助受试者保持这个串联姿势。

(5) 协助方式为扶住受试者的手臂,测试者给予受试者尽量少的协助,帮助他保持平衡。

(6) 当受试者双脚并拢后,询问"**您准备好了么?**"

(7) 当受试者准备好,测试者说"**预备,开始**",测试正式进行并计时。

(8) 当 10 秒时间到,或是受试者不能维持这个姿势,以及受试者抓住测试者的手臂,测试者停止计时,并告知受试者"**停止**"。

如果受试者未进行该动作,请选择:① 尝试但未成功;② 受试者无法在无辅助工具帮助下完成该动作;③ 测试者认为该动作对受试者不安全;④ 受试者觉得该动作不安全;⑤ 受试者无法正确理解如何完成该动作;⑥ 其他(请说明);⑦ 受试者放弃。

得分:

1. 双脚并拢站立

坚持 10 秒　　　　□ 1 分

未坚持 10 秒　　　□ 0 分

未进行该动作　　　□ 0 分

如果得分为 0,结束测试。

如果坚持时间<10 秒,记录坚持时间:____秒。

2. 半串联站立

坚持 10 秒　　　　□ 1 分

未坚持 10 秒　　　□ 0 分

未进行该动作　　　□ 0 分(原因____)

如果得分为 0,结束测试。

如果坚持时间<10 秒,记录坚持时间:____秒。

3. 串联站立

坚持 10 秒　　　　　□ 2 分

坚持 3~9.99 秒　　　□ 1 分

坚持<3 秒　　　　　□ 0 分

未进行该动作　　　　□ 0 分(原因____)

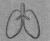

如果坚持时间＜10秒,记录坚持时间:____秒。

4. 平衡测验总得分:____分

说明:

(二)步行速度测验

现在让我们来测试您的日常步行情况。如果您觉得您短距离步行即需要手杖辅助,请使用手杖。

1. 第一次步行速度测验

(1) 这是我们的步行轨道,请您以日常步行速度行走至轨道另一端,就像您平时在逛街一样。

(2) 向受试者演示步行。

(3) **请您一次走完全程,走到轨道的另一端再停下,我将与您一起走,您觉得这样安全么?**

(4) 让受试者双脚站立在开始线上。

(5) 当试验开始时,我会说**"预备,开始"**。当受试者理解了这一条指令后,说**"预备,开始"**。

(6) 受试者开始步行时秒表计时。

(7) 测试者紧跟受试者。

(8) 当受试者的一只脚触碰终点线时停止计时。

2. 第二次步行速度测验

(1) **现在让我们重复一遍该测验,请记住以您日常步行速度行走,一次走完全程,走到轨道的另一端再停下。**

(2) 让受试者双脚站立在开始线上。

(3) **当试验开始时,我会说"预备,开始"。当受试者理解了这一条指令后,说"预备,开始"。**

(4) 受试者开始步行时秒表计时。

(5) 测试者紧跟受试者。

(6) 当受试者的一只脚触碰终点线时停止计时。

步行速度测试评分

步行测试的长度:4 米☐　3 米☐

1. 第一次步行速度测试的时间(秒)

(1) 3 或 4 米的时间____.____秒

(2) 如果受试者没有尽力测试或失败,询问为什么:

尽力了但是不能 　　　　　　　　　　　☐

受试者没有帮助不能行走 　　　　　　　☐

没有尽力,你觉得不安全 　　　　　　　☐

没有尽力,受试者觉得不安全 　　　　　☐

受试者不能理解指示　　　　　　　　　□

受试者拒绝□

其他(请说明)　　　　　　　　　　_____

完成打分和去坐站测试

(3) 第一次步行速度测试的帮助说明　　　没有□　　手杖□　其他□

2.　第二次步行速度测试的时间(秒)

(1) 3 或 4 米的时间____.____秒

(2) 如果受试者没有尽力测试或失败,询问为什么:

尽力了但是不能　　　　　　　　□

受试者没有帮助不能行走　　　　□

没有尽力,你觉得不安全　　　　□

没有尽力,受试者觉得不安全　　□

受试者不能理解指示　　　　　　□

受试者拒绝□

其他(请说明)　　　　　　　　　_____

(3) 第二次步行速度测试的帮助　　　没有□　　手杖□　其他□

两次步行测试中较快一次所需的时间?

记录两次中短的时间____.____秒

(如果仅仅只有一次,记录那次时间)____.____秒

如果受试者不能步行:□0 分

4 米步行		**3 米步行**	
如果时间超过 8.70 秒	□1 分	如果时间超过 6.52 秒	□1 分
如果时间在 6.21 到 8.70 秒之间	□2 分	如果时间在 4.66 到 6.52 秒之间	□2 分
如果时间在 4.82 到 6.20 秒之间	□3 分	如果时间在 3.62 到 4.65 秒之间	□3 分
如果时间少于 4.82 秒	□4 分	如果时间少于 3.62 秒	□4 分

(三) 坐站测验

1.　单独坐站

(1) 让我们完成最后一项测试,不使用您的双手,坐着再站起来,您认为这样对您安全吗?

(2) 下一个测试是测量您腿的力量。

(3) (演示并解释步骤)首先双手在胸前交叉并坐着,使您的脚在地面上,然后站立,保持双手在胸前交叉。

(4) 请站立,保持双手在胸前交叉(记录结果)。

(5) 如果受试者不使用双手时不能站立,说"好吧,使用你的双手,尽力站起来",这时测试结束,记录结果然后打分。

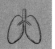

2. 重复坐站

(1) **不使用你的双手,坐着再站起来,重复 5 次,您认为这样对您安全吗?**

(2) (演示并解释步骤)**请尽可能快地站立 5 次,中间不要停顿。每一次站立后,坐下然后站立。保持您的双手在胸前交叉,我将会用秒表计时。**

(3) 当受试者坐着时,说"准备,站立"并计时。

(4) 当受试者每一次站立时,大声计数,直到 5 次。

(5) 如果受试者在重复站立时变得很累或呼吸短促,停止试验。

(6) 当他/她已经完成 5 次站立,停止计时。

(7) 停止

如果受试者用他/她的双手;

1 分钟后,如果受试者没有完成站立;

用你的判断,如果考虑受试者安全。

(8) 如果受试者停下来,在完成下一次站立时似乎很疲劳,通过问"**您能继续吗?**"来确定。

(9) 如果受试者说"是的",继续。如果受试者说"不",重设秒表。

评分

1. 单独坐站测试

(1) 不用帮助,安全站立　　　　　　YES□　　　　NO□

(2) 结果

受试者不用双手站立　　　　　　□→去进行重复坐站测验

受试者用双手站立　　　　　　　□→结束实验,计为 0 分

测试不能完成　　　　　　　　　□→结束实验,计为 0 分

(3) 如果受试者没有尽力测试或失败,询问为什么

尽力了但是不能　　　　　　　　　　　　　□

受试者没有帮助不能站立　　　　　　　　　□

没有尽力,你觉得不安全　　　　　　　　　□

没有尽力,受试者觉得不安全　　　　　　　□

受试者不能理解指示　　　　　　　　　　　□

受试者拒绝　　　　　　　　　　　　　　　□

其他(请说明)　　　　　　　　　　　　　_____

2. **重复坐站测试**

(1) 安全站立 5 次　　　　　　　　　YES□　　　NO□

(2) 如果成功站立 5 次,记录时间(秒)

完成 5 次站立的时间:____.____秒

(3) 如果受试者没有尽力测试或失败,询问为什么

尽力了但是不能　　　　　　　　　　　　　□

受试者没有帮助不能站立　　　　　　　　　□

没有尽力,你觉得不安全　　　　　□

没有尽力,受试者觉得不安全　　　□

受试者不能理解指示　　　　　　　□

受试者拒绝　　　　　　　　　　　□

其他(请说明)　　　　　　　_____

3. 重复站立计分

如果受试者不能完成 5 次站立或完成站立时间大于 60 秒　　□0 分

如果坐站时间大于等于 16.70 秒　　　　　　　　　　　　　□1 分

如果坐站时间在 13.70 到 16.69 秒之间　　　　　　　　　　□2 分

如果坐站时间在 11.20 到 13.69 秒之间　　　　　　　　　　□3 分

如果坐站时间小于等于 11.19 秒　　　　　　　　　　　　　□4 分

完成简易体能状况量表计分

平衡测试计分　　　　____分

步行速度测试计分　　____分

坐站测试计分　　　　____分

总计分　　　　　　　____分(上述分数总和)